全国医药高职院校教材配套教学用书

基础知识学习指导

人体解剖学与组织胚胎学、人体生理学分册

主　编　甘功友　伍爱荣

中国中医药出版社
·北京·

图书在版编目（CIP）数据

人体解剖学与组织胚胎学、人体生理学分册/甘功友，伍爱荣主编．—北京：中国中医药出版社，2012.9（2014.3 重印）

全国医药高职院校教材配套教学用书

ISBN 978-7-5132-1103-1

Ⅰ.①人… Ⅱ.①甘… ②伍… Ⅲ.①人体解剖学-高等职业教育-教学参考资料②人体组织学-人体胚胎学-高等职业教育-教学参考资料③人体生理学-高等职业教育-教学参考资料 Ⅳ.①R3

中国版本图书馆 CIP 数据核字（2012）第 181835 号

中 国 中 医 药 出 版 社 出 版

北京市朝阳区北三环东路 28 号易亨大厦 16 层

邮政编码 100013

传真 010 64405750

北京市时代华都印刷有限公司印刷

各地新华书店经销

*

开本 787×1092 1/16 **印张** 17.5 **字数** 420 **千字**

2012 **年** 9 **月第** 1 **版** 2014 **年** 3 **月第** 3 **次印刷**

书 号 ISBN 978-7-5132-1103-1

*

定价 38.50 元

网址 www.cptcm.com

社长热线 010 64405720

购书热线 010 64065415 010 64065413

书店网址 csln.net/qksd/

新浪官方微博 http://e.weibo.com/cptcm

编审委员会

主任委员　陈剑旄
副主任委员　雷巍娥
主　　审　陈雄新
委　　员　林仲桂　赵其辉　陈海洋
　　　　　蔡岳华　陈雄新　李玉白
　　　　　褚梅林　杨　娜　刘德勇

编写人员名单

第一篇　人体解剖学与组织胚胎学

主　　编　甘功友
编　　委　陈　静　何卫国　刘艳华
　　　　　甘功友　张冬初

第二篇　人体生理学

主　　编　伍爱荣
编　　委　陈　勇　雷建华　伍爱荣
　　　　　张庆丽

前　言

学好医学专业的基础知识才能更好地学习后续医学专业课程，成为合格的医务工作者。为了帮助学生牢固地掌握基础知识部分的基本理论，熟悉考试题型，提高基础知识部分学习成绩，更好地通过课程结业考试，我们结合多年的教学经验和体会，编写了这套医学基础知识学习指导的辅导教材，与相应的教科书配套使用。每章的基本“知识点”分布在选择题、填空题、名词解释题和问答题中，同一知识点尽量不重复出现，以便在有限的篇幅中尽可能覆盖教材的基本内容，并进行纵向和横向的联系，融会贯通。

本书主要是供各医学专业（医学检验、药学、护理、助产、临床医学等）高职与中职学生使用。尤其作为三年制高职、五年制高职、三年制中职护理专业和助产专业学生的基础知识学习指导用书，具有较强的实用性，能为学生较好地通过护士执业考试，获得护士资格证书提供必要的帮助。同时，应当指出，读者学习应以教材为主、本书为辅。必须先吃透教材内容，再做本书中的练习题，才能事半功倍，达到理想的效果，切勿本末倒置。

全书内容包含人体解剖学与组织胚胎学和人体生理学两篇。人体解剖学与组织胚胎学部分包括绪论、运动系统、消化系统、呼吸系统、泌尿系统、生殖系统、脉管系统、感觉器官、神经系统、内分泌系统、基本组织和人体胚胎学概要等内容；人体生理学部分包括绪论、细胞的基本功能、血液、血液循环、呼吸、消化和吸收、能量代谢和体温、尿的生成和排出、感觉器官的功能、神经系统的功能、内分泌、生殖、衰老等内容，并附有模拟试题两套。题型有选择题、填空题、名词解释题、问答题和填图题，每章后附有参考答案。不同类型的题型旨在较全面地检验学生掌握知识的广度和深度；填图题的采用，有助于学生具体、形象地理解、认识人体重要结构。

全书内容简明扼要，实用性强，学生可结合教材的学习，利用本书随时评价学习效果，自我检测学习目标的达成情况，评估知识目标与技能目标的掌握程度；教师可参考各章节的试题，制定有效的授课方案，选择单元测评来检验学生的学习效果。

编写本书的各位老师，为本书的编写付出了艰辛的努力，但限于学识和能力，书中难免有不尽人意之处，恳请同行专家和读者提出宝贵意见，以便再版时修订提高。

甘功友　伍爱荣

2012年8月

目 录

第一篇 人体解剖学与组织胚胎学

第二篇 人体生理学

第一篇　人体解剖学与组织胚胎学

绪 论

一、单选题

1. 人体结构和功能的基本单位是（　　）

A. 细胞　　B. 组织　　C. 器官　　D. 系统　　E. 内脏

2. 肾是一个（　　）

A. 细胞　　B. 细胞间质　　C. 组织　　D. 器官　　E. 系统

3. 躯干部不包括（　　）

A. 颈部　　B. 胸部　　C. 腹部　　D. 背部　　E. 会阴部

4. 肘关节与腕关节之间的部分称为（　　）

A. 手　　B. 臂　　C. 肩　　D. 前臂　　E. 上臂

5. 与解剖学姿势要求不相符的是（　　）

A. 双眼平视　　B. 双上肢下垂

C. 双下肢并拢　　D. 拇指向前

E. 足尖向前

6. 哪对解剖学方位术语以人体的正中（矢状）面为准（　　）

A. 上和下　　B. 前和后　　C. 内和外　　D. 内侧和外侧

E. 近侧和远侧

7. 离体表距离较远者称（　　）

A. 背侧　　B. 内　　C. 内侧　　D. 远侧　　E. 深

8. 自前向后穿过人体的水平线叫（　　）

A. 矢状轴　　B. 冠状轴　　C. 额状轴　　D. 垂直轴　　E. 长轴

9. 左、右外耳门之间的连线称为（　　）

A. 矢状轴　　B. 冠状轴　　C. 额状轴　　D. 垂直轴　　E. 长轴

10. 将人体分成前、后两部分的是（　　）

A. 矢状面　　B. 冠状面　　C. 水平面　　D. 纵切面　　E. 横切面

11. 器官的横切面垂直于该器官的（　　）

A. 矢状轴　　B. 垂直轴　　C. 长轴　　D. 冠状轴　　E. 额状轴

12. 仰卧在手术台上的病人（　　）

A. 近腹者为上，近背者为下

B. 经鼻尖与地面垂直的轴为垂直轴

C. 近腹者为前，近背者为后

D. 纵切面就是矢状面

E. 经鼻尖与地面垂直的轴为冠状轴

二、填空题

1. 人体解剖学是研究__________人体__________的科学。

2. 基本组织包括__________、__________、__________和__________。

3. 人体由9大系统组成即__________、__________、__________、__________、__________、__________、__________、__________和__________。

4. 人体从外形上可分为__________、__________、__________和__________4部分。

5. 上肢分为__________、__________、__________和__________4部分。

6. 下肢分为__________、__________、__________和__________4部分。

7. 头部的前下部称为__________；颈部的后部称为__________。

8. 内脏包括__________、__________、__________及__________4个系统，其大部分器官位于__________内，并借管道与__________相通。

9. 在描述各结构的相互位置关系时，以__________姿势为准。

10. 近腔者为__________，远腔者为__________。

11. 近侧、远侧是相对__________而言。臂、前臂相比较，__________为近侧，__________为远侧。

12. 内侧、外侧是相对__________而言。前臂的内侧又称__________侧，外侧又称__________侧。

13. 轴主要用于描述__________，常用的轴有__________、__________和__________，三种轴相互垂直。

14. 与器官长轴平行的切面为__________，与长轴垂直的切面为__________。

三、名词解释题

1. 器官
2. 系统
3. 内脏
4. 解剖学姿势
5. 内侧
6. 近侧
7. 冠状轴
8. 正中矢状面

四、问答题

1. 何为系统解剖学和局部解剖学？

2. 比较解剖学姿势与立正姿势的异同。

3. 内侧、外侧与内、外有什么区别？

五、填图题

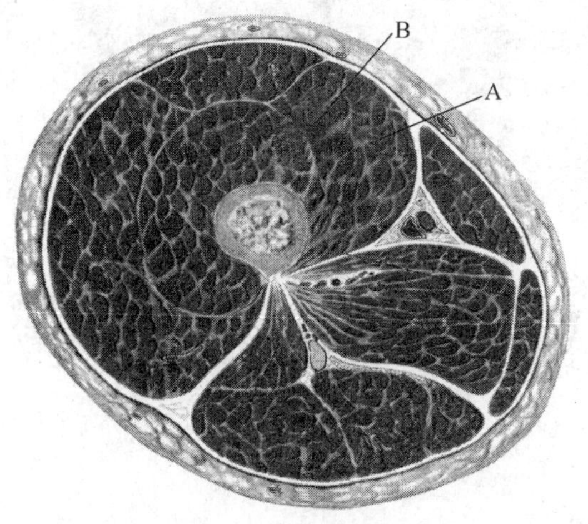

图1　方位术语

A、B 两点之间的位置关系：A ____________，B ____________。

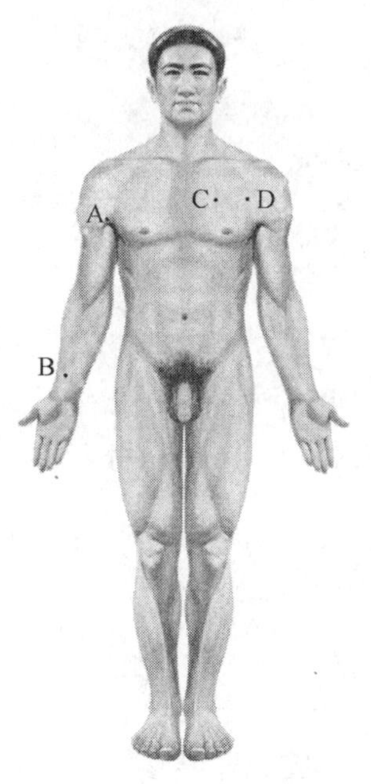

图2　姿势及方位术语

该人处于____________姿势。

A、B 两点之间的位置关系：A ____________，B ____________。

C、D 两点之间的位置关系：C ____________，D ____________。

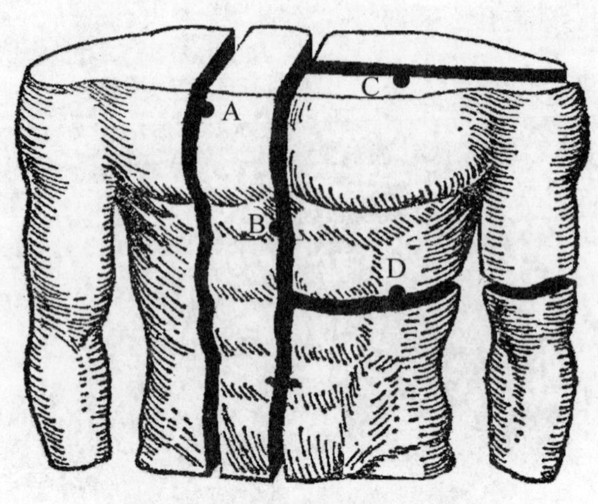

图3 切面

这些切面分别称为：A ____________，B ____________，
C ____________，D ____________

参考答案

一、单选题

1. A 2. D 3. A 4. D 5. D 6. D 7. E 8. A 9. B 10. B 11. C 12. C

二、填空题

1. 正常 形态结构
2. 上皮组织 结缔组织 肌肉组织 神经组织
3. 运动系统 消化系统 呼吸系统 泌尿系统 生殖系统 脉管系统 感觉器 神经系统 内分泌系统
4. 头部 颈部 躯干部 四肢
5. 肩 臂 前臂 手
6. 臀 大腿 小腿 足
7. 面部 项部
8. 消化 呼吸 泌尿 生殖 体腔 外界
9. 解剖学
10. 内 外
11. 肢体根部 臂 前臂
12. 正中矢状面 尺 桡
13. 关节的运动 矢状轴 冠状轴 垂直轴

14. 纵切面　横切面

三、名词解释题

1. 器官　几种不同的组织组合成具有一定形态和功能的结构称器官。

2. 系统　若干器官组合起来共同完成某一方面连续功能，构成系统。

3. 内脏　人体的消化、呼吸、泌尿和生殖 4 个系统总称为内脏。内脏的主要功能是进行物质代谢和繁殖后代。

4. 解剖学姿势　身体直立，两眼平视前方，上肢下垂，手掌向前，下肢并拢，足尖向前，这种姿势称为解剖学姿势。描述结构的位置关系时，都以该姿势为准。

5. 内侧　距正中矢状面近者为内侧。

6. 近侧　距肢体根部近者为近侧。

7. 冠状轴　为左右方向的水平轴。

8. 正中矢状面　于前后方向、沿人体正中线，将人体纵切为左右相等两半的切面，称为正中矢状面。

四、问答题

1. 答：人体分为 9 大系统，按系统描述各器官形态结构的科学，称为系统解剖学；将人体分成各个局部，按人体分部由浅入深研究各部分结构的层次排列及毗邻关系的科学，称为局部解剖学。

2. 答：相同之处：身体直立，两眼平视前方，上肢下垂，下肢并拢。

不同之处：解剖学姿势：手掌向前，足尖向前。立正姿势：手掌向内侧，足尖向前外。

3. 答：内侧、外侧是相对于正中矢状面而言；近正中矢状面者为内侧，反之为外侧。

内、外是相对于空腔而言；近内腔者为内，反之为外。

五、填图题

图 1. 浅　深

图 2. 解剖学　近侧　远侧　内侧　外侧

图 3. 矢状面　正中矢状面　冠状面　水平面

（甘功友）

第一章　运动系统

一、单选题

1. 关于长骨的描述，下列哪项正确（　　）
   A. 四肢骨都是长骨　　B. 长度在 10cm 以上　　C. 呈长管状，有一体两端
   D. 中部有含气的空腔　　E. 内部的松质称骺线
2. 骨的分类（　　）
   A. 肋骨是长骨　　B. 指（趾）骨是短骨　　C. 颅骨都是扁骨
   D. 髌骨是籽骨　　E. 椎骨是短骨
3. 骨的化学成分和物理特性（　　）
   A. 成人骨无机质约占 1/3　　B. 幼儿骨有机质含量较多
   C. 骨的硬度取决于有机质　　D. 骨的有机质主要是钙盐
   E. 幼儿骨脆性较大
4. 关节的基本构造（　　）
   A. 包括关节囊、关节盘、关节腔　　B. 包括关节囊、关节腔、半月板
   C. 包括关节囊、韧带、关节腔　　D. 包括关节囊、关节面、关节腔
   E. 包括关节囊、关节唇、关节腔
5. 关节的运动（　　）
   A. 绕矢状轴可作屈、伸运动　　B. 绕垂直轴可作环转运动
   C. 绕冠状轴可作旋转运动　　D. 绕一个轴可作两种运动
   E. 绕长轴可作内收、外展运动
6. 躯干骨包括（　　）
   A. 胸骨、肋、椎骨　　B. 颈椎、胸椎、腰椎、骶椎
   C. 胸骨、肋骨、髋骨　　D. 椎骨、骶骨、尾骨
   E. 胸骨、肋、锁骨
7. 椎骨的一般形态（　　）
   A. 包括椎体和椎弓　　B. 有一个椎间孔
   C. 有一个横突　　D. 有一对关节突
   E. 有一对棘突
8. 各部椎骨的特征之一（　　）
   A. 颈椎棘突长　　B. 胸椎椎体侧面有关节面
   C. 腰椎横突有孔　　D. 骶椎由五块骶骨融合而成

E. 颈椎椎体大

9. 下列关于胸骨的说法，正确的是（　　）

A. 分为胸骨柄和胸骨体 2 部分
B. 胸骨柄上缘中部有锁切迹
C. 胸骨柄与体相连处称胸骨角
D. 胸骨角两侧平第三肋
E. 属于长骨

10. 有关肋的描述，错误的是（　　）

A. 肋分为肋骨和肋软骨两部
B. 肋沟位于肋体内面近下缘处
C. 肋弓由 9－11 肋依次连成
D. 肋骨后端稍膨大称肋头
E. 肋骨后端连胸椎

11. 关于脊柱的韧带的说法，正确的是（　　）

A. 前纵韧带位于椎体及椎间盘前面
B. 后纵韧带位于脊柱的后面
C. 黄韧带位于相邻的棘突之间
D. 项韧带是后纵韧带在项部扩展而成
E. 棘上韧带位于棘突的上方

12. 腰椎穿刺由浅入深依次经过（　　）

A. 后纵韧带，棘间韧带，黄韧带
B. 黄韧带，后纵韧带，棘间韧带
C. 棘上韧带，棘间韧带，黄韧带
D. 棘上韧带，后纵韧带，黄韧带
E. 棘上韧带，后纵韧带，前纵韧带

13. 关于桡骨的说法，正确的是（　　）

A. 上端粗大，下端细小
B. 上端有鼓形的桡骨头
C. 下端内侧有桡切迹
D. 下端向内侧下方伸出称茎突
E. 下端外侧有桡骨粗隆

14. 关于尺骨的说法，正确的是（　　）

A. 上端细小，下端粗大
B. 上端后上方的突起称鹰嘴
C. 滑车切迹外侧面有尺切迹
D. 下端外侧面向下伸出称茎突
E. 上端有鼓形的尺骨头

15. 关于肱骨的说法，最贴切的是（　　）

A. 上端内侧有肱骨小头
B. 下端与体交界处称外科颈
C. 内上髁后面有尺神经沟
D. 滑车前上方有鹰嘴窝
E. 下端外侧有肱骨头

16. 关于手骨的说法，正确的是（　　）

A. 指骨分底、体、头三部分
B. 共计有 28 块
C. 全部都属于长骨
D. 由腕骨、掌骨和指骨组成
E. 掌骨分底、体、滑车三部分

17. 胫骨的描述，错误的是（　　）

A. 胫骨上端前面有胫骨粗隆
B. 前缘和内侧面可在体表摸到
C. 位于腓骨的外侧
D. 下端的内侧有向下的内踝
E. 胫骨上端分内侧髁、外侧髁

18. 没有椎体的椎骨是（　　）

A. 寰椎　B. 枢椎　C. 隆椎　D. 尾椎　E. 骶椎

19. 躯干骨易摸到的骨性标志是（　）

A. 全部颈椎棘突　B. 胸椎横突　C. 全部肋骨

D. 胸骨角　E. 腰椎椎体

20. 有骨性鼻旁窦的颅骨是（　）

A. 额骨、颧骨、顶骨、颞骨

B. 额骨、上颌骨、蝶骨、筛骨

C. 额骨、蝶骨

D. 颞骨、额骨、筛骨、下颌骨

E. 颞骨、额骨、犁骨、下颌骨

21. 颅前窝可见到（　）

A. 眶上裂　B. 视神经管　C. 筛板　D. 内耳门　E. 垂体窝

22. 颅的侧面观看不到的结构是（　）

A. 外耳门　B 翼点　C. 乳突　D. 圆孔　E. 颧骨

23. 在颅中窝见不到的结构是（　）

A. 圆孔　B. 眶上裂　C. 颈静脉孔　D. 垂体窝　E. 视神经管

24. 翼点位于（　）

A. 额骨、顶骨、颞骨交汇处

B. 额骨、顶骨、筛骨交汇处

C. 额骨、顶骨、蝶骨、颞骨交汇处

D. 额骨、顶骨、颞骨、颧骨交汇处

E. 上颌骨、顶骨、颞骨、颧骨交汇处

25. 头部的主要骨性标志是（　）

A. 乳突、颧弓、枕外隆突、翼点

B. 乳突、外耳门、颧弓、枕骨大孔

C. 颏孔、蝶鞍、乳突、枕外隆突

D. 乳突、颧弓、枕外隆突、下颌角

E. 乳突、颧弓、下颌角、圆孔

26. 所有颈椎都有（　）

A. 横突孔　B. 椎体钩　C. 棘突　D. 齿突　E. 以上都不对

27. 骶管麻醉需摸认的体表标志是（　）

A. 骶前孔、骶骨岬　B. 骶管裂孔、骶角　C. 骶骨、骶骨岬

D. 骶后孔、骶角　E. 骶前孔、骶正中棘

28. 在肩关节中，下列哪项正确（　）

A. 由肩峰、关节盂和肱骨头组成

B. 关节盂小而浅、肱骨头大

C. 关节囊的后部最薄弱

D. 是人体最复杂的关节

E. 不能做旋转运动

29. 运动幅度最大的关节是（　　）

A. 肩关节　B. 髋关节　C. 肘关节　D. 膝关节　E. 腕关节

30. 关节囊内有肌腱穿过的是（　　）

A. 肘关节　B. 膝关节　C. 肩关节　D. 髋关节　E. 腕关节

31. 关于肘关节的说法，下列哪项正确（　　）

A. 包括两个关节　B. 桡骨环状韧带可防桡骨头脱出

C. 关节囊内、外侧壁较松弛　D. 可作屈伸和环转运动

E. 其薄弱处在前方

32. 两侧髂嵴最高点连线平对（　　）

A. 第二腰椎棘突　B. 第三腰椎棘突　C. 第四腰椎棘突

D. 第五腰椎棘突　E. 第一腰椎棘突

33. 胸廓的运动（　　）

A. 肋上升时助呼气　B. 肋下降时助吸气　C. 肋上升时助吸气

D. 肋下降时胸廓容积增大　E. 肋上升时胸廓前后径变小

34. 关于耻骨联合的说法，正确的是（　　）

A. 是连结两髋骨的关节　B. 由纤维软骨构成

C. 是耻骨与坐骨的连结处　D. 指左、右耻骨间的韧带

E. 其中无间隙

35. 关于髂股韧带的说法，正确的是（　　）

A. 位于关节囊的后壁　B. 连于股骨头和髋臼之间

C. 限制髋关节过度后伸　D. 协助髋关节外展

E. 呈十字形

36. 骨盆下口的围成不包括（　　）

A. 骶骨　B. 尾骨尖　C. 骶结节韧带

D. 坐骨结节　E. 耻骨下支

37. 肌的辅助结构不包括（　　）

A. 肌腱　B. 浅筋膜　C. 深筋膜　D. 滑膜囊　E. 腱鞘

38. 关于斜方肌的说法，正确的是（　　）

A. 瘫痪时不能耸肩　B. 瘫痪时出现翼状肩　C. 外展肩关节

D. 内收肩关节　E. 屈肩关节

39. 吸气运动时（　　）

A. 肋间外肌收缩　B. 肋间内肌收缩　C. 膈肌舒张

D. 膈上升　E. 肋骨下降

40. 关于腹直肌的说法，正确的是（　　）

A. 是上窄下宽的长肌

B. 有 3 ~4 条横行的腱划

C. 后方紧贴腹外斜肌腱膜

D. 腱划与腹直肌鞘的后层紧密结合

E. 位于后正中线的两侧

41. 胸大肌可使臂（　　）

A. 内收　　B. 外展　　C. 后伸　　D. 旋外　　E. 旋后

42. 关于腹外斜肌的说法，正确的是（　　）

A. 位于腹直肌的深面

B. 肌束从后外上斜向前内下方

C. 肌纤维参与形成腹股沟管浅环

D. 腱膜下缘形成腹直肌鞘

E. 腱膜形成腹直肌鞘后层

43. 既能屈髋关节，又能伸膝关节的肌是（　　）

A. 股二头肌　　B. 股四头肌　　C. 髂腰肌　　D. 缝匠肌　　E. 半腱肌

44. 既能屈髋关节，又能屈膝关节的肌是（　　）

A. 股二头肌　　B. 股四头肌　　C. 髂腰肌　　D. 缝匠肌　　E. 半腱肌

45. 能使肩关节外展的肌（　　）

A. 肩胛下肌　　B. 三角肌　　C. 背阔肌　　D. 冈下肌　　E. 斜方肌

46. 关于肱三头肌的说法，下列哪项正确（　　）

A. 位于臂的外侧　　B. 起于关节盂的上方　　C. 止于桡骨粗隆

D. 可屈肩关节　　E. 可伸肘关节

47. 关于臀大肌的说法，正确的是（　　）

A. 起于髂骨和骶骨的前面　　B. 止于股骨的小转子　　C. 使髋关节后伸

D. 使髋关节外展　　E. 使骨盆前倾

48. 关于小腿三头肌的说法，下列哪项正确（　　）

A. 可使足外翻　　B. 可使踝关节跖屈　　C. 不参与膝关节的运动

D. 止于足底　　E. 位于小腿的前外侧

49. 使足外翻的肌是（　　）

A. 趾长伸肌和拇长伸肌　　B. 腓骨长肌和腓骨短肌

C. 胫骨前肌和胫骨后肌　　D. 小腿三头肌

E. 趾长屈肌和拇长屈肌

50. 使足内翻的肌是（　　）

A. 趾长伸肌和拇长伸肌　　B. 腓骨长肌和腓骨短肌

C. 胫骨前肌和胫骨后肌　　D. 小腿三头肌

E. 趾长屈肌和拇长屈肌

51. 胸骨角两侧连（　　）

A. 锁骨　　B. 第 1 肋　　C. 第 2 肋　　D. 第 3 肋　　E. 剑突

52. 脑颅骨包括（　　）

A. 上颌骨　　B. 颧骨　　C. 颞骨　　D. 腭骨　　E. 鼻骨

53. 面颅骨中不成对的是（　　）

A. 上颌骨　　B. 下鼻甲　　C. 泪骨　　D. 犁骨　　E. 颧骨

54. 下颌体上有（　　）

A. 髁突　　B. 冠突　　C. 下颌切迹　　D. 颏孔　　E. 下颌孔

55. 在颅后窝内可见到（　　）

A. 垂体窝　　B. 外耳门　　C. 内耳门　　D. 鼓室盖　　E. 破裂孔

56. 蝶窦开口于（　　）

A. 鼻腔顶　　B. 上鼻道　　C. 中鼻道

D. 下鼻道　　E. 上鼻甲后上方

57. 在活体上不能摸到（　　）

A. 枕外隆突　　B. 下颌角　　C. 乳突　　D. 颅骨茎突　　E. 颧弓

58. 肩胛骨的下角约平（　　）

A. 第5肋　　B. 第6肋　　C. 第7肋　　D. 第8肋　　E. 第9肋

59. 桡神经沟位于肱骨的（　　）

A. 大、小结节之间　　B. 内上髁后方　　C. 肱骨头外侧周围

D. 外上髁后方　　E. 以上都不对

60. 下肢骨的骨性标志不包括（　　）

A. 髂结节　　B. 坐骨结节　　C. 耻骨结节　　D. 大转子　　E. 小转子

61. 位于脊柱最后面的韧带是（　　）

A. 前纵韧带　　B. 后纵韧带　　C. 黄韧带　　D. 棘间韧带　　E. 棘上韧带

62. 椎间盘最厚处在（　　）

A. 颈段　　B. 上胸段　　C. 中胸段　　D. 下胸段　　E. 腰段

63. 脊柱后伸时拉紧的韧带是（　　）

A. 前纵韧带　　B. 后纵韧带　　C. 黄韧带　　D. 棘间韧带　　E. 棘上韧带

64. 连于椎弓板之间的结构有（　　）

A. 椎间盘　　B. 前纵韧带　　C. 黄韧带　　D. 后纵韧带　　E. 以上都不对

65. 不参与胸廓上口围成的结构是（　　）

A. 第1胸椎　　B. 第1肋骨　　C. 锁骨　　D. 第1肋软骨　　E. 颈静脉切迹

66. 下列各项关于胸锁乳突肌的说法，正确的是（　　）

A. 起于乳突　　B. 属于舌骨上肌群

C. 两侧同时收缩可低头　　D. 位于颈阔肌浅面

E. 一侧收缩头向同侧倾斜，面转向对侧

67. 咬紧牙关时，颧弓下方摸到的坚硬隆起为（　　）

A. 颊肌　　B. 颞肌　　C. 咬肌　　D. 翼外肌　　E. 以上都不对

68. 女性骨盆的特点是（　　）

A. 骨盆上口呈心形　　B. 骨盆腔呈漏斗形　　C. 骶骨宽短，屈度小

D. 骶骨岬突出明显　　E. 耻骨下角70~75度

69. 收缩时可使肩内收、前屈和旋内的肌是（　　）

A. 背阔肌　　B. 三角肌　　C. 胸大肌　　D. 肱二头肌　　E. 肱三头肌

70. 前锯肌收缩时使（　　）

A. 肩内收　　B. 肩胛下角旋内　　C. 肋前段下降

D. 肩胛骨紧贴胸廓　　E. 引体向上

二、填空题

1. 运动系统由________、________和________组成。

2. ________是运动的动力部分，________是运动的枢纽部分，________是运动的杠杆部分。

3. 成人约有________块骨；小孩的骨数量较成人的骨数量________。

4. 按照形态，骨可分为________、________、________和________。

5. 长骨分布于________，扁骨分布于________。

6. 骨主要由________、________和________构成。

7. 骨质分________和________两种，________分布于骨表面，________分布于骨的内部。

8. 骨髓分布于________和________，分为________和________。

9. 终身保留红骨髓的骨有________、________和________等。

10. 骨的化学成分分为________和________两类，前者使骨有________，后者使骨有________。

11. 关节的基本结构包括________、________和________。

12. 关节囊分内、外两层，外层为________，由________构成；内层为________，由________构成。

13. 旋转是围绕________轴的运动，骨的________面转向________侧为旋内，反之为旋外。

14. 躯干骨包括________、________和________。它们参与________、________和________的构成。

15. 一般椎骨由________和________两部分构成，后者又分成________和________两部分。

16. 椎孔由________和________围成，所有椎骨的椎孔串联形成________；椎间孔由________和________围成。

17. 骶管下端的开口称为________，其两侧向下的隆起称________，是骶管麻醉寻找________的标志。

18. 肋骨体内面近下缘有________，其内走行有________。

19. 胸骨自上而下分为________、________和________三部分。

20. ________和________相交处，称下颌角。

21. 外耳门后下方的锥形突起为________，前方的横行骨梁为________。

22. 前囟位于________缝和________缝相交处，一般于________左右闭合。

23. 肩胛骨的上缘外侧部伸出的曲指状突起称为________；肩胛冈伸向外上方，形成扁平的突起称为＿＿＿＿＿＿；外侧角上有一向外微凹的关节面，称为＿＿＿＿＿＿。

24. 肱骨大、小结节下方稍缩细称为＿＿＿＿＿＿，易发生＿＿＿＿＿＿；桡神经沟位于＿＿＿＿＿＿，尺神经沟位于＿＿＿＿＿＿。

25. 尺骨的鹰嘴是＿＿＿＿＿＿＿＿＿＿；桡骨下端外侧向下的突起称为＿＿＿＿＿＿。

26. 青春期前，髋骨由＿＿＿＿＿＿、＿＿＿＿＿＿和＿＿＿＿＿＿在＿＿＿＿＿＿处借＿＿＿＿＿＿连接而成。

27. 坐骨体下部粗大的隆起，称＿＿＿＿＿＿，其上方有一个三角形的锐棘，称为＿＿＿＿＿＿。

28. 股骨大转子位于＿＿＿＿＿＿＿＿＿＿＿＿＿＿；胫骨粗隆位于＿＿＿＿＿＿；腓骨下端的膨大，称为＿＿＿＿＿＿。

29. 椎间盘位于＿＿＿＿＿＿之间，可分为周围部的＿＿＿＿＿＿和中央部的＿＿＿＿＿＿。

30. 由于椎间盘的纤维环＿＿＿＿＿＿，所以髓核易向＿＿＿＿＿＿方脱出，产生神经压迫症状。

31. 黄韧带由＿＿＿＿＿＿构成，连接于相邻的＿＿＿＿＿＿之间。

32. 脊柱侧面可见4个＿＿＿＿＿＿，其中凸向前的是＿＿＿＿＿＿和＿＿＿＿＿＿，凸向后的是＿＿＿＿＿＿和＿＿＿＿＿＿。

33. 胸廓上口由＿＿＿＿＿＿、＿＿＿＿＿＿和＿＿＿＿＿＿围成。

34. 胸廓下口由＿＿＿＿＿＿、＿＿＿＿＿＿、＿＿＿＿＿＿、＿＿＿＿＿＿和＿＿＿＿＿＿围成。胸骨下角是由两侧＿＿＿＿＿＿所形成的夹角。

35. 肩关节由＿＿＿＿＿＿和＿＿＿＿＿＿构成；肘关节包括3个关节，即＿＿＿＿＿＿、＿＿＿＿＿＿和＿＿＿＿＿＿。

36. 髋关节由＿＿＿＿＿＿和＿＿＿＿＿＿构成；膝关节由＿＿＿＿＿＿、＿＿＿＿＿＿和＿＿＿＿＿＿构成；踝关节（距小腿关节）由＿＿＿＿＿＿、＿＿＿＿＿＿和＿＿＿＿＿＿构成。

37. 桡骨环状韧带位于＿＿＿＿＿＿＿＿＿＿，其作用是＿＿＿＿＿＿。

38. 髋关节囊的纤维层在前方尤其增厚，形成＿＿＿＿＿＿韧带，可防止髋关节＿＿＿＿＿＿。

39. 膝关节的囊内韧带是＿＿＿＿＿＿和＿＿＿＿＿＿，分别可防止胫骨＿＿＿＿＿＿和＿＿＿＿＿＿；髋关节的囊内韧带是＿＿＿＿＿＿，其内含＿＿＿＿＿＿＿＿＿＿。

40. 髌上囊位于＿＿＿＿＿＿与＿＿＿＿＿＿之间，它的功能是＿＿＿＿＿＿＿＿＿＿。

41. 肩关节囊最薄弱处位于＿＿＿＿＿＿；肘关节囊最薄弱处位于＿＿＿＿＿＿；髋关节囊最薄弱处位于＿＿＿＿＿＿。

42. 小骨盆下口由＿＿＿＿＿＿、＿＿＿＿＿＿、＿＿＿＿＿＿、＿＿＿＿＿＿、＿＿＿＿＿＿和＿＿＿＿＿＿围成。

43. 掌指关节内收、外展以＿＿＿＿＿＿为准；足背往上提的运动称为＿＿＿＿＿＿。

44. 肘关节伸直时，＿＿＿＿＿＿、＿＿＿＿＿＿和＿＿＿＿＿＿连成直线；肘关节屈至90°时，三者的连线构成＿＿＿＿＿＿。

45. 由于足弓的存在，人体直立时主要以________、________和________着地，故直立较________。

46. 肌按形态分为________、________、________和________4 类。

47. 每块骨骼肌都由________和________两部分构成，其中________具有收缩功能。

48. 在上肢上举固定时，可引体向上的肌主要有________和________。

49. 可使头后仰的肌主要有________、________和________。

50. 膈位于________和________之间，呈________状，由周围的________和中心的________构成。

51. 膈肌收缩使中心腱________，产生________，腹前壁往________移动。

52. 肋间外肌收缩使肋前端及胸骨________，产生________。

53. 膈有三个裂孔，分别是________、________和________，其中________紧贴脊柱的前方。

54. ________瘫痪，病人出现“塌肩”；________瘫痪，病人出现“方肩”；________瘫痪，病人出现“翼状肩”。

55. 腹股沟管位于____________，在男性有________通过，在女性有________通过。

56. 腹股沟管浅环位于________，是________的裂口；腹股沟管深环位于____________，为________向外的突出口。

57. （腹）白线位于________；腹直肌位于________；腹直肌外侧有三层肌肉，由浅往深依次是________、________和________。

58. 斜角肌间隙由________、________和________围成，有________和________穿过。

59. 股三角由________、________和________围成，有________和________通过。

60. 胸锁乳突肌起于________和________，止于________，一侧收缩，使____________。

61. 肱二头肌位于________，其主要作用：________；三角肌位于____________，其主要作用：________；股四头肌位于________，其主要作用：________；臀大肌位于________，其主要作用：________。

62. 肩胛骨上角平对________；肩胛骨下角平对____________；胸骨角两侧连________；两侧髂嵴最高点连续平对________。

三、名词解释题

1. 胸骨角
2. 胸骨下角
3. 翼点

4. 鼻旁窦
5. 颅囟
6. 椎管
7. 骶角
8. 内踝
9. 髂结节
10. 关节
11. 屈
12. 内收
13. 关节盘
14. 旋前
15. 椎间盘
16. 胸廓
17. 肋弓
18. 骨盆
19. 足弓
20. 滑膜囊
21. 斜角肌间隙
22. 腹股沟韧带
23. 腹直肌鞘
24. 腹股沟管
25. 尿生殖膈
26. 盆膈
27. 股三角
28. 腕骨沟
29. 坐骨大孔
30. 界线

四、问答题

1. 你如何判断一块骨是否属于长骨？
2. 简述骨的构造。
3. 给成人抽骨髓检查，为什么不能选择在臂中部穿刺？
4. 为什么幼儿的骨易变形？
5. 上颌窦炎为什么易发展为慢性炎症？
6. 在活体，能摸到躯干骨的哪些重要骨性标志？
7. 在活体，能摸到上肢骨的哪些重要骨性标志？
8. 在活体，能摸到下肢骨的哪些重要骨性标志？
9. 在活体，能摸到颅骨的哪些重要骨性标志？

10. 简述关节的基本结构。

11. 简述肩关节功能特点及其主要结构基础。

12. 青春期后，男女骨盆在形态方面有何差异?

13. 膝关节有哪些辅助结构？各有何功能?

14. 比较肌腹与肌腱。

15. 试述膈的位置、形态结构特点及作用。

16. 哪些肌肉瘫痪会出现“马蹄内翻足”？为什么?

17. 根据臀大肌的解剖知识，说出：做什么动作能显示臀大肌轮廓？做什么动作能松弛臀大肌?

18. 分析股四头肌瘫痪的表现。

19. 女，22 岁。因跌倒时用右手支撑着地，右肩部出现撕裂样剧痛，不敢活动，以左手扶右侧肘部来院求诊。检查发现右上肢呈外展位，右臂比左臂长，右肩部呈方形，触肩部有空虚感，但在右腋下可摸到隆凸的肱骨头。诊断为右肩关节脱位。

试分析：肱骨头为什么易向关节的前下方脱位？脱位后为什么会出现方肩？右臂为什么会变长?

20. 男，31 岁。在一次严重的车祸中，右膝部受伤，局部有血肿，右膝关节前后不稳固。在麻醉屈膝情况下，发现胫骨能过度前移。手术后将关节用石膏固定 2 个月，并嘱患者进行股四头肌的功能训练。

试分析：膝关节的什么结构受损？为什么要做股四头肌功能训练?

21. 你怎样在活体找到坐骨结节?

五、填图题

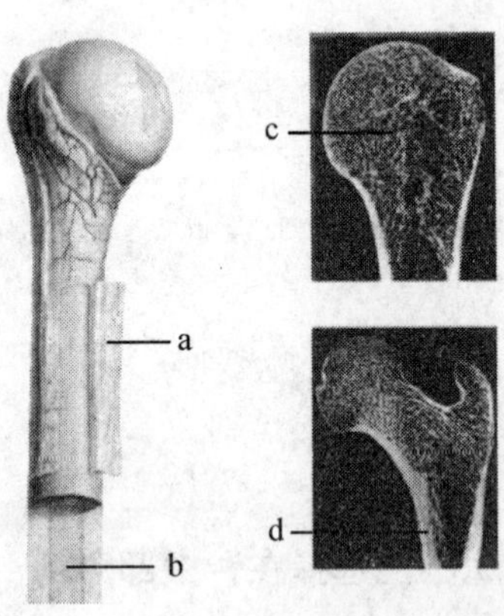

图 1　骨的构造

a ____________，b ____________，c ____________，d ____________。

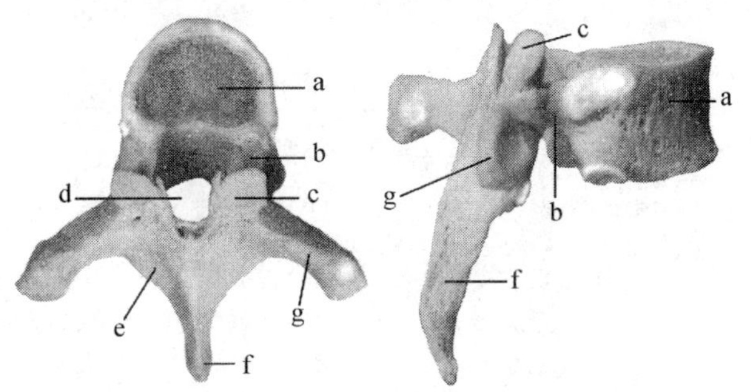

图 2　椎骨的一般形态

a ____________，b ____________，c ____________，d ____________，
e ____________，f ____________，g ____________。

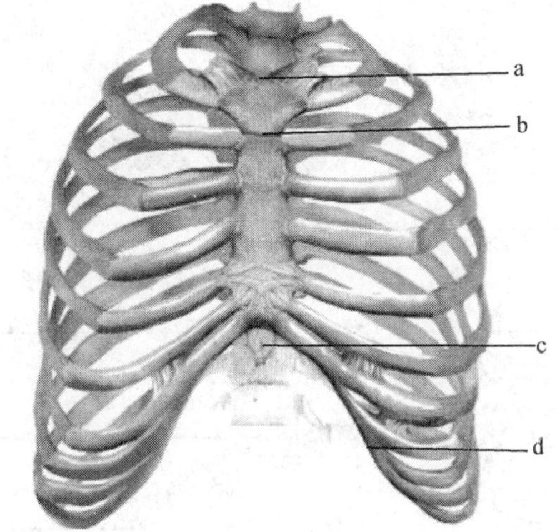

图 3　胸廓

a ____________，b ____________，c ____________，d ____________。

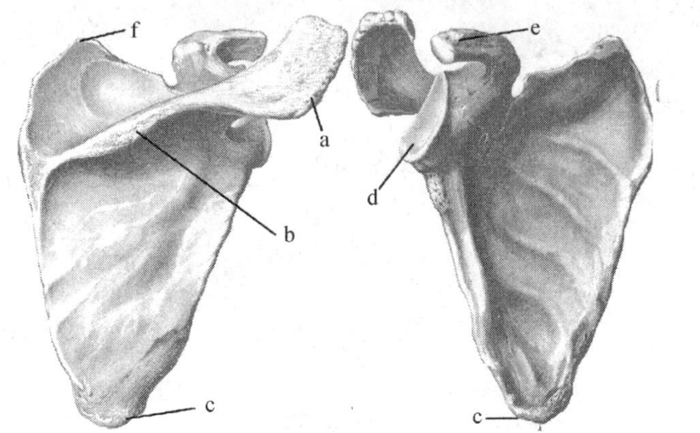

图 4　肩胛骨

a ____________，b ____________，c ____________，d ____________，
e ____________，f ____________。

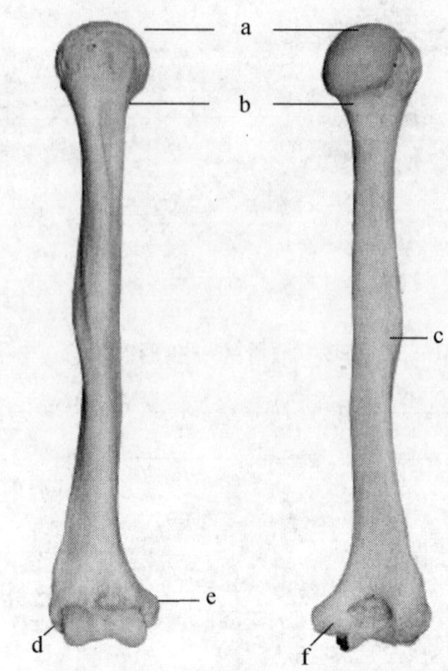

图 5　肱骨

a ____________，b ____________，c ____________，d ____________，
e ____________，f ____________。

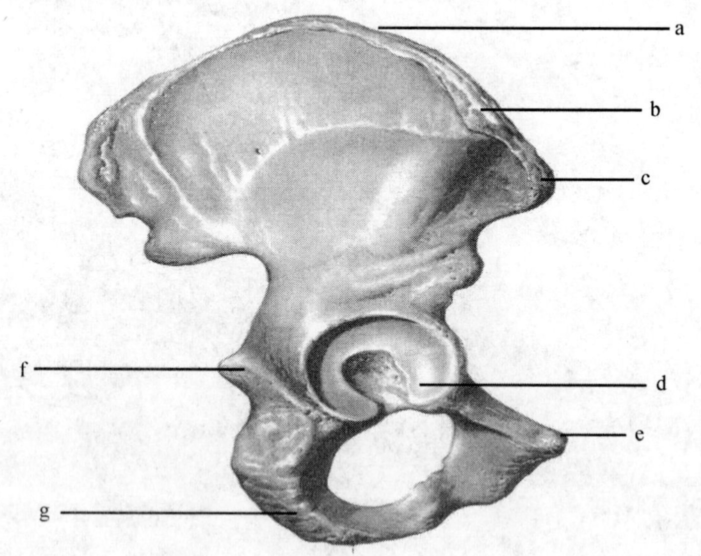

图 6　髋骨

a ____________，b ____________，c ____________，d ____________，
e ____________，f ____________，g ____________。

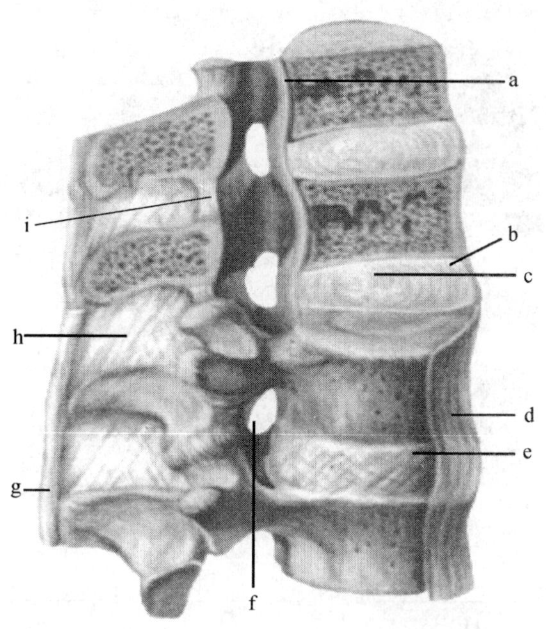

图7 脊柱

a ____________，b ____________，c ____________，d ____________，e ____________，
f ____________，g ____________，h ____________，i ____________。

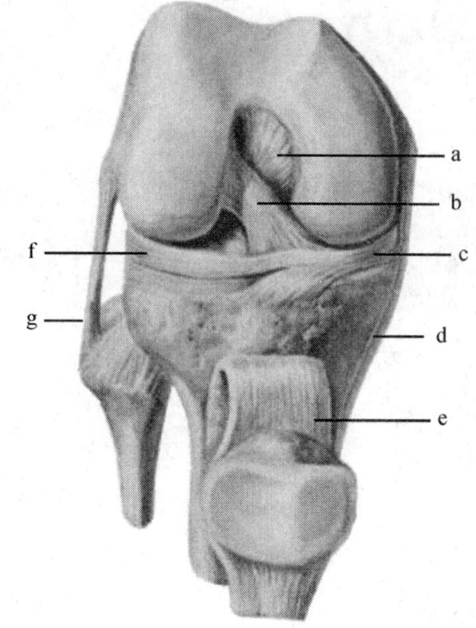

图8 膝关节

a ____________，b ____________，c ____________，d ____________，
e ____________，f ____________，g ____________。

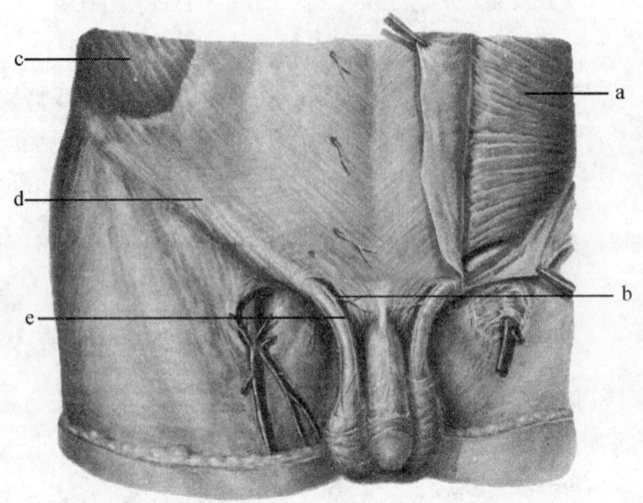

图 9　腹肌

a ____________，b ____________，c ____________，d ____________，e ____________。

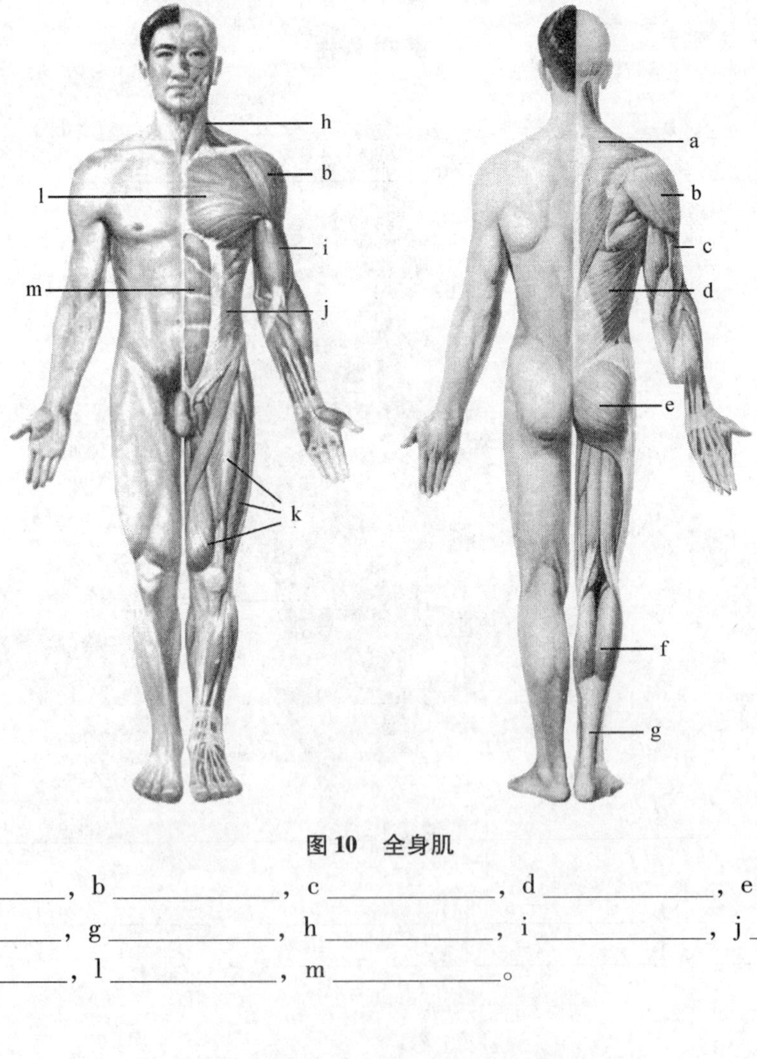

图 10　全身肌

a ____________，b ____________，c ____________，d ____________，e ____________，
f ____________，g ____________，h ____________，i ____________，j ____________，
k ____________，l ____________，m ____________。

参考答案

一、单选题

1. C　2. D　3. B　4. D　5. D　6. A　7. A　8. B　9. C　10. C　11. A　12. C　13. B
14. B　15. C　16. D　17. C　18. A　19. D　20. B　21. C　22. D　23. C　24. C　25. D　26. A
27. B　28. B　29. A　30. C　31. B　32. C　33. C　34. B　35. C　36. A　37. A　38. A　39. A
40. B　41. A　42. B　43. B　44. D　45. B　46. E　47. C　48. B　49. B　50. C　51. C　52. C
53. D　54. D　55. C　56. E　57. D　58. C　59. E　60. E　61. E　62. E　63. A　64. C　65. C
66. E　67. C　68. C　69. C　70. D

二、填空题

1. 骨　骨连结　骨骼肌
2. 骨骼肌　骨连结　骨
3. 206　多
4. 长骨　短骨　扁骨　不规则骨
5. 四肢　体腔壁
6. 骨质　骨膜　骨髓
7. 骨密质　骨松质　骨密质　骨松质
8. 骨髓腔　骨松质的间隙内　红骨髓　黄骨髓
9. 髂骨　胸骨　椎骨
10. 有机质　无机质　韧性和弹性　硬度和脆性
11. 关节面　关节囊　关节腔
12. 纤维膜　致密结缔组织　滑膜　疏松结缔组织
13. 垂直轴　前　内
14. 椎骨　肋　胸骨　脊柱　骨性胸廓　骨盆
15. 椎体　椎弓　椎弓根　椎弓板
16. 椎体　椎弓　椎管　相邻椎骨的椎上切迹　椎下切迹
17. 骶管裂孔　骶角　骶管裂孔
18. 肋沟　肋间神经、血管
19. 胸骨柄　胸骨体　剑突
20. 下颌体下缘　下颌支后缘
21. 乳突　颧弓
22. 冠状　矢状　1 岁半
23. 喙突　肩峰　关节盂
24. 外科颈　骨折　肱骨体的后面中部　肱骨内上髁的后面
25. 尺骨上端后上方的突起　桡骨茎突

26. 髂骨　坐骨　耻骨　髋臼　软骨
27. 坐骨结节　坐骨棘
28. 股骨颈与股骨体交界处的外上侧　胫骨前缘的上端　外踝
29. 相邻的两个椎体　纤维环　髓核
30. 前厚后薄　后方或后外
31. 弹性纤维　椎弓板
32. 生理弯曲　颈曲　腰曲　胸曲　骶曲
33. 第 1 胸椎体　第 1 对肋　胸骨柄上缘
34. 第 12 胸椎体　第 12 肋　第 11 肋前端　肋弓　剑突　肋弓
35. 肱骨头　关节盂　肱尺关节　肱桡关节　桡尺近侧关节
36. 髋臼　股骨头　股骨下端　胫骨上端　髌骨　胫骨下端　腓骨下端　距骨滑车
37. 桡骨头环状关节面周围　防止桡骨头滑脱
38. 髂股　过度后伸
39. 前交叉韧带　后交叉韧带　前移　后移　股骨头韧带　营养股骨头的血管
40. 股四头肌腱　股骨　减少运动时两者间的摩擦
41. 下壁　后壁　后下壁
42. 尾骨尖　骶结节韧带　坐骨结节　坐骨支　耻骨下支　耻骨联合下缘
43. 中指　背屈（伸）
44. 肱骨内上髁　鹰嘴　肱骨外上髁　等腰三角形
45. 第 1 跖骨头　第 5 跖骨头　跟骨结节　稳
46. 长肌　短肌　扁肌　轮匝肌
47. 肌腹　肌腱　肌腹
48. 胸大肌　背阔肌
49. 胸锁乳突肌　竖脊肌　斜方肌
50. 胸腔　腹腔　穹隆状　肌腹　肌腱
51. 下移　吸气　前
52. 上提　吸气
53. 主动脉裂孔　食管裂孔　腔静脉孔　主动脉裂孔
54. 斜方肌　三角肌　前锯肌
55. 腹股沟韧带内侧半上方　精索　子宫圆韧带
56. 耻骨结节外上方　腹外斜肌腱膜　腹股沟韧带中点上方约一横指处　腹横筋膜
57. 腹前壁正中线上　腹前壁正中线两侧　腹外斜肌　腹内斜肌　腹横肌
58. 前斜角肌　中斜角肌　第 1 肋上面　锁骨下动脉　臂丛
59. 腹股沟韧带　缝匠肌内侧缘　长收肌内侧缘　股血管　股神经
60. 胸骨柄　锁骨内侧端　颞骨乳突　头歪向同侧，面转向对侧
61. 臂前面　屈肘关节　肩前面、外侧及后面　外展肩关节　大腿前面　伸膝关节　臀部浅层　伸及旋外髋关节
62. 第 2 肋　第 7 肋或第 7 肋间隙　第 2 肋　第 4 腰椎棘突

三、名词解释题

1. 胸骨角　胸骨柄和胸骨体相接处，形成一条略向前凸的横行突起，称为胸骨角，其两侧连第 2 肋，是胸前壁计数肋的标志。

2. 胸骨下角　左、右肋弓形成向下开放的夹角，称为胸骨下角，其内有剑突。

3. 翼点　在颞窝内，额骨、顶骨、颞骨和蝶骨四骨相接处形成“H”缝，称翼点。该处骨质较薄，内面紧邻脑膜中动脉前支。

4. 鼻旁窦　是指在鼻腔周围的某些颅骨内的含气空腔，且与鼻腔相通。

5. 颅囟　尚未发育完全的新生儿颅骨的颅盖骨之间留有较明显的间隙，被结缔组织膜所封闭，称为颅囟。

6. 椎管　所有椎骨的椎孔相互串连形成椎管，容纳脊髓。

7. 骶角　骶管裂孔两侧向下的突起，称骶角，临床上以此作为确定骶管裂孔的标志。

8. 内踝　胫骨下端内侧有向下的扁突，称内踝，是一重要的体表标志。

9. 髂结节　是指髂嵴外侧缘距髂前上棘 5～7cm 处向外的突出处。

10. 关节　间接连接又称关节，是骨连接的主要形式。其特点是骨的周围借结缔组织膜相连，邻接的骨面相互分离，有内含滑液的间隙，故通常有较大的活动性。

11. 屈　绕冠状轴、相关节的骨之间夹角变小的运动称为屈。

12. 内收　绕矢状轴、骨靠近正中矢状面的运动称为内收。

13. 关节盘　为位于关节面之间的纤维软骨板；呈边缘厚、中央薄的圆盘状；附着于关节囊；既利于关节的稳固，又利于关节的运动。

14. 旋前　是桡尺近侧、远侧关节的联合运动；当桡骨转至尺骨前面，两骨交叉，手背向前，称旋前。

15. 椎间盘　是连于相邻两椎体之间的纤维软骨盘，由周围的纤维环和中央的髓核构成。

16. 胸廓　由 12 块胸椎、12 对肋和胸骨连结而成的结构。

17. 肋弓　第 8～10 肋软骨向上依次连于上位肋软骨的下缘，形成一弓形突起，称肋弓，是重要的体表标志。

18. 骨盆　由骶骨、尾骨和左右髋骨连结而成的结构。

19. 足弓　跗骨和跖骨依次连结形成一向上呈拱形的突起称足弓。足弓对维持人体直立的稳定，减少运动时产生的震荡及冲击和保护足底血管神经免受压迫都有重要作用。

20. 滑膜囊　位于骨面与肌腱之间的结缔组织小囊，内含滑液，以减少两者之间摩擦。

21. 斜角肌间隙　前、中斜角肌和第 1 肋之间的裂隙称斜角肌间隙，内有锁骨下动脉和臂丛穿过。

22. 腹股沟韧带　腹外斜肌腱膜下缘增厚并向后卷曲，张于髂前上棘与耻骨结节之间，称腹股沟韧带。

23. 腹直肌鞘　腹前外侧壁三层扁肌的腱膜包裹腹直肌形成的鞘状结构。

24. 腹股沟管　位于腹股沟韧带内侧 1/2 的上方，为腹前壁下部肌和腱膜之间的斜行裂隙。在男性，有精索通过；在女性，有子宫圆韧带通过。

25. 尿生殖膈　会阴深横肌、尿道括约肌以及覆盖在它们上、下面的筋膜共同构成的三角形结构称尿生殖膈。

26. 盆膈　两侧的肛提肌等以及覆盖在它们上、下面的筋膜共同构成的结构称盆膈。

27. 股三角　位于大腿前内侧上部，由腹股沟韧带、缝匠肌内侧缘和长收肌内侧缘围成的三角形区域，有股血管和股神经通过。

28. 腕骨沟　腕骨彼此借骨连接相连，形成一掌面凹陷的腕骨沟。它与腕横韧带共同构成腕管。

29. 坐骨大孔　骶结节韧带、骶棘韧带与坐骨大切迹围成的孔称坐骨大孔。

30. 界线　是大、小骨盆的分界线，由骶骨岬、弓状线、耻骨梳、耻骨结节、耻骨嵴和耻骨联合上缘连结而成。界线即小骨盆的上口（骨盆腔的入口）。

四、问答题

1. 答：判断主要依据有无长骨的形态结构特点。长骨的形态结构特点包括：长骨两端膨大、中间细，两端称为骺，中间称为骨干；骨干内有管腔，容纳骨髓。

2. 答：骨主要由骨质、骨膜和骨髓构成。骨质分为位于骨表面的骨密质和位于骨内部的骨松质。骨膜分布于除关节面外的骨表面，对骨有保护、营养、生长、修复等作用。骨髓充填于骨髓腔和骨松质的间隙内，分为红骨髓、黄骨髓，红骨髓有造血功能。

3. 答：抽骨髓要求抽红骨髓，而成人骨髓腔为黄骨髓。臂中部对应肱骨干，其内对应的是骨髓腔，为黄骨髓。

4. 答：骨有机质决定骨的弹性和韧性，无机质决定骨的硬度和脆性。幼儿的骨有机质多、无机质少，骨的韧性大，骨的硬度小即较软，故易变形。

5. 答：上颌窦开口于其内侧壁最高处，窦口高于窦底，故上颌窦炎时，炎症渗出液引流不畅，易发展为慢性炎症。上颌窦炎时，要注意体位引流。

6. 答：第7颈椎棘突、骶角、骶骨岬、颈静脉切迹、胸骨角、剑突、肋弓等。

7. 答：锁骨、喙突、肩胛冈、肩峰、肩胛骨下角、肱骨大结节、肱骨内上髁、肱骨内外髁、鹰嘴、尺骨头、尺骨茎突、桡骨头、桡骨茎突、豌豆骨等。

8. 答：髂嵴、髂前上棘、髂后上棘、髂结节、坐骨结节、坐骨棘、耻骨结节、大转子、股骨内上髁、股骨外上髁、收肌结节、髌骨、胫骨粗隆、胫骨内侧髁、胫骨外侧髁、内踝、腓骨头、外踝、跟骨结节、舟骨粗隆、第5跖骨粗隆等。

9. 答：枕外隆凸、乳突、颧弓、下颌角、颏孔、下颌孔、下颌骨髁突、眶上切迹、眶下孔、眉结节、额结节、顶结节等。

10. 答：关节的基本结构包括关节面、关节囊和关节腔，它们是每个关节都有的结构。

关节囊是包在关节外面的结缔组织膜，分两层；外层称纤维膜，坚韧，起连接作用；内层的内面光滑，称滑膜，可分泌和吸收滑液，起润滑和营养作用。

关节面是指构成关节各骨的邻接面；通常一凹一凸，利于关节的稳固；被覆有关节软骨，关节软骨光滑而富有弹性，可减少摩擦、缓冲冲击和震荡。

关节腔是关节面和关节囊围成的密闭间隙，内含滑液；呈负压，利于关节的稳固。

11. 答：肩关节功能特点：是全身最灵活、运动幅度最大的关节。

结构基础：构成肩关节的肱骨头大，关节盂浅而小；肩关节囊薄而松弛。

12. 答：

区别点	男性	女性
骨盆形状	窄而长	宽而短
骨盆上口	心形	椭圆形
骨盆下口	狭小	宽大
骨盆腔	漏斗形	圆桶形
骶骨	狭长、曲度大	宽短、曲度小
骶骨岬	突出明显	突出不明显
耻骨下角	70°~75°	90°~100°

13. 答：膝关节是人体最复杂的关节，具有除关节唇以外的所有关节辅助结构。

囊外韧带有：髌韧带位于关节囊的前壁，从前方加强关节囊；胫侧副韧带和腓侧副韧带位于膝关节的内、外侧。这些囊外韧带加强了膝关节的稳固性。

囊内韧带有：前、后交叉韧带，连于股骨内、外侧髁的相对面与胫骨髁间隆起之间，可限制胫骨的前后移位，使膝关节更为稳固。

内、外侧半月板：位于股骨内、外侧髁和胫骨内、外侧髁的关节面之间，使关节面形态相适应，利于关节的稳固性，同时也利于关节的灵活性。

髌上囊：位于股四头肌腱与股骨之间，可减少两者间运动时的摩擦。

14. 答：

	颜色	位置	质地	组织结构	作用
肌腹	红色	中部	柔软	肌纤维	收缩
肌腱	白色	两端，附于骨	坚韧	致密结缔组织	连接和传递力

15. 答：膈位于胸、腹腔之间。膈为凸向上方穹隆形的扁肌，周围为肌性部，中央为腱性部，称中心腱。膈有三个裂孔：主动脉裂孔紧贴脊柱的前方，内有主动脉和胸导管通过；主动脉裂孔的左前方有食管裂孔，内有食管和迷走神经通过；食管裂孔的右前方有腔静脉孔，内有下腔静脉通过。膈收缩时，膈穹隆下降，胸腔容积变大，助吸气；同时腹腔容积变小，腹压升高，协助排尿、排便及分娩。膈舒张时，相反。

16. 答：使踝关节背屈的肌有：胫骨前肌、拇长伸肌、趾长伸肌。

使踝关节跖屈的肌有：小腿三头肌、胫骨后肌、拇长屈肌、趾长屈肌、腓骨长肌、腓骨短肌。

能使足内翻的肌有：胫骨前肌、胫骨后肌。

能使足外翻的肌有：腓骨长肌、腓骨短肌。

“马蹄内翻足”就是“跖屈内翻足”，其产生是因为：当使踝关节（距小腿关节）背屈的肌及能使足外翻的肌瘫痪（即：胫骨前肌、拇长伸肌、趾长伸肌、腓骨长肌、腓骨短肌瘫痪）时，跖屈力量大于背屈力量，足内翻的力量大于足外翻的力量，引起“马蹄内翻足”。

17. 答：臀大肌收缩产生后伸及旋外髋关节的运动，故做后伸及旋外髋关节的运动时，需臀大肌收缩，此时臀大肌变短、变厚、变硬，变厚使臀大肌往表面隆起，有助于显示臀大肌轮廓；做前屈及旋内髋关节的运动时，需臀大肌舒张，有助于松弛臀大肌。

18. 答：股四头肌收缩产生屈髋关节、伸膝关节的运动。行走时，下肢迈向前，需做屈髋关节、伸膝关节的运动，故股四头肌瘫痪引起行走困难。髌反射的效应器是股四头肌，故股四头肌瘫痪引起髌反射消失。股四头肌瘫痪引起股四头肌萎缩，表现为大腿缩细、髌骨突出。

19. 答：肩关节上方有肩峰、喙突及两者之间的韧带保护，而且关节囊的上、前、后方均有肌肉覆盖和肌腱纤维增强，唯关节囊的下壁薄而松弛，缺乏肌肉等保护，所以肩关节脱位以前下脱位多见。本例肱骨头脱位到关节盂下方，故在肩部触诊有空虚感而在腋下可摸到肱骨头；由于肱骨头脱位到关节盂下方，因而从肩峰到肱骨外上髁的臂长度较健侧长。正常时肱骨大结节为肩部最外侧的骨点，该点与上方的肩峰及三角肌共同维持肩部呈圆弧形，当肱骨头脱位后，肩峰为最外侧的骨点，因此呈方肩。

20. 答：该患者的胫骨能过度前移，说明右膝关节的前交叉韧带断裂，因为前交叉韧带有限制胫骨前移的作用。维持膝关节稳固性的结构很多，其中以股四头肌和韧带的作用较为重要，因而训练股四头肌的功能，以增强肌张力，以弥补交叉韧带损伤所丧失的功能。

21. 答：用手掌垫着臀部坐，在肛门外侧、压手掌的、硬的大突起，即坐骨结节。

五、填图题

图 1. a 骨膜　b 骨髓　c 骨松质　d 骨密质

图 2. a 椎体　b 椎弓根　c 上关节突　d 椎孔　e 椎弓板　f 棘突　g 横突

图 3. a 颈静脉切迹　b 胸骨角　c 剑突　d 肋弓

图 4. a 肩峰　b 肩胛冈　c 肩胛骨下角　d 关节盂　e 喙突　f 肩胛骨上角

图 5. a 肱骨头　b 外科颈　c 桡神经沟　d 肱骨外上髁　e 肱骨内上髁　f 尺神经沟

图 6. a 髂嵴　b 髂结节　c 髂前上棘　d 髋臼　e 耻骨结节　f 坐骨棘　g 坐骨结节

图 7. a 后纵韧带　b 纤维环　c 髓核　d 前纵韧带　e 椎间盘　f 椎间孔　g 棘上韧带　h 棘间韧带　i 黄韧带

图 8. a 后交叉韧带　b 前交叉韧带　c 内侧半月板　d 胫侧副韧带　e 髌韧带　f 外侧半月板　g 腓侧副韧带

图 9. a 腹内斜肌　b 腹股沟管浅环　c 腹外斜肌　d 腹股沟韧带　e 精索

图 10. a 斜方肌　b 三角肌　c 肱三头肌　d 背阔肌　e 臀大肌　f 腓肠肌　g 跟腱　h 胸锁乳突肌　i 肱二头肌　j 腹外斜肌　k 股四头肌　l 胸大肌　m 腹直肌

（甘功友）

第二章　消化系统

一、单选题

1. 内脏不包括（　　）
   A. 消化系统　B. 呼吸系统　C. 泌尿系统
   D. 内分泌系统　E. 生殖系统
2. 不含味蕾的结构是（　　）
   A. 轮廓乳头　B. 菌状乳头　C. 软腭的黏膜上皮
   D. 丝状乳头　E. 会厌的黏膜上皮
3. 下列哪项属于舌下面的结构
   A. 舌系带　B. 腮腺管开口的部位　C. 腭舌弓
   D. 舌扁桃体　E. 麻疹黏膜斑
4. 一侧收缩时，使舌尖伸向对侧的肌是（　　）
   A. 颏舌肌　B. 舌骨舌肌　C. 茎突舌肌
   D. 腭舌肌　E. 以上都不是
5. 上消化道是指（　　）
   A. 口腔至咽　B. 口腔至胃　C. 口腔至食管
   D. 口腔至空肠　E. 口腔至十二指肠空肠曲
6. 关于牙齿的描述，正确的是（　　）
   A. 乳牙无磨牙　B. 上颌第二磨牙为双根牙
   C. 磨牙都有三个根　D. 牙的最外层被牙周膜包绕
   E. 下颌牙齿牙髓的主要成分来自下牙槽的血管和神经
7. 下列各项，关于咽的描述，正确的是（　　）
   A. 为上窄下宽的肌性管道　B. 上通颅腔，下连食管
   C. 可分为鼻咽、口咽和喉咽三部分　D. 鼻咽与口咽以咽峡为界
   E. 喉咽与口咽以喉口为界
8. 下列选项中，关于腮腺管的说法，正确的是（　　）
   A. 发自腺的前缘下份
   B. 在颧弓下二横指处越过咬肌表面
   C. 开口于与上颌第二前磨牙相对的颊黏膜处
   D. 开口于与上颌第二磨牙相对的颊黏膜处
   E. 穿咬肌开口于腮腺管乳头

9. 食管的第二个狭窄约距中切牙（　　）

A. 15cm　B. 25cm　C. 40cm　D. 45cm　E. 50cm

10. 食管的第三个狭窄约平（　　）

A. 第 8 胸椎　B. 第 9 胸椎　C. 第 10 胸椎　D. 第 11 胸椎

E. 第 12 胸椎

11. 关于胃的说法，正确的是（　　）

A. 在中等充盈时，位于右季肋区　B. 分为胃弯、胃体和胃窦

C. 角切迹将胃窦分为幽门窦和幽门管　D. 幽门窦与幽门管之间有中间沟

E. 胃入口称幽门，出口称贲门

12. 不与胃后壁相邻的器官是（　　）

A. 胰　B. 横结肠　C. 左肾　D. 左肾上腺　E. 右肾上腺

13. 当行胃镜检查时，为避免胃镜进入呼吸道，常需嘱病人作（　　）

A. 咳嗽动作　B. 发“啊”音　C. 转动头部位置

D. 吞咽动作　E. 深呼吸

14. 关于十二指肠的说法，正确的是（　　）

A. 为腹膜外位器官　B. 全部由腹腔干分支供血

C. 只接受胃液和胆汁注入　D. 呈“C”形包绕胰头

E. 以上全错

15. 关于十二指肠的描述，正确的是（　　）

A. 是下消化道的起始端

B. 十二指肠降部是溃疡病的好发部位

C. 十二指肠球位于上部起始处

D. 十二指肠上曲由幽门管和十二指肠上部共同形成

E. 降部右侧紧贴胰头

16. 对十二指肠悬肌的描述，错误的是（　　）

A. 临床上称为 Treitz 韧带　B. 由肌纤维和结缔组织构成

C. 将十二指肠空肠曲固定于腹后壁　D. 胆总管行于其中

E. 是手术确认空肠起始部的标志

17. 关于空、回肠说法，正确的是（　　）

A. 空肠管壁厚　B. 回肠管壁色较红

C. 空肠血供差　D. 回肠血供丰富

E. 回肠约占小肠全长远侧的 2/5

18. 有关盲肠的叙述，何者错误（　　）

A. 为大肠起始部　B. 位于右髂窝内

C. 有 3 条结肠带　D. 属腹膜间位器官

E. 全长 6 ~ 8cm

19. 腭扁桃体位于（　　）

A. 软腭后方　B. 腭咽弓后方　C. 腭舌弓前方　D. 舌根部

E. 腭舌弓与腭咽弓之间

20. 关于咽峡的正确描述是（　　）

A. 是咽腔最窄处　　B. 其上界为硬腭　　C. 是消化道和呼吸道的交叉处

D. 下界为舌根　　E. 两侧有咽扁桃体

21. 关于大唾液腺的正确描述是（　　）

A. 腮腺管位于颧弓下方，横过颊肌，穿过咬肌

B. 腮腺管开口于上颌第二磨牙牙冠

C. 舌下阜是舌下腺管的唯一开口

D. 下颌下腺大管开口于舌下襞

E. 腮腺为唾液腺中最大的一对

22. 结肠带、结肠袋、肠脂垂存在于（　　）

A. 直肠　　B. 阑尾　　C. 十二指肠　　D. 结肠　　E. 回肠

23. 关于肝门的说法，正确的是（　　）

A. 位于肝的方叶与左叶之间

B. 有胆总管、肝固有动脉及神经通过

C. 第二肝门有肝小静脉走出

D. 肝固有动脉位于门静脉的左前方

E. 门静脉为出肝门的血管

24. 关于肝外胆道的说法，正确的是（　　）

A. 肝左、右管伴肝静脉出肝　　B. 肝左、右管汇合成肝总管

C. 胆囊管汇入肝左管　　D. 肝总管与胰管合成肝胰壶腹

E. 肝胰壶腹开口于十二指肠上部

25. 关于肝的形态，正确的是（　　）

A. 膈面被冠状韧带分为左、右两叶

B. 肝的裸区由两层腹膜构成

C. 左纵沟前部有肝镰状韧带

D. 右纵沟前部有静脉韧带

E. 左、右纵沟与横沟的前方是方叶

26. 关于胆总管的正确描述是（　　）

A. 由左、右肝管汇合而成

B. 位于肝十二指肠韧带内

C. 是胆囊管的延续

D. 开口于十二指肠上部

E. 为右肝管的延续

27. 肝圆韧带由下列哪项闭塞而成（　　）

A. 脐动脉　　B. 脐静脉　　C. 动脉导管

D. 静脉韧带　　E. 静脉导管

28. 属于腹膜内位器官的是（　　）

A. 子宫　B. 肾上腺　C. 卵巢　D. 肝　E. 膀胱

29. 小网膜包括（　　）

A. 肝胃韧带和肝圆韧带　B. 肝胃韧带和胃结肠韧带

C. 肝胃韧带和肝十二指肠韧带　D. 肝十二指肠韧带和胃脾韧带

E. 肝胃韧带和胃脾韧带

30. 对于胆总管的不正确描述是（　　）

A. 走在肝十二指肠韧带内

B. 下降于十二指肠降部与胰头之间

C. 斜穿十二指肠降部后内侧壁

D. 与胰管汇合，形成略膨大的肝胰壶腹

E. 与胰管汇合，其管腔扩大叫十二指肠大乳头

31. 肝门通过物不包括（　　）

A. 肝固有动脉分支　B. 门静脉及其分支　C. 肝左管

D. 肝静脉　E. 肝右管

32. 阑尾根部的体表投影是（　　）

A. 脐与右髂前上棘连线的中、外1/3交点处

B. 脐与右髂前上棘连线的中、内1/3交点处

C. 两侧髂前上棘连线的中点处

D. 两侧髂结节连线的中、右1/3交点处

E. 脐与右髂前下棘连线的中、外1/3交点处

33. 关于网膜囊的正确说法是（　　）

A. 前壁是大网膜和胃的后壁

B. 后壁为覆盖在大、小肠表面的腹膜

C. 不与腹膜腔相通

D. 前壁是小网膜、胃后壁和胃结肠韧带

E. 囊内有胰、左肾和左肾上腺等

34. 肝的描述，何者错误（　　）

A. 大部分位于右季肋区和腹上区　B. 右上界平对第5肋

C. 右下界与右肋弓一致　D. 脏面"H"形的横沟，称肝门

E. 膈面无腹膜覆盖，称"裸区"

35. 关于直肠的正确描述是（　　）

A. 分为盆部和会阴部　B. 有凸向前的骶曲　C. 有凹向前的会阴曲

D. 在第1骶椎平面与乙状结肠相续　E. 中间的直肠横襞最大且恒定

36. 正常情况下肛门指检时，不能触到（　　）

A. 前列腺　B. 精囊腺　C. 卵巢　D. 子宫颈

E. 直肠子宫凹陷

37. 胆囊三角由（　　）

A. 肝左管、肝右管与肝的脏面围成

B. 肝右管、胆囊管与尾状叶共同围成

C. 肝总管、胆囊管和肝的脏面围成

D. 胆总管、肝总管与肝的下面共同围成

E. 肝总管、门静脉与方叶共同围成

38. 关于胆总管的正确描述是（　　）

A. 由肝左、右管汇合而成

B. 位于门静脉后方

C. 位于肝胃韧带内

D. 位于十二指肠降部的前面

E. 与胰管汇合共同开口于十二指肠大乳头

39. 关于腹膜腔，错误的说法是（　　）

A. 男性是封闭的

B. 女性可借输卵管、子宫、阴道等与外界相通

C. 腔内含有少量浆液

D. 腔内含有胃、肠等器官

E. 腔内不含有任何器官

40. 有关胰的说法，错误的是（　　）

A. 是人体最大的消化腺　　B. 质软，色灰红，重约 82 ~ 117 克

C. 可分为头、体、尾三部分　　D. 胰管贯穿胰的全长

E. 胰管与胆总管汇合，开口于十二指肠

二、填空题

1. 胆囊底的体表投影在__________与__________交点的稍下方，胆囊病变时压痛点即在此处。

2. 腭扁桃体位于__________与__________之间的窝内。

3. （肛）齿状线是由各__________和__________连成的锯齿状环行线，是__________与__________的分界线。

4. 食管有 3 处生理性狭窄，依次位于__________、__________和__________。

5. 上消化道包括__________、__________、__________、__________和__________。

6. 恒牙按形态和功能分为__________、__________、__________、__________。

7. 鼻咽两侧壁距下鼻甲后方约 1cm 处的口为__________，口前、上、后方的隆起为__________，隆起后方的隐窝称__________。

8. 结肠和盲肠的三个形态特征为__________、__________、__________。

9. 阑尾的位置变化较大，最常见于__________、__________位。

10. 大网膜为最大的腹膜皱襞，连于__________和__________之间，呈围裙状覆盖于__________和__________前方，其左缘与__________相连续。

11. 阑尾根部的体表投影点在右髂前上棘与脐连线的__________处，此处也称__________点。

12. 胆总管由＿＿＿＿和＿＿＿＿汇合而成。

13. 网膜孔的前界为肝十二指肠韧带，其内有三件重要结构，分别是＿＿＿＿、＿＿＿＿和＿＿＿＿。

14. 十二指肠大乳头位于十二指肠降部中份的＿＿＿＿，有＿＿＿＿和＿＿＿＿的共同开口。

15. 一侧颏舌肌收缩使舌尖伸向＿＿＿＿侧。

16. 牙在外形上可分为＿＿＿＿、＿＿＿＿和＿＿＿＿三部分。

17. 大唾液腺包括＿＿＿＿、＿＿＿＿和＿＿＿＿。

18. 胃大部分位于＿＿＿＿，小部分位于＿＿＿＿，入口处称＿＿＿＿，出口处称＿＿＿＿。胃分＿＿＿＿、＿＿＿＿、＿＿＿＿和＿＿＿＿4 部分。

19. 十二指肠悬韧带，又称＿＿＿＿，是识别＿＿＿＿的标志。

20. 肝左侧纵沟前部有＿＿＿＿，后部有＿＿＿＿，右侧纵沟前部为＿＿＿＿，后部为＿＿＿＿。

21. 通过肝门的结构有＿＿＿＿、＿＿＿＿、＿＿＿＿、＿＿＿＿、＿＿＿＿等。

22. 肝外胆道包括＿＿＿＿、＿＿＿＿。

23. 胰的外分泌部分泌＿＿＿＿，内分泌部分泌＿＿＿＿。

三、名词解释题

1. 上消化道
2. 咽峡
3. 咽淋巴环
4. 十二指肠悬韧带
5. 幽门瓣
6. 梨状隐窝
7. 肝门
8. 肝胰壶腹
9. 咽隐窝
10. 回盲瓣
11. 麦氏点
12. 肛窦
13. 胆囊三角
14. 齿状线
15. 肝裸区
16. 小网膜
17. 网膜孔

四、问答题

1. 吃鱼时不小心鱼刺卡在咽部，多停留于何处？

2. 简述 3 对大唾液腺的名称、位置及开口部位。

3. 试述食管 3 个狭窄部位及距中切牙的距离。

4. 试述咽的位置、分部及交通。

5. 试述胃的位置、分部和毗邻。

6. 简述肝下界。

7. 胆汁在何处产生？正常情况下经何途径排入十二指肠腔？

8. 胰头癌患者常出现黄疸、肠梗阻等症状，请用解剖知识解释为什么？

9. 某患者突然腹部剧痛，恶心，呕吐，巩膜黄染急诊来院检查，医生初步诊断为胆总管结石。为进一步确诊，医生采用胆道造影检查法，此法需将导管从口腔送至十二指肠大乳头处，向胆总管注造影剂。请问：①此导管需经哪些器官、哪些生理狭窄（具体部位）才能到达十二指肠大乳头？②若对此患者行胆总管手术切开取石，选择经右侧腹直肌切口，请问：此切口由浅入深，需依次经过哪些结构（用箭头表示）才能暴露胆总管？切胆总管时需注意周围哪些结构、它们与胆总管的位置关系如何？

10. 腹膜炎症或腹部手术后的病人多采取半卧位，为什么？

11. 怀疑胃后壁疾病的患者手术时，医生欲探察胃后壁，最简单易行的入路切开什么腹腔结构才能见到胃后壁？

12. 腹膜腔积液的患者仰卧位和坐位时，液体各自最易停留何处？

五、填图题

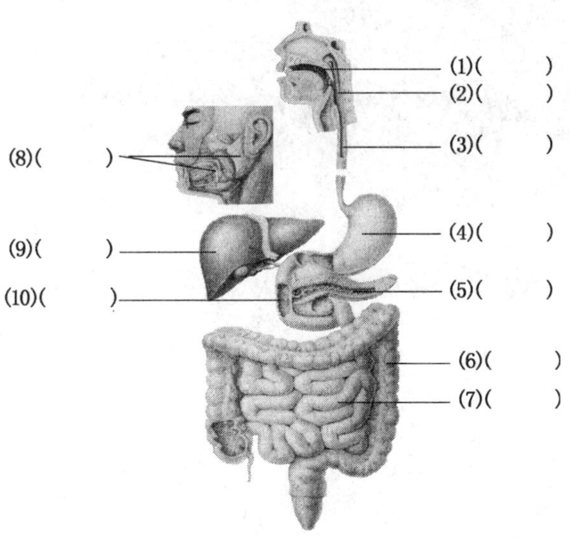

图 1　消化系统模式图

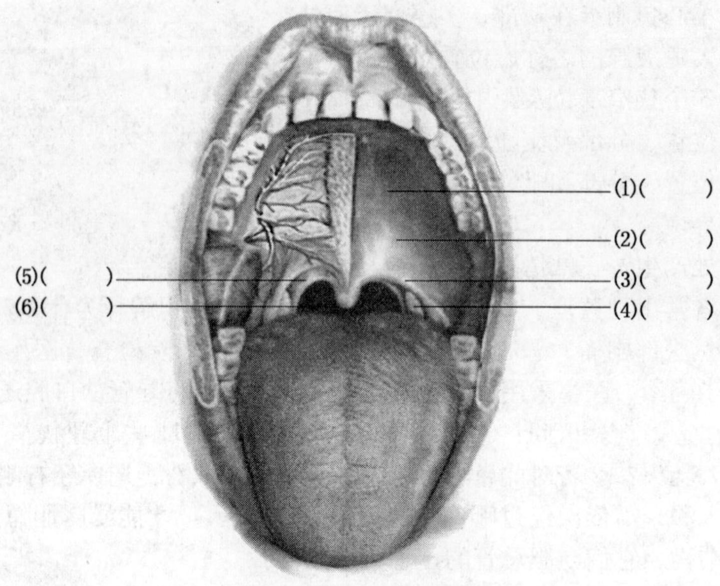

图 2　口腔与咽峡

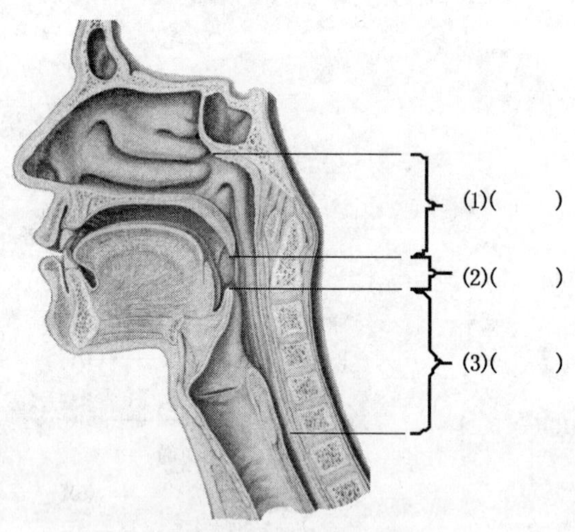

图 3　头颈部正中矢状切面

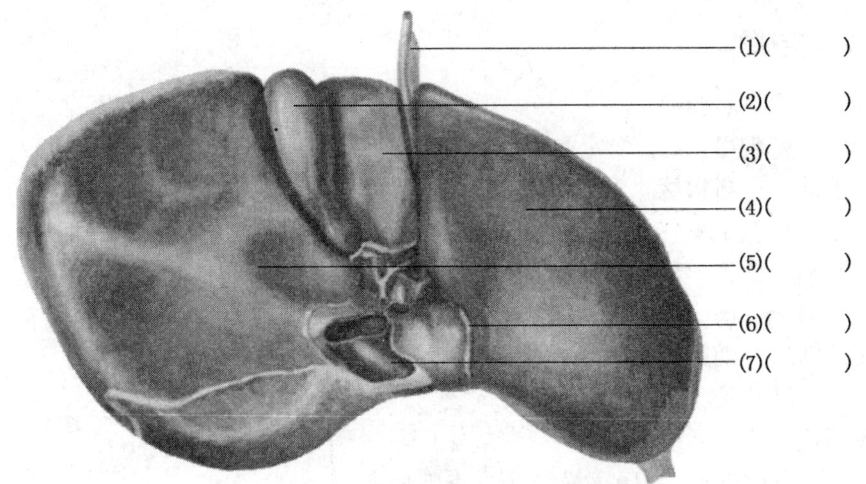

图 4　肝的脏面

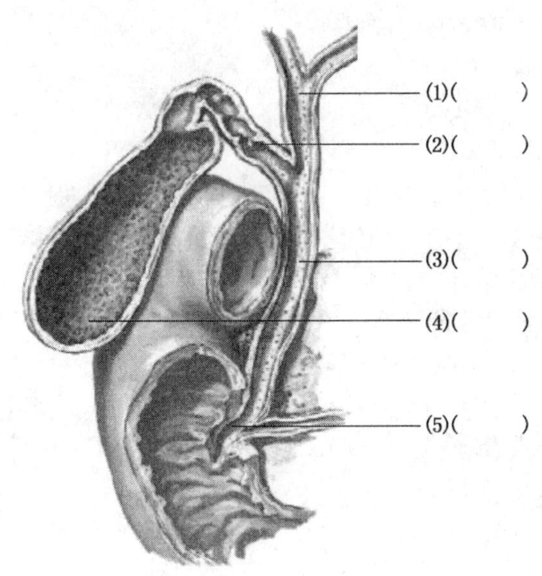

图 5　肝外胆道

参考答案

一、单选题

1. D　2. D　3. A　4. A　5. E　6. E　7. C　8. D　9. B　10. C　11. D　12. E　13. D　14. D　15. C　16. D　17. A　18. D　19. E　20. D　21. E　22. D　23. D　24. B　25. E　26. B　27. B　28. C　29. C　30. E　31. D　32. A　33. D　34. E　35. E　36. C　37. C　38. E　39. D　40. A

二、填空题

1. 右锁骨中线　右肋弓
2. 腭咽弓　腭舌弓
3. 肛柱下端　肛瓣边缘　黏膜　皮肤
4. 起始处　与左主支气管交叉处　穿膈的食管裂孔处
5. 口腔　咽　食管　胃　十二指肠
6. 切牙　尖牙　前磨牙　磨牙
7. 咽鼓管咽口　咽鼓管圆枕　咽隐窝
8. 结肠袋　结肠带　肠脂垂
9. 回肠下位　盲肠后位
10. 胃大弯　横结肠　小肠　横结肠　胃脾韧带
11. 中、外 1/3 交点处　麦氏
12. 胆囊管　肝总管
13. 肝固有动脉　胆总管　肝门静脉
14. 后内侧壁　胆总管　胰管
15. 对
16. 牙冠　牙颈　牙根
17. 腮腺　下颌下腺　舌下腺
18. 左季肋区　腹上区　贲门　幽门　贲门部　胃底部　胃体部　幽门部
19. Treitz 韧带　空肠起始部
20. 肝圆韧带　静脉韧带　胆囊窝　腔静脉沟
21. 肝左、右管　肝固有动脉　肝门静脉　淋巴管　神经
22. 胆囊　输胆管道
23. 胰液　胰岛素等激素

三、名词解释题

1. 上消化道：临床工作中，通常把从口腔到十二指肠的这一段称上消化道（包括口腔、咽、食管、胃、十二指肠）。

2. 咽峡：由腭垂、腭帆游离缘、两侧的腭舌弓及舌根共同围成的咽峡，是口腔与咽的分界。

3. 咽淋巴环：由咽后上方的咽扁桃体、咽两侧壁的腭扁桃体以及咽前下方的舌扁桃体所组成，对消化道和呼吸道有防御和保护作用。

4. 十二指肠悬韧带：十二指肠空肠曲后壁借十二指肠悬肌固定于右膈脚上，十二指肠悬肌及其下端被以腹膜皱襞共同构成十二指肠悬韧带，是确认空肠起始的重要标志。

5. 幽门瓣：幽门括约肌表面被以胃黏膜，在幽门形成环形皱襞突入管腔内，有控制胃的内容物流入小肠速度和防止肠内容物逆流至胃的作用。

6. 梨状隐窝：在喉咽、喉口两侧，各有一深窝称梨状稳窝。此部位是异物常易滞留的

部分。

7. 肝门：位于肝脏面的横沟，有肝左、右管，肝固有动脉，肝门静脉及肝的神经、淋巴管等由此出入。

8. 肝胰壶腹：胆总管在十二指肠降部后内侧壁与胰管汇合，形成一略膨大的共同管道称肝胰壶腹。开口于十二指肠大乳头，周围有肝胰壶腹括约肌。

9. 咽隐窝：在鼻咽部，咽鼓管圆枕后方与咽后壁之间向外侧的纵行凹陷称咽隐窝，是鼻咽癌的好发部位。

10. 回盲瓣：回盲口处肠壁内的环形肌增厚，被覆以黏膜而形成上、下两片半月形的皱襞称回盲瓣，可阻止小肠内容物过快的流入大肠，并防止盲肠内容物逆流回小肠。

11. 麦氏点：是阑尾根部的体表投影，位于脐与右侧髂前上棘连线的中、外 1/3 交点处，急性阑尾炎时，此处常有明显压痛。

12. 肛窦：是肛管内肛瓣与相邻肛柱下端共同围成的小隐窝称肛窦，窦口向上，肛门腺开口于此处，窦内往往积存粪屑，易于感染而发生肛窦炎。

13. 胆囊三角：胆囊管、肝总管和肝的脏面之间围成的三角形区域称胆囊三角。三角内常有胆囊动脉通过，是手术中寻找胆囊动脉的标志。

14. 齿状线：将连接各肛柱下端和肛瓣边缘的锯齿状环行线称为齿状线，为肛管内面黏膜与皮肤的分界及区分内痔、外痔的标志。

15. 肝裸区：为肝膈面，冠状韧带前、后叶之间无腹膜覆盖的区域。为肝的表面最薄弱区，肝脓肿常经此处溃破。

16. 小网膜：是肝门向下移行至胃小弯和十二指肠上部的双层腹膜结构。其左侧部从肝门至胃小弯，也称肝胃韧带，其内含有胃左、右血管、淋巴和神经等。连于肝门与十二指肠上部者称肝十二指肠韧带，内有门静脉、肝固有动脉和胆总管等重要结构。

17. 网膜孔：小网膜游离缘的后方为网膜孔，通过网膜孔可进入胃后方的网膜囊。

四、问答题

1. 答：易停留于喉咽的梨状隐窝，是异物易停留之处。

2. 答：①腮腺：位于耳郭的前下方，上达颧弓，下至下颌角附近。腮腺管开口于平对上颌第二磨牙牙冠颊黏膜处。②下颌下腺：位于下颌体下缘及二腹肌前、后腹所围成的下颌下三角内，导管开口于舌下阜。③舌下腺：位于口腔底舌下襞的深面，舌下腺大管开口于舌下阜，小管开口于舌下襞。

3. 答：①位于食管起始处，距中切牙约 15cm；②位于食管在左主支气管的后方与其交叉处，距中切牙约 25cm；③位于食管穿过膈的食管裂孔处，距中切牙约 40cm。

4. 答：咽的位置：在颅底至第 6 颈椎下缘间一漏斗形肌性管道，后方为第 1 ~ 6 颈椎，前方与鼻腔、口腔和喉腔相通，两侧为颈部血管神经束。

分部：即鼻咽、口咽及喉咽三部分。

交通：鼻咽部向前经鼻后孔到鼻腔，向两侧经咽鼓管咽口通鼓室；口咽部向前经咽峡到口腔；喉咽向前经喉口到喉腔，向下通食管。

5. 答：位置：通常胃大部分位于左季肋区，小部分位于腹上区。

分部：贲门部、胃底部、胃体部、幽门部。

毗邻：胃前壁在右侧与肝左叶相近，在左侧与膈相近，被左肋弓掩盖，中部与腹前壁相贴。胃后壁与横结肠、左肾、左肾上腺相邻。胃底与脾、膈相邻。

6. 答：肝下界：肝下界与肝前缘一致，右侧与右肋弓一致，中部超出剑突下约3cm，左侧被肋弓掩盖，但3岁以下的健康幼儿，由于腹腔容积较小，而肝体积较大，前缘常低于右肋弓下1.5～2.0cm。

7. 答：在肝脏由肝细胞产生，经由肝内胆管，肝左，右管，肝总管，胆囊管入胆囊内储存。进食后，肝胰壶腹括约肌舒张，胆囊收缩，胆汁经胆囊管、胆总管、肝胰壶腹、十二指肠大乳头排入十二指肠。此时肝内分泌的胆汁经肝左、右管，肝总管，胆总管排入十二指肠。

8. 答：胆汁由肝脏产生，排出过程中经过肝左、右管，肝总管，胆总管，胆总管在胰头与十二指肠之间，经肝胰壶腹进入十二指肠。胰头癌时，癌肿压迫胆总管，致使胆汁排出受阻，而反流入血形成黄疸。由于十二指肠与胰头的毗邻关系，有时可压迫十二指肠造成肠梗阻。

9. 答：①经口腔、咽峡、咽、食管（食管的三个狭窄：起始处，与左主支气管交叉处，穿膈肌食管裂孔处）、胃（贲门，幽门）、十二指肠上部、十二指肠降部、大乳头。②皮肤→浅筋膜→腹直肌鞘前层→腹直肌→腹直肌鞘后层→腹横筋膜→腹膜外脂肪→壁层腹膜→切开十二指肠韧带，暴露胆总管。切开胆总管时需注意其左侧有肝固有动脉，其左后方有肝门静脉。

10. 答：因下腹部腹膜吸收能力较弱，以减少腹膜对有害物质的吸收。

11. 答：切开胃结肠韧带或横结肠系膜进入网膜囊，其前壁即为胃后壁。

12. 答：仰卧位时：最易停留在肝肾陷窝。坐位时：最易停留在直肠子宫陷凹（女），直肠膀胱陷凹（男）。

五、填图题

图1：（1）口腔 （2）咽 （3）食管 （4）胃 （5）胰 （6）大肠 （7）小肠 （8）唾液腺 （9）肝脏 （10）十二指肠

图2：（1）硬腭 （2）软腭 （3）腭舌弓 （4）腭扁桃体 （5）腭咽弓 （6）腭垂

图3：（1）鼻咽 （2）口咽 （3）喉咽

图4：（1）肝圆韧带 （2）胆囊 （3）方叶 （4）肝左叶 （5）肝右叶 （6）静脉韧带 （7）下腔静脉

图5：（1）肝总管 （2）胆囊管 （3）胆总管 （4）胆囊 （5）肝胰壶腹

（刘艳华）

第三章　呼吸系统

一、单选题

1. 上呼吸道是指（　　）
A. 中鼻道以上的鼻腔　B. 口、鼻和咽　C. 鼻、咽和喉
D. 主支气管以上的呼吸道　E. 鼻、咽、喉和气管

2. 鼻泪管开口于（　　）
A. 中鼻道后部　B. 中鼻道前部　C. 上鼻道
D. 下鼻道前部　E. 非上述各处

3. 关于鼻旁窦的正确说法是（　　）
A. 包括额窦、上颌窦、筛窦、下颌窦　B. 窦内无黏膜
C. 额窦开口于上鼻道　D. 筛窦开口于下鼻道
E. 上颌窦开口在中鼻道

4. 开口于中鼻道的鼻旁窦为（　　）
A. 额窦、上颌窦、蝶窦　B. 额窦、蝶窦
C. 上颌窦、筛窦后小房　D. 上颌窦、蝶窦
E. 上颌窦，额窦，筛窦前、中小房

5. 开口于上鼻道的鼻旁窦为（　　）
A. 上颌窦　B. 额窦　C. 前筛窦　D. 中筛窦　E. 后筛窦

6. 开口于蝶筛隐窝的鼻旁窦是（　　）
A. 筛窦前群　B. 筛窦后群　C. 筛窦中群　D. 额窦　E. 蝶窦

7. 鼻旁窦积液最不易引流的是（　　）
A. 额窦　B. 上颌窦　C. 蝶窦　D. 筛窦前中群　E. 筛窦后群

8. 成对的喉软骨是（　　）
A. 甲状软骨　B. 会厌软骨　C. 环状软骨
D. 杓状软骨　E. 以上均不是成对的

9. 与牙齿毗邻最近的鼻旁窦是（　　）
A. 额窦　B. 上颌窦　C. 蝶窦　D. 前筛窦、中筛窦　E. 后筛窦

10. 食物容易滞留的部位是（　　）
A. 咽后壁　B. 软腭黏膜的深部　C. 腭扁桃体窝内
D. 梨状隐窝　E. 咽隐窝

11. 关于气管的说法，错误的是（　　）

A. 颈部较短，胸部较长
B. 气管杈的位置平胸骨角高度
C. 颈段的前方有甲状腺峡
D. 后方有食管
E. 由 14 ~ 16 个完整的软骨环连成

12. 关于气管的叙述，下列哪项是正确的（　　）
A. 气管上端平对第 4 颈椎体下缘
B. 气管下端平对胸骨颈静脉切迹水平
C. 颈段较短，胸段较长
D. 气管杈的位置约平第 4 胸椎体上缘
E. 其后方有主动脉弓和食管

13. 右主支气管的特点是（　　）
A. 细而短直　　B. 粗、短、直　　C. 细、长、横平
D. 粗、长、直　　E. 长、直

14. 关于气管的描述正确的是（　　）
A. 其后方的膜壁由结缔组织和横纹肌构成
B. 上端连于甲状软骨
C. 有完整的环形气管软骨支架
D. 在胸骨角平面分为左、右主支气管
E. 气管隆嵴通常偏向右侧

15. 关于右主支气管的叙述，下列哪项是错误的（　　）
A. 构造与气管相似
B. 在肺门处分成三个肺叶支气管
C. 形态学特点为粗、短、直
D. 其前方有右肺动脉、上腔静脉和升主动脉
E. 其后方有胸主动脉和食管

16. 关于肋膈隐窝的描述，下列哪项是对的（　　）
A. 由脏、壁两层胸膜构成
B. 位于肺根部
C. 呼气时可缩小
D. 吸气时可增大
E. 为胸膜腔最低处

17. 关于胸膜的说法，错误的是（　　）
A. 是一薄层浆膜，分脏、壁两层
B. 脏胸膜被覆在肺的表面
C. 脏、壁胸膜在肺根下方相互移行，形成肺韧带
D. 脏胸膜在肺尖上方形成胸膜顶
E. 脏、壁胸膜共同围成的腔隙称胸膜腔

18. 关于胸膜的哪项描述是错误的（　　）

A. 分脏胸膜和壁胸膜两部分

B. 壁胸膜又分为胸膜顶、肋胸膜、膈胸膜和纵隔胸膜

C. 肋胸膜与膈胸膜转折处为胸膜腔最低点

D. 两侧胸膜腔通过肺根互相交通

E. 胸膜顶超出锁骨上方 2 ~3cm

19. 关于胸膜腔的叙述错误的是（　　）

A. 腔内呈负压

B. 由脏、壁胸膜共同围成

C. 左、右胸膜腔互不相通

D. 胸膜腔又称胸腔

E. 壁胸膜可分为 4 部

20. 不属于胸膜壁层结构的是（　　）

A. 肋胸膜　B. 膈胸膜　C. 纵隔胸膜　D. 肺胸膜　E. 胸膜顶

21. 关于胸膜腔的说法，正确的是（　　）

A. 由壁胸膜围成　B. 由脏胸膜围成　C. 左右各一、互不相通

D. 与心包腔相通　E. 腔内的压力呼气时比外界大气压高

22. 关于胸膜腔，下列说法正确的是（　　）

A. 分左、右两个胸膜腔　B. 肺位于其内

C. 两个胸膜腔借肺门相通

D. 两侧胸膜腔借主支气管通纵隔　E. 内含空气

23. 肺下界的体表投影（　　）

A. 在胸骨旁线平第 5 肋　B. 在锁骨中线平第 7 肋

C. 在腋中线平第 8 肋　D. 在肩胛线平第 9 肋

E. 在脊柱旁线平第 11 肋

24. 关于纵隔的叙述，正确的是（　　）

A. 是左右纵隔胸膜之间所有器官和组织的总称

B. 心脏位于后纵隔，食管位于前纵隔

C. 纵隔前界为胸骨，后界为脊柱胸段和腰段

D. 由于心脏的原因纵隔略偏向右侧

E. 心脏位于前纵隔

25. 关于声韧带的正确说法是（　　）

A. 由弹性圆锥下缘形成

B. 由方形膜下缘形成

C. 位于甲杓肌外侧

D. 紧张于甲状软骨前角与杓状软骨声带突之间

E. 以上全错

26. 上呼吸道最狭窄处是（　　）

A. 鼻后孔　　B. 喉口　　C. 前庭裂
D. 声门裂　　E. 喉与气管交界处

27. 关于右肺，下列说法正确的是（　　）
A. 右肺动脉供血营养右肺　　B. 只有斜裂
C. 肺尖不超出胸廓上口　　D. 前缘有心切迹　　E. 以上都不对

28. 关于肺的说法，哪一种是错误的（　　）
A. 左肺分上、下 2 叶
B. 右肺前缘有心切迹
C. 肺尖高出锁骨内侧端上方 2 ~3cm
D. 肺的下界于腋中线处与第 8 肋相交
E. 肺的后缘钝圆，贴于脊柱两侧

29. 关于肺的说法，正确的是（　　）
A. 左、右肺形态对称，呈圆锥体形
B. 分别位于两侧胸膜腔内
C. 右肺宽而短，有胸主动脉压迹
D. 左肺窄而长，有奇静脉的压迹
E. 肺尖高出锁骨内侧 1/3 段上方 2. 5cm

30. 关于右肺的说法，何者正确（　　）
A. 被斜裂和水平裂分成上、中、下 3 叶
B. 肺前缘有肺小舌
C. 肺根诸结构从前向后为肺动脉、肺静脉、支气管
D. 动脉供应来自右肺动脉
E. 右肺根的后方有右膈神经经过

31. 关于左肺的说法错误的是（　　）
A. 在左肺门处，肺静脉分别在肺动脉的前方和下方
B. 心切迹和左肺小舌均位于左肺下叶
C. 肺门上方和后方有主动脉弓和胸主动脉的压迹
D. 斜裂的下方为左肺下叶
E. 左肺根的前方有迷走神经通过

32. 喉腔可分为 3 部分，它们是（　　）
A. 喉前庭、喉下庭、声门下腔　　B. 喉上腔、喉中间腔、声门下腔
C. 喉前庭、喉中间腔、声门下腔　　D. 喉上腔、喉中间腔、声门下庭
E. 喉前庭、喉中间腔、声门下庭

33. 小儿上呼吸道感染易致水肿的部位是（　　）
A. 喉口黏膜　　B. 喉前庭黏膜　　C. 喉室黏膜
D. 喉中间腔黏膜　　E. 声门下腔黏膜

34. 关于肺的说法，正确的是（　　）
A. 是气体交换和物质交换的场所　　B. 位于胸腔的纵隔内

C. 左肺分3叶，右肺分2叶　　D. 右肺前缘有右肺小舌

E. 内侧面中央凹陷处称肺门

35. 胸膜下界的体表投影在肩胛线与（　　）

A. 第8肋相交　　B. 第9肋相交　　C. 第10肋相交

D. 第11肋相交　　E. 第12肋相交

36. 气管切开术常在哪个部位进行（　　）

A. 第1~4气管软骨处　　B. 第2~3气管软骨处

C. 第3~5气管软骨处　　D. 第5~7气管软骨处

E. 气管颈段的任何部位

二、填空题

1. 上呼吸道包括________、________和________；下呼吸道包括________和________。

2. 喉腔中两声襞之间的裂隙称________，是________的最狭窄处。

3. 鼻旁窦包括________、________、________和________。

4. 鼻黏膜分为________和________两部分。

5. 喉软骨包括不成对的________、________、________和成对的________。

6. 喉腔的外侧壁上有上、下两对黏膜皱襞：上方的一对称________；下方的一对称________。

7. 气管在________平面分为分为________、________，其分叉处称________。

8. 肺位于________内，________的两侧。右肺被________和________分为上、中、下3叶。

9. 呼吸系统是由________和________组成。

10. 肺的上端钝圆称________，超出________上方2~3cm。

11. 肺的下界在锁骨中线与________相交，腋中线与________相关，肩胛线与________相交。

12. 壁胸膜可分4部分，即________、________、________和________。

13. 心位于________纵隔内，食管和迷走神经位于________纵隔和________纵隔内。

14. 喉腔借________和________为标界分为喉前庭、喉中间腔和声门下腔三部分。

15. 肺内侧面有肺门，有________、________、________、淋巴管和神经等出入。

16. 喉腔被异物急性阻塞时，可在________处穿刺。

17. 右主支气管的形态特点是________、________、________。

三、名词解释题

1. Little 区
2. 声门裂
3. 肺门
4. 支气管肺段
5. 胸膜与胸膜腔
6. 肋膈隐窝
7. 纵隔
8. 鼻旁窦
9. 气管杈

四、问答题

1. 鼻旁窦有哪几对，各开口于何处？
2. 简述气管的位置及分部。气管异物多落入哪侧？为什么？
3. 临床上胸膜腔穿刺常选何部位进行，并试说明进针所经层次依次为何结构？
4. 试述肺下界及胸膜下界的体表投影。
5. 用所学知识解释某人右肺上叶前段脓肿，自然咳脓痰经哪些途径？

五、填图题

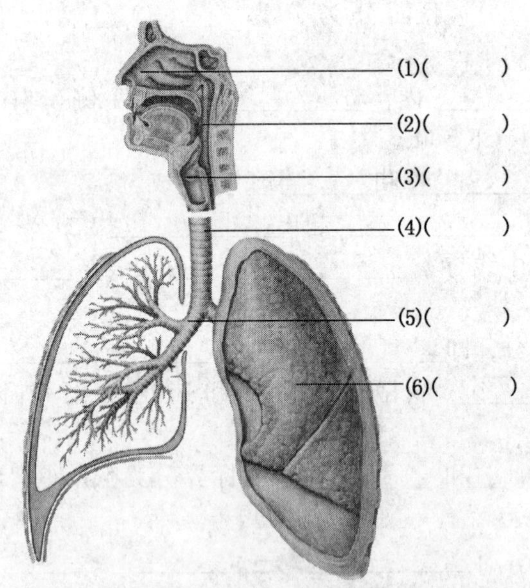

图 1　呼吸系统概况

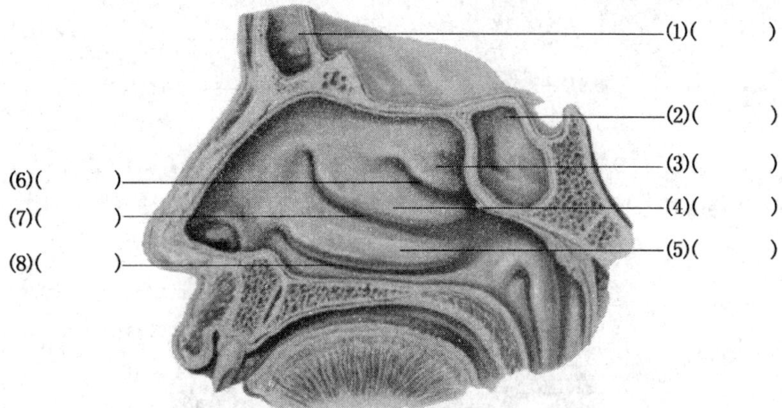

图 2　鼻腔

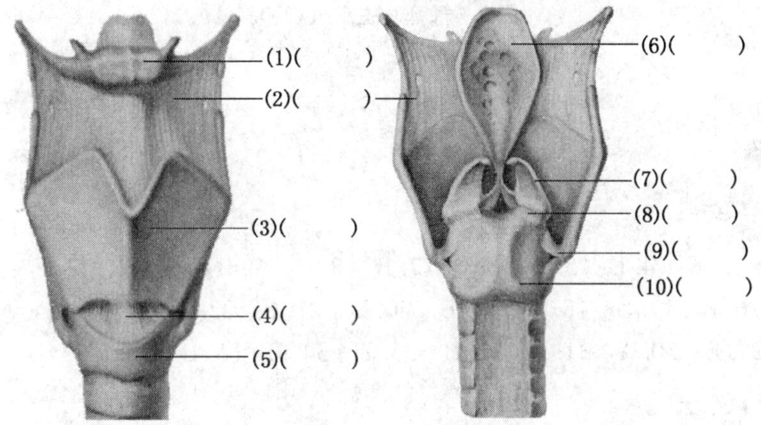

图 3　喉的连结

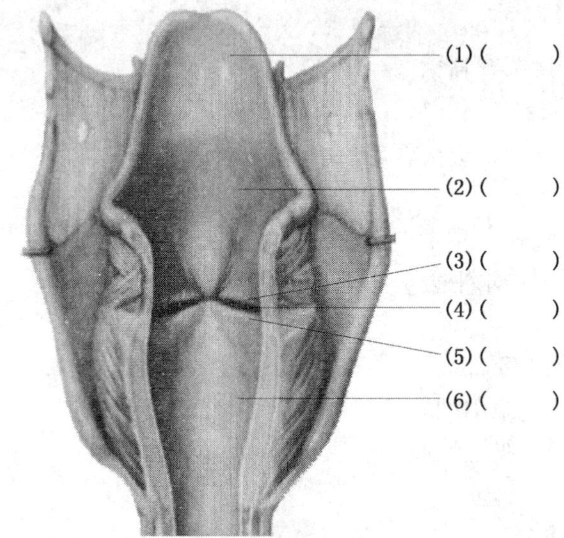

图 4　喉的冠状切面

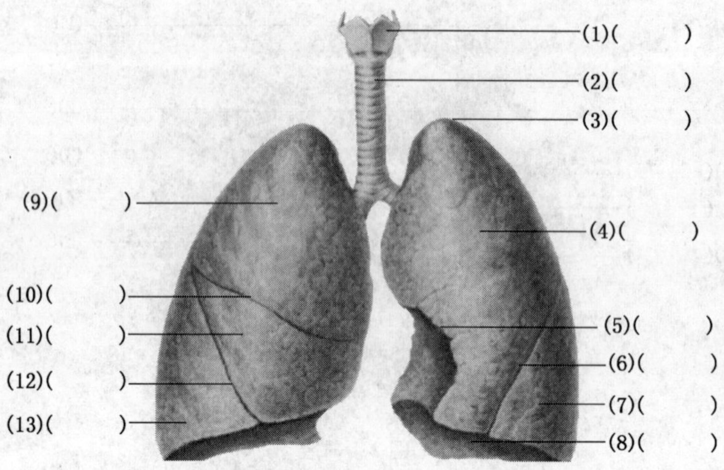

图5　气管、主支气管和肺

参考答案

一、单选题

1. C　2. D　3. E　4. E　5. E　6. E　7. B　8. D　9. B　10. D　11. E　12. C　13. B　14. D　15. D　16. E　17. D　18. D　19. D　20. D　21. C　22. A　23. C　24. A　25. D　26. D　27. E　28. B　29. E　30. A　31. B　32. C　33. E　34. E　35. D　36. C

二、填空题

1. 鼻　咽　喉　气管　支气管及其分支
2. 声门裂　喉腔
3. 额窦　上颌窦　蝶窦　筛窦
4. 嗅部　呼吸部
5. 甲状软骨　环状软骨　会厌软骨　杓状软骨
6. 前庭襞　声襞
7. 胸骨角　右主支气管　左主支气管　气管杈
8. 胸腔　纵隔　斜裂　水平裂
9. 呼吸道　肺
10. 肺尖　锁骨内侧1/3部
11. 第6肋　第8肋　第10肋
12. 肋胸膜　膈胸膜　纵隔胸膜　胸膜顶
13. 中　上　后
14. 前庭襞　声门襞
15. 支气管　肺动脉　肺静脉

16. 环甲正中韧带

17. 粗、短、直

三、名词解释题

1. Little 区：在鼻中隔前下部有一易出血区称 Little 区，此区血管丰富而位置表浅，受外伤或干燥空气刺激血管易破裂出血。

2. 声门裂：位于两侧声襞及杓状软骨基底部之间的裂隙，是喉腔最狭窄的部位。前 3/5 位于两侧声襞游离缘之间称膜间部；后 2/5 在杓状软骨之间称软骨间部。

3. 肺门：肺的内侧面中部长圆形的凹陷处为肺门，是主支气管、肺动静脉、淋巴管和神经出入肺的部位。

4. 支气管肺段：简称肺段。每一肺段支气管及其所属的肺组织，称为支气管肺段。

5. 胸膜与胸膜腔：胸膜是一薄层的浆膜，可分为脏胸膜与壁胸膜两部。脏胸膜被覆于肺表面，与肺紧密结合而不能分离，并伸入肺叶间裂内。壁胸膜贴覆于胸壁内面、膈上面和纵隔表面。脏胸膜与壁胸膜在肺根处相互移行形成一个完全封闭的浆膜囊腔隙即胸膜腔，左右各一，互不相通。

6. 肋膈隐窝：肋胸膜与膈胸膜相互转折处形成的半环形间隙称肋膈隐窝，是胸膜腔的最低部位，胸膜腔积液首先积聚于此。

7. 纵隔：是两侧纵隔胸膜之间所有器官、结构和结缔组织的总称，前界为胸骨、后界为脊柱胸段，两侧界为纵隔胸膜。

8. 鼻旁窦：是鼻腔周围颅骨内一些开口于鼻腔的含气空腔，腔内衬以黏膜，并与鼻黏膜相移行，共 4 对，即上颌窦、额窦、筛窦和蝶窦。有温暖、湿润空气及对发育产生共鸣的作用。

9. 气管杈：气管在胸骨角平面（约平第 4 胸椎体下缘）分为左、右主支气管，其分杈处称气管杈。

四、问答题

1. 答：鼻旁窦有上颌窦、额窦、筛窦和蝶窦 4 对。其中上颌窦、额窦和筛窦的前、中群开口于中鼻道，筛窦后群开口于上鼻道，蝶窦开口于蝶筛隐窝。

2. 答：气管位于食管的前方，上接环状软骨（约平第 6 颈椎），下至胸骨角平面分为左、右主支气管。按气管行程和位置，可将其分为颈部和胸部。气管异物多坠入右主支气管。因为右主支气管比左主支气管粗而短，且走向较左主支气管陡直。

3. 答：临床上常选用的穿刺点在肩胛线第 8 或第 9 肋间隙进行，穿刺时由外向内依次经过皮肤→浅筋膜→深筋膜→肋间隙（肋间内、外肌）→胸内筋膜→肋胸膜→胸膜腔。

4. 答：肺下界在锁骨中线与第 6 肋相交，在腋中线与第 8 肋相交，在肩胛线与第 10 肋相交，在后正中线处平第 10 胸椎棘突。胸膜下界比肺下界一般约低 2 个肋，即在锁骨中线、腋中线、肩胛线、后正中线依次与第 8 肋、第 10 肋、第 11 肋、第 12 胸椎相交。

5. 答：右肺上叶前段脓肿脓痰自然咳出经右肺上叶前段支气管→右肺上叶支气管→右主支气管→气管→喉→咽→口腔→体外。

五、填图题

图1：（1）鼻 （2）咽 （3）喉 （4）气管 （5）右主支气管 （6）肺

图2：（1）额窦 （2）蝶窦 （3）上鼻甲 （4）中鼻甲 （5）下鼻甲 （6）上鼻道 （7）中鼻道 （8）下鼻道

图3：（1）舌骨 （2）甲状舌骨膜 （3）甲状软骨 （4）环甲正中韧带 （5）环状软骨弓 （6）会厌软骨 （7）杓状软骨 （8）环杓关节 （9）环甲关节 （10）环状软骨板

图4：（1）会厌 （2）喉前庭 （3）前庭襞 （4）喉室 （5）声襞 （6）声门下腔

图5：（1）甲状软骨 （2）气管 （3）肺尖 （4）左肺上叶 （5）心切迹 （6）左肺斜裂 （7）左肺下叶 （8）肺底 （9）右肺上叶 （10）右肺水平裂 （11）右肺中叶 （12）右肺斜裂 （13）右肺下叶

（刘艳华）

第四章　泌尿系统

一、单选题

1. 下列各结构何者不位于右肾前面（　　）

   A. 右肾上腺　　B. 十二指肠　　C. 空肠　　D. 结肠　　E. 肝

2. 泌尿系统的描述，错误的是（　　）

   A. 由肾、输尿管和膀胱所组成
   B. 主要功能是泌尿
   C. 排泄溶于水的代谢产物
   D. 对人体内环境的稳定起重要作用
   E. 当肾功能障碍严重时出现尿毒症

3. 关于肾的描述，正确的是（　　）

   A. 可分为上、下两端；内、外侧缘；前、后两面
   B. 外侧缘中部凹陷形成肾门
   C. 内侧缘隆凸形成肾窦
   D. 前面稍扁平，朝向前方
   E. 后面稍凸，紧贴腹后壁

4. 关于肾的结构，正确的是（　　）

   A. 肾实质分为肾皮质、肾髓质和肾窦
   B. 肾髓质由肾锥体和肾柱构成
   C. 肾髓质富含血管、新鲜标本上呈红褐色
   D. 肾锥体尖端朝向皮质
   E. 肾窦内包含肾小盏、肾大盏、肾盂、神经、血管和脂肪组织等

5. 下列关于肾的说法中，何者错误（　　）

   A. 是腹膜外位器官
   B. 左肾略低于右肾
   C. 有三层被膜
   D. 左肾静脉经过主动脉前面
   E. 淋巴引流直接注入腰淋巴结

6. 肾蒂内主要结构的排列关系，从前向后依次为（　　）

   A. 肾动脉、肾静脉、肾盂
   B. 肾静脉、肾动脉、肾盂

C. 肾动脉、肾盂、肾静脉
D. 肾静脉、肾盂、肾动脉
E. 肾盂、肾动脉、肾静脉

7. 关于肾的冠状切面的描述，错误的是（　　）
A. 可见圆锥形的肾锥体，尖朝向皮质
B. 肾髓质构成肾锥体
C. 肾皮质位于肾实质的表层
D. 肾窦向外缩细，延伸为肾盂
E. 每个肾小盏可包绕 1 ~3 个肾乳头

8. 下列关于肾的描述，何者错误（　　）
A. 肾锥体的尖端伸向肾皮质
B. 肾锥体的数目与肾乳头的数目一致
C. 皮质深入肾锥体之间的部分称为肾柱
D. 肾小盏的数目较肾乳头少
E. 肾皮质主要由肾小体和肾小管构成

9. 关于肾段的正确说法是（　　）
A. 每支肾动脉及其所分布的一定区域肾组织
B. 每支肾段静脉及其所属的一定区域肾组织
C. 每支肾动脉及肾段静脉所属的一定区域的肾组织
D. 每支肾段动脉所分布的一定区域的肾组织
E. 每支肾段静脉所分布的一定区域的肾组织

10. 关于肾的位置，说法正确的是（　　）
A. 随呼吸和体位上下移动
B. 男性低于女性
C. 成人低于儿童
D. 位于腹膜腔内
E. 左肾低于右肾

11. 肾的被膜自外向内依次为（　　）
A. 肾脂肪囊，肾纤维囊，肾筋膜
B. 肾筋膜，肾脂肪囊，肾纤维囊
C. 肾纤维囊，肾脂肪囊，肾筋膜
D. 肾筋膜，肾纤维囊，肾筋膜囊
E. 肾纤维囊，肾筋膜囊

12. 关于肾脏的正确描述是（　　）
A. 第十二肋斜过左肾后面中部
B. 右肾比左肾略高
C. 肾的表面有两层被膜包绕
D. 尿液通过肾乳头孔流入肾窦
E. 右肾上端平第 12 胸椎上缘

13. 属于肾皮质的结构是（　　）

A. 肾小盏　B. 肾盂　C. 肾乳头　D. 肾柱　E. 肾大盏

14. 肾囊封闭是将药物注入（　　）
A. 肾筋膜外的脂肪组织中　B. 肾筋膜与脂肪囊间
C. 脂肪囊内　D. 脂肪囊与肾纤维囊之间
E. 纤维囊与肾实质之间

15. 关于肾的构造，下列何者为错误（　　）
A. 可分浅层的皮质和深层的髓质两部分
B. 肾髓质由许多小的管道组成
C. 肾锥体基底朝向皮质，尖朝向肾窦
D. 肾乳头开口于肾盂
E. 肾锥体之间的皮质为肾柱

16. 维持肾位置的结构不包括下列哪项（　　）
A. 腹膜　B. 肾的毗邻器官　C. 支配肾脏的神经
D. 肾被膜　E. 肾血管

17. 关于膀胱的错误说法是（　　）
A. 空虚时，属于腹膜外位器官
B. 位于盆腔的前部
C. 女性膀胱后方有子宫和阴道下段
D. 男性膀胱的后方有前列腺
E. 膀胱为储尿器官

18. 朝前上方的是（　　）
A. 膀胱尖　B. 膀胱窦　C. 膀胱底　D. 膀胱体　E. 膀胱颈

19. 关于输尿管的正确描述是（　　）
A. 是一对输送尿液的肌性管道　B. 全长约 35 ~ 40cm
C. 全长分为腹部、盆部、膀胱后部和壁内部　D. 左输尿管越过髂外动脉
E. 右输尿管越过髂总动脉

20. 关于输尿管的正确说法是（　　）
A. 全程行于腰大肌前面　B. 属腹膜外位器官
C. 分为腹、盆两段　D. 在女性经子宫动脉前上方达膀胱
E. 输尿管管腔有 2 个狭窄

21. 女性输尿管进入膀胱前，从其前上方跨过的结构是（　　）
A. 髂内血管　B. 卵巢血管　C. 子宫动脉
D. 闭孔神经　E. 闭孔血管

22. 关于女性输尿管说法中，何者错误（　　）
A. 经髂血管前方入盆腔　B. 行经盆壁血管神经浅面
C. 以子宫颈外侧至膀胱底　D. 子宫动脉从其后方交叉经过
E. 长约 20 ~ 30cm

23. 关于输尿管的正确描述是（　　）

A. 起于肾大盏，终于膀胱
B. 分为腹盆两部分
C. 有两个狭窄
D. 管壁有较厚的横纹肌
E. 女性在距子宫颈外侧缘2cm处交叉于子宫动脉的后下方

24. 膀胱的正确描述是（　　）
A. 空虚时呈圆形
B. 膀胱尖向下
C. 其壁由黏膜、肌层和外膜三层构成
D. 空虚时，整个黏膜可形成许多不规则的皱襞
E. 黏膜上皮为立方上皮

25. 膀胱的正确描述是（　　）
A. 属于腹膜内位器官
B. 空虚时全部位于盆腔内
C. 底朝向后上方
D. 在男性，底与前列腺相邻
E. 在女性，后方与直肠相邻

26. 关于膀胱三角的描述何者错误（　　）
A. 在膀胱底的内面
B. 膀胱充盈时呈平滑状，收缩时则皱缩
C. 输尿管间襞位于左、右输尿管口之间
D. 黏膜与肌层紧密相连
E. 位于两输尿管口与尿道内口三者连线之间

27. 关于膀胱的容量的说法，正确的是（　　）
A. 成人一般容量为800~1200毫升
B. 最大容量可达1000~1500毫升
C. 新生儿容量约为成人的五分之一
D. 女性膀胱容量一般较男性稍小
E. 老年人因膀胱肌紧张降低，容量变小

28. 女性尿道外口开口于（　　）
A. 阴道口后方
B. 阴道口前方
C. 肛门前方
D. 阴道前庭后部
E. 膀胱

29. 有关女性尿道，何者错误（　　）
A. 较男性尿道短、宽、直
B. 长约5cm
C. 仅有排尿功能
D. 开口于阴蒂前上方
E. 穿经尿生殖膈时，有尿道阴道括约肌环绕

30. 男性膀胱底的毗邻中没有（　　）
A. 前列腺
B. 直肠
C. 输精管壶腹
D. 精囊
E. 耻骨联合

二、填空题

1. 泌尿系统由________、________、________和________四部分组成。
2. 肾实质可分为浅部________和深部________两部分，后者由15~20个________。
3. 肾位于________后方，脊柱的________、属腹膜________器官。

4. 成人肾门约平__________椎体，其在腹后壁的体表投影位于__________与__________夹角。

5. 肾的被膜自内向外依次为__________、__________和__________。

6. 出入肾门的结构主要有________、________、________、________和________。

7. 两肾位置，右肾比左肾__________；一般左肾上端平__________下缘，下端平__________下缘，第 12 肋斜过左肾后面的__________部，右肾后面的__________部。

8. 输尿管根据位置可分为三段，分别称__________、__________、__________；输尿管全长有三处狭窄，分别位于__________、__________和__________。

9. 膀胱三角由位于两个侧角的__________和位于下角的__________围成。

10. 膀胱的后方在女性与__________和__________相邻；在男性与__________、__________和__________相邻，膀胱颈的下方与__________相邻。

11. 膀胱镜检时，可见__________，它是寻找输尿管口的标志。

12. 膀胱属腹膜__________位器官，空虚时膀胱尖位于__________后方。

13. 女性尿道的特点是较__________、__________、__________。

14. 膀胱的形态可分为________、________、________和________4 部。

三、名词解释题

1. 肾门
2. 肾段
3. 肾窦
4. 肾区
5. 肾蒂
6. 肾盂
7. 肾柱
8. 肾乳头
9. 膀胱三角
10. 输尿管间襞

四、问答题

1. 简述泌尿系统的组成及各部的功能。
2. 在肾的冠状切面上可见到哪些结构？
3. 试述肾的被膜及其意义。
4. 肾蒂内各结构自前向后、自上而下的顺序如何？
5. 说明膀胱的位置及后方的毗邻。
6. 试述输尿管的分部及狭窄。
7. 男性的尿液从肾乳头排出后，经何途径到达体外？
8. 试述肾盂结石排出体外的途径，并说明结石易在何处滞留？

五、填图题

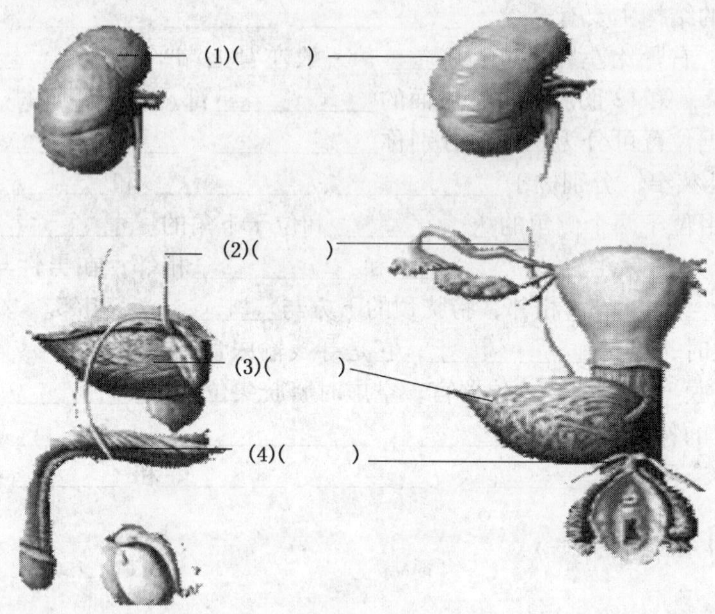

图1　男、女性泌尿生殖系统全貌

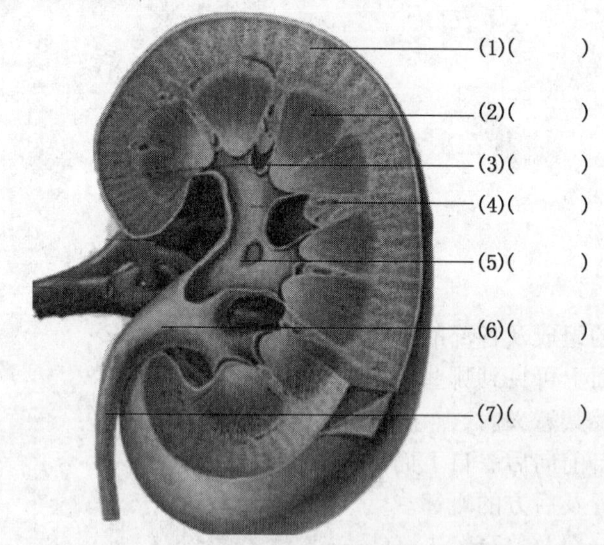

图2　右肾冠状切面（后面观）

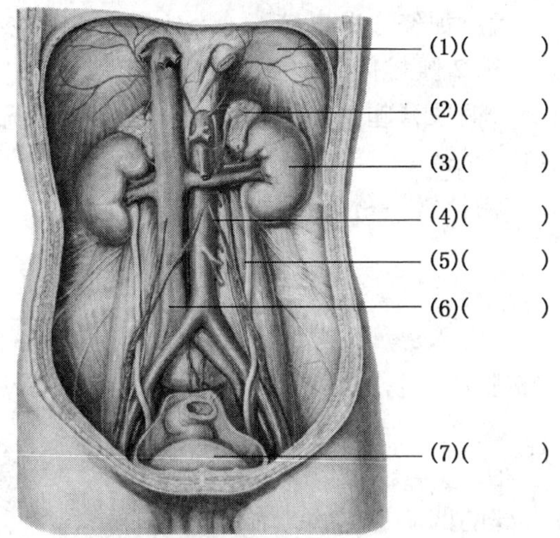

图 3　肾与输尿管

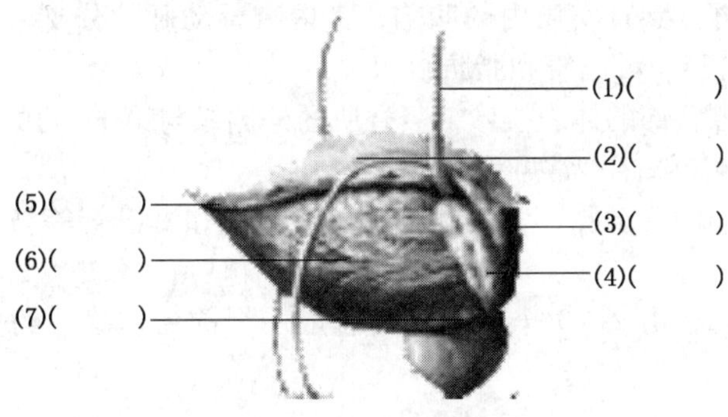

图 4　膀胱（男性，侧面观）

参考答案

一、单选题

1. A　2. A　3. A　4. E　5. B　6. B　7. A　8. A　9. D　10. A　11. B　12. A　13. D　14. C　15. D　16. C　17. D　18. A　19. A　20. B　21. C　22. D　23. E　24. C　25. B　26. B　27. D　28. B　29. D　30. E

二、填空题

1. 肾　输尿管　膀胱　尿道
2. 肾皮质　肾髓质　肾锥体
3. 腹膜　两侧　外位
4. 第 1 腰椎　竖脊肌外侧缘　第 12 肋下缘
5. 肾纤维囊　肾脂肪囊　肾筋膜

6. 肾动脉　肾静脉　肾盂　神经　淋巴管

7. 略低　第11胸椎体　第2腰椎体　中　上

8. 腹部　盆部　壁内部　输尿管起始处　越髂血管处　穿膀胱壁处

9. 输尿管口　尿道内口

10. 子宫　阴道　直肠　输精管　精囊　前列腺

11. 输尿管间襞

12. 间位　耻骨联合

13. 宽　短　直

14. 膀胱尖　膀胱底　膀胱体　膀胱颈

三、名词解释题

1. 肾门：为肾内侧缘中部的凹陷，是肾动脉、肾静脉、肾盂、神经和淋巴管等结构出入肾的门户。

2. 肾段：一个肾段动脉所分布区域的肾组织称为一个肾段。每个肾分为5个肾段。

3. 肾窦：由肾门深入到肾实质内的凹陷，其内有肾动脉的分支、肾静脉的属支、肾小盏、肾大盏、肾盂、神经、淋巴管和脂肪组织。

4. 肾区：肾门在腰背部的体表投影，竖脊肌的外侧缘与第12肋的夹角处称为肾区，当肾有病变时，叩击或触压该区，常可引起疼痛。

5. 肾蒂：出入肾门的肾动脉、肾静脉、肾盂、神经和淋巴管等被结缔组织包裹在一起的束状结构。

6. 肾盂：在肾窦内，由2~3个肾大盏集合成一个前后扁平、约呈漏斗状的结构，称肾盂。

7. 肾柱：是肾皮质伸入到肾锥体之间的部分。

8. 肾乳头：即肾锥体的尖，呈乳头状突入肾小盏，有乳头孔的开口。

9. 膀胱三角：在膀胱底的内面，两输尿管口与尿道内口之间有一个三角形区域，由于缺少黏膜下层，黏膜与肌层紧密相连，无论在膀胱膨胀或收缩时，都保持平滑状态，此区称为膀胱三角。是肿瘤、结核和炎症的好发部位。

10. 输尿管间襞：膀胱内两输尿管口之间的横行皱襞，呈苍白色，它是寻找输尿管口的标志。

四、问答题

1. 答：泌尿系统由肾、输尿管、膀胱及尿道四部分组成，它的主要功能是排出机体内溶于水的代谢产物，保持机体内环境的平衡和稳定。其中：肾为生成尿液的器官；输尿管为输送尿液至膀胱的管道；膀胱为暂时储存尿液的器官；尿道为尿液排出的管道（男性尿道兼有排精功能）。

2. 答：在肾的冠状切面上，肾实质分为浅层的皮质和深层的髓质。皮质伸入肾锥体之间的部分称为肾柱。肾髓质由15~20个锥形的肾锥体组成，肾锥体的尖朝向肾窦，称肾乳头，乳头的顶端有许多小孔，称乳头孔，肾形成的尿液由肾乳头孔流入肾小盏，2~3个肾小盏汇合形成一个肾大盏，2～3 个肾大盏合成一个漏斗状的肾盂，肾盂出肾门后移行为输尿管。

3. 答：肾的表面自内向外有三层被膜包绕，①纤维囊：为贴附于肾实质表面的薄层致密的结缔组织，在正常情况下易与肾实质分离，病理情况下，则与肾实质发生粘连。肾破裂或肾部分切除时，需缝合此膜。②脂肪囊：为纤维囊外周的脂肪组织。脂肪囊对肾起弹性垫的保护作用。③肾筋膜：位于脂肪囊的外周，由腹膜外组织发育而来。肾筋膜分前后两层，包绕肾和肾上腺，在肾上腺上方和肾外侧缘，两层互相融合；在肾下方两层分离，其间有输尿管通过；在肾内侧，前层与对侧前层相连续，后层与腰大肌筋膜融合。肾筋膜向深面发出许多结缔组织小束，穿过脂肪囊连于纤维囊，对肾起固定作用。

4. 答：自前向后依次为：肾静脉、肾动脉、肾盂；自上而下依次为：肾动脉、肾静脉、肾盂。

5. 答：膀胱空虚时，完全位于小骨盆腔内，耻骨联合后方，充盈时可高出耻骨联合上缘水平以上。膀胱底的后方，女性邻子宫颈和阴道上段，男性邻直肠、输精管壶腹和精囊。

6. 答：输尿管按行程可分为：腹部、盆部及壁内部。全程有 3 个狭窄，上狭窄位于输尿管与肾盂移行处；中狭窄位于骨盆上口，为输尿管跨过髂血管处；下狭窄在输尿管的壁内部。这些狭窄是输尿管结石滞留的常见部位。

7. 答：尿液经过肾乳头→肾小盏→肾大盏→肾盂→输尿管→膀胱→尿道→体外。

8. 答：肾盂结石排出体外的途径：肾盂→输尿管→膀胱→尿道。

结石易滞留部位为输尿管的 3 处狭窄部：肾盂与输尿管移行处（起始处）、髂血管交叉处（跨过骨盆入口处）和穿过膀胱壁处（壁内段）。在男性结石还易滞留在尿道的 3 个狭窄部：尿道内口、尿道膜部和尿道外口。

五、填图题

图 1：（1）肾　（2）输尿管　（3）膀胱　（4）尿道

图 2：（1）肾皮质　（2）肾锥体　（3）肾小盏　（4）肾柱　（5）肾大盏　（6）肾盂　（7）输尿管

图 3：（1）膈　（2）肾上腺　（3）左肾　（4）腹主动脉　（5）输尿管　（6）下腔静脉　（7）膀胱

图 4：（1）输尿管　（2）输精管　（3）膀胱底　（4）精囊　（5）膀胱尖　（6）膀胱体　（7）膀胱颈

（刘艳华）

第五章　生殖系统

一、单选题

1. 男性生殖腺是（　　）

A. 睾丸　B. 附睾　C. 前列腺　D. 精囊腺　E. 尿道球腺

2. 男性生殖器输送管道不包括（　　）

A. 附睾　B. 尿道　C. 睾丸　D. 射精管　E. 输精管

3. 不属于男性内生殖器的是（　　）

A. 前列腺　B. 阴茎　C. 睾丸　D. 输精管　E. 尿道球腺

4. 关于睾丸的正确描述是（　　）

A. 全部被鞘膜包裹　B. 内侧面邻附睾

C. 后缘有血管、神经和淋巴管出入　D. 下端连于输精管

E. 上端连于精索

5. 出生后睾丸的正常位置应在（　　）

A. 腹后壁脊柱两侧　B. 髂窝内　C. 腹股沟管内

D. 鞘膜腔内　E. 阴囊内

6. 关于睾丸的描述不正确的是（　　）

A. 后缘为血管、神经、淋巴管出入的部位

B. 精曲小管上皮产生精子和分泌雄性激素

C. 睾丸上端被附睾头遮盖

D. 后缘白膜增厚，凸入睾丸内形成睾丸纵隔

E. 从睾丸网发出 12 ~ 15 条睾丸输出小管进入附睾

7. 阴囊的描述，哪项错误（　　）

A. 为一皮肤囊袋

B. 囊壁主要由皮肤和肉膜构成

C. 肉膜于中线处向深部形成阴囊中隔

D. 肉膜含平滑肌纤维，可随意舒缩

E. 容纳睾丸、附睾和输精管睾丸部等

8. 下列管道中，无明显狭窄者为（　　）

A. 男性尿道　B. 食管　C. 输卵管　D. 输精管　E. 输尿管

9. 关于阴茎的说法，正确的是（　　）

A. 阴茎头，有冠状位的尿道外口　B. 阴茎根，固定于尿生殖膈上面

C. 由海绵体组成，背侧为尿道海绵体　　D. 尿道海绵体后端膨大为尿道球

E. 尿道球为实质性器管，位于盆腔内

10. 关于附睾的正确描述是（　　）

A. 呈现新月形，紧贴睾丸的上端前缘

B. 附睾尾向上弯曲移行为射精管

C. 睾丸输出小管进入附睾后弯曲盘绕形成膨大的附睾头，末端汇合成几条附睾管

D. 附睾管迂曲盘回而成附睾体和尾

E. 附睾除暂存精子外，还有产生精子和营养精子的作用

11. 关于前列腺的正确说法是（　　）

A. 与膀胱底相邻　　B. 为男性生殖腺之一　　C. 呈粟子形，尖朝上底朝下

D. 有尿道穿过　　E. 为女性生殖腺之一

12. 关于输精管的描述，错误的是（　　）

A. 在精索内，位于其他结构的后内侧

B. 经输尿管末端后方至膀胱底的后面

C. 末端于精囊腺内侧膨大成壶腹

D. 与精囊排泄管汇合成射精管

E. 输精管第二部全部位于精索内，称为输精管精索部（皮下部）

13. 关于精索的正确说法是（　　）

A. 从睾丸上端至腹股沟管深环　　B. 由结缔组织包被输精管而成

C. 从睾丸上端至腹股沟管皮下环　　D. 精子排列成索状

E. 从睾丸下端至腹股沟管皮下环

14. 男性输精管结扎常选部位是（　　）

A. 睾丸部　　B. 精索部　　C. 腹股沟管部

D. 盆部　　E. 输精管壶腹处

15. 射精管开口于（　　）

A. 尿道膜部　　B. 尿道球部　　C. 尿道海绵体部

D. 尿道前列腺部　　E. 膀胱

16. 关于男性尿道的正确说法是（　　）

A. 分为前列腺部、尿道膜部和海绵体部

B. 耻骨下弯凹面向上，耻骨后弯凹面向下

C. 尿道前列腺部管腔最粗且长

D. 后尿道包括前列腺部和尿道球部

E. 分为前列腺部和海绵体部

17. 前列腺哪叶肥大，可引起明显的排尿困难（　　）

A. 前叶　　B. 中叶　　C. 后叶　　D. 两侧叶　　E. 中叶和侧叶

18. 关于男性尿道弯曲的描述，正确的是（　　）

A. 有两个弯曲均位于耻骨联合的后下方

B. 耻骨下弯于耻骨联合下方凹向下

C. 耻骨下弯由前列腺部和膜部组成

D. 耻骨前弯于耻骨联合下方凹向上

E. 耻骨下弯恒定，耻骨前弯不恒定

19. 关于卵巢的正确说法是（　　）

A. 是腹膜外位器官　　B. 卵巢动脉起于髂内动脉

C. 后缘有血管出入　　D. 借卵巢固有韧带连子宫底两侧

E. 是腹膜间位器官

20. 关于子宫的说法，何者错误（　　）

A. 成人子宫为前后稍扁，呈倒置的梨形

B. 可分为底、体、颈三部

C. 子宫颈下端伸入阴道内

D. 子宫腔底的两端通输卵管，尖向下通阴道

E. 未产妇的子宫口为圆形

21. 关于子宫正确的描述是（　　）

A. 可分为子宫体、子宫峡、子宫颈三部

B. 子宫内腔较大，可分为子宫腔、子宫颈管二部

C. 子宫前倾是指子宫与阴道长轴间形成向前开放的钝角，约170°左右

D. 直立时，子宫体伏于膀胱上面

E. 子宫颈的下端在坐骨棘平面稍下方

22. 有关阴道穹的说法，错误的是（　　）

A. 阴道上部与子宫颈下部之间的环形间隙

B. 阴道上部与子宫颈上部之间的环形间隙

C. 可分为前、后部和左、右侧部

D. 以后部最深

E. 直肠子宫陷凹积液时，可经后部穿刺

23. 维持子宫前倾的主要韧带是（　　）

A. 子宫阔韧带　　B. 子宫主韧带　　C. 子宫圆韧带

D. 直肠子宫韧带　　E. 耻骨子宫韧带

24. 维持子宫前屈位的结构是（　　）

A. 子宫主韧带　　B. 子宫阔韧带　　C. 尿生殖膈

D. 子宫骶韧带　　E. 盆膈

25. 关于输卵管的正确说法是（　　）

A. 外侧2/3为输卵管漏斗　　B. 内侧1/3为子宫部

C. 常于输卵管峡行结扎术　　D. 壶腹部在漏斗的外侧

E. 是腹膜外位器官

26. 维持子宫位置不向下脱垂的重要韧带是（　　）

A. 子宫圆韧带　　B. 子宫主韧带　　C. 子宫阔韧带

D. 子宫骶韧带　　E. 以上都不是

27. 何者不是固定子宫的韧带（　　）

A. 子宫阔韧带　　B. 子宫主韧带　　C. 子宫圆韧带

D. 子宫骶韧带　　E. 骨盆漏斗韧带（卵巢悬韧带）

28. 妊娠期间，延长形成子宫下段的部分（　　）

A. 子宫底　　B. 子宫体　　C. 子宫峡

D. 子宫颈阴道上部　　E. 子宫颈阴道部

29. 关于子宫的正确说法是（　　）

A. 为腹膜外位器官　　B. 位于膀胱和直肠之间

C. 其长轴呈垂直位　　D. 子宫底连有骶子宫韧带

E. 子宫底位于子宫的下方

30. 关于女性会阴的描述，下面哪项有错误（　　）

A. 系指盆膈以下封闭骨盆下口的所有软组织

B. 有广义会阴和狭义会阴之分

C. 将广义会阴分为尿生殖区和肛区

D. 前为尿生殖区，仅有尿道通过

E. 后为肛区，有肛管通过

二、填空题

1. 男性生殖腺为________；输精管道包括________、________、________、________；附属腺体包括________、________、________。外生殖器包括________和________。

2. 睾丸位于________内，有产生________和分泌________的功能。

3. 阴囊皮下组织中含有大量________纤维，故称肉膜。在正中线上，肉膜向深部发出形成________。

4. 射精管由________与________汇合而成，末端开口于________。

5. 输精管在活体触摸时呈________，全长约________cm，可分为________、________、________和________4部。输精管结扎的常选部位是________。

6. 男性尿道可分为________、________和________3部，其3处狭窄分别位于________、________和________。男性尿道有两个弯曲，可以变直的是（不恒定）________，不能变直的是（恒定）________。

7. 阴茎主要由背侧两个________和腹侧一个________构成。后者前端的膨大，称________，其顶端有矢状位的________；后端膨大称________，附于________的下面。每个海绵体表面均包有一层坚韧的纤维膜，称________。

8. 精子由________产生，贮存于________，射精时，精子可经________、________和________排出体外。

9. 卵巢上端借________韧带连于骨盆侧壁，下端借________连于子宫角，前缘借________连于子宫阔韧带。

10. 输卵管分为4部，依次为________、________、________和________。输卵管结扎的常选部位是________。

11. 阴道位于骨盆腔的中央，前方与________和________相邻，后方贴近________。若邻近部位损伤，可发生________瘘或________瘘。

12. 阴道穹以________最深，与________陷凹相邻。

13. 子宫位于________中央，前邻________，后邻________。

14. 子宫的内腔包括________和________两部分。

15. 子宫颈可分为上方的________和下方的________。

16. 维持子宫正常位置的主要装置是________的承托和韧带的牵引固定，固定子宫的韧带有________、________、________和________。

17. 乳房主要由________、________和________构成，支持乳房的韧带是________。

18. 广义的会阴包括前方的________三角和后方的________三角。

19. 子宫颈管在阴道的开口称________，未产妇呈________，经产妇呈________。

20. 卵受精的正常部位在________。

三、名词解释题

1. 输精管壶腹
2. 射精管
3. 精索
4. 睾丸鞘膜腔
5. 输卵管伞
6. 卵巢悬韧带
7. 子宫颈管
8. 阴道穹
9. 狭义会阴
10. 子宫前倾
11. 子宫前屈
12. 子宫峡

四、问答题

1. 试述男性尿道的分部、狭窄、弯曲和膨大。
2. 简述子宫的位置、正常姿势、固定装置及其功能。
3. 试述输卵管的形态、位置、分部、受精和结扎部位。
4. 简述前列腺的位置、形态及毗邻和一生不同年龄段前列腺结构的主要变化。

五、填图题

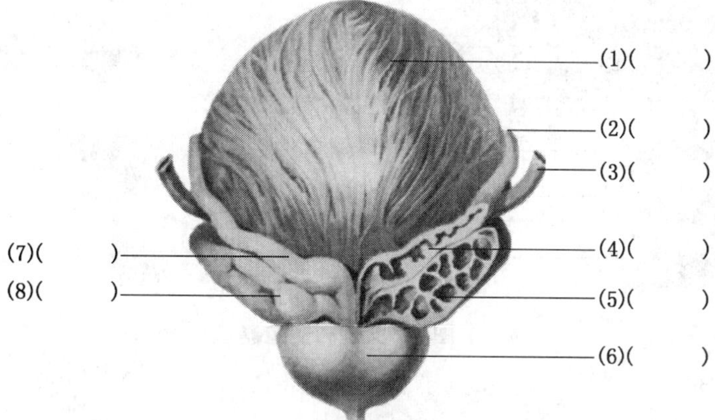

图1　膀胱、前列腺及精囊腺

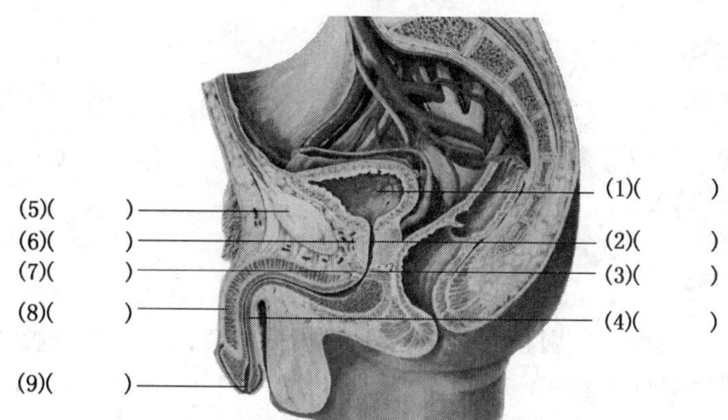

图2　男性盆腔（正中矢状切面）

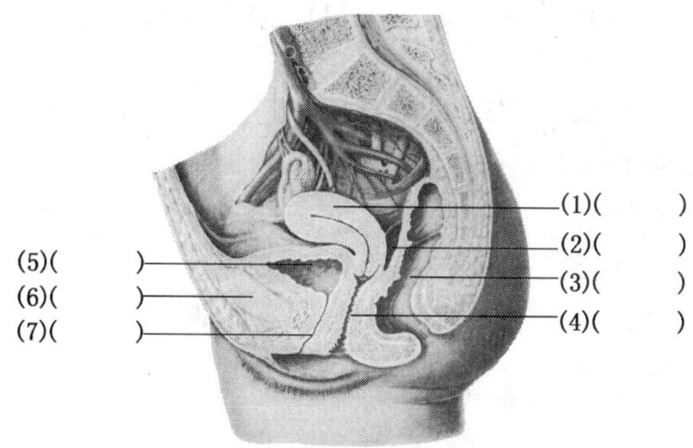

图3　女性盆腔（正中矢状切面）

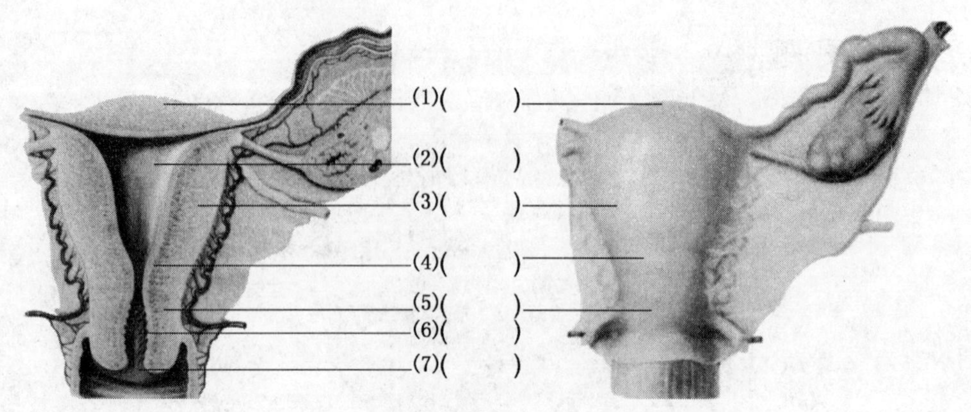

图4　女性内生殖器

参考答案

一、单选题

1. A　2. C　3. B　4. C　5. E　6. B　7. D　8. D　9. D　10. D　11. D　12. B　13. A　14. B　15. D　16. A　17. E　18. E　19. D　20. D　21. D　22. B　23. C　24. D　25. C　26. B　27. E　28. C　29. B　30. D

二、填空题

1. 睾丸　附睾　输精管　射精管　尿道　前列腺　精囊　尿道球腺　阴囊　阴茎
2. 阴囊　精子　男性激素
3. 平滑肌　阴囊中隔
4. 精囊排泄管　输精管壶腹末端　尿道前列腺部
5. 坚实的圆索状　31～32　睾丸部　精索部　腹股沟管部　盆部　精索部
6. 前列腺部　膜部　海绵体部　尿道内口　尿道膜部　尿道外口　耻骨前弯　耻骨下弯
7. 阴茎海绵体　尿道海绵体　阴茎头　尿道外口　尿道球　尿生殖膈　阴茎白膜
8. 睾丸　附睾　输精管　射精管　男性尿道
9. 卵巢悬　卵巢固有韧带　卵巢系膜
10. 子宫部、峡部、壶腹部、漏斗部；输卵管峡部
11. 膀胱　尿道　直肠　膀胱（尿道）阴道　直肠阴道
12. 后穹　直肠子宫
13. 盆腔　膀胱　直肠
14. 子宫腔　子宫颈管
15. 子宫颈阴道上部　子宫颈阴道部

16. 盆膈　子宫阔韧带　子宫圆韧带　子宫主韧带　骶子宫韧带

17. 皮下组织　纤维组织　乳腺组织　乳房悬韧带

18. 尿生殖　肛门

19. 子宫颈口（子宫口）　圆形　横裂状

20. 输卵管壶腹部

三、名词解释题

1. 输精管壶腹：输精管末端的膨大称输精管壶腹。

2. 射精管：由输精管壶腹末端与精囊腺排泄管汇合而成，穿过前列腺，开口于尿道前列腺部。

3. 精索：是位于睾丸上端与腹股沟管腹环之间的一对柔软的圆索状结构，其主要内容有输精管，睾丸动脉，蔓状静脉丛，输精管动、静脉，神经丛，淋巴管和鞘韧带等。

4. 睾丸鞘膜腔：睾丸鞘膜脏、壁两层间形成的腔隙，内有少量浆液。

5. 输卵管伞：为输卵管漏斗末端边缘许多细长的突起，是临床手术时识别输卵管的标志。

6. 卵巢悬韧带：是卵巢上端连于骨盆侧壁之间的腹膜皱襞，内含卵巢血管，神经和淋巴管，此韧带是手术中寻找卵巢血管的标志。

7. 子宫颈管：是指子宫内腔的下部位于子宫颈内的梭形腔隙，其上至子宫腔，下通阴道，下口又称子宫口。

8. 阴道穹：是围绕子宫颈阴道部的阴道上端的环形间隙，可分为前、后穹和两侧穹。以后部最深，邻直肠子宫陷凹，临床上在此穿刺或切开引流。

9. 狭义会阴：又称产科会阴，是指外生殖器和肛门之间的软组织。女性经阴道分娩时，助产士需以手掌紧压此区，以防止此区因承受较大压力而撕裂。

10. 子宫前倾：子宫的长轴与阴道的长轴之间的向前开放的钝角称子宫前倾。

11. 子宫前屈：子宫体与子宫颈之间的向前开放的钝角称子宫前屈。

12. 子宫峡：在子宫体与子宫颈相交处较为狭细，该部位在妊娠期会增长为子宫下段，为临床剖宫产术的常用手术部位。

四、问答题

1. 答：分部：前列腺部、膜部、海绵体部；狭窄：尿道外口，尿道膜部，尿道内口；弯曲：耻骨下弯、耻骨前弯（如将阴茎向上提起，耻骨前弯可变直）；膨大：前列腺部、尿道球部、舟状窝。

2. 答：子宫位于盆腔中央，膀胱和直肠之间，子宫底于小骨盆上口平面以下，子宫颈管下端在坐骨棘平面的稍上方，正常成年未孕女子子宫呈前倾前屈位，子宫的固定装置主要是盆膈和阴道的承托和韧带的牵引固定。固定子宫的韧带有：子宫阔韧带（防止子宫向两侧移动）、子宫圆韧带（维持子宫前倾）、子宫主韧带（防止子宫下垂）和骶子宫韧带（维持子宫前屈）。

3. 答：形态：输卵管为一对弯曲的肌性管道；位置：连于子宫底的两侧，位于子宫阔韧带的游离缘内，以输卵管子宫口通子宫腔，以输卵管腹腔口通腹膜腔；分部：输卵管漏斗部、壶腹部、峡部和子宫体部；受精部位在输卵管壶腹部；结扎部位在输卵管峡部。

4. 答：①位置：盆腔内，膀胱下方；②形态：前后略扁的栗子形。上端宽大，称底，下端尖细，称尖，后方有纵行浅沟，称前列腺沟；③毗邻：上邻膀胱，下方邻尿生殖膈，前邻耻骨联合，后邻直肠；④依年龄变化：小儿前列腺甚小，腺组织不发育。性成熟期，腺体迅速增大。老年时，腺组织退化，常见腺内结缔组织增生，形成肥大。

五、填图题

图1：（1）膀胱 （2）输精管 （3）输尿管 （4）输精管壶腹（断面） （5）精囊（断面） （6）前列腺 （7）输精管壶腹 （8）精囊

图2：（1）膀胱 （2）尿道前列腺部 （3）尿道膜部 （4）尿道海绵体部 （5）耻骨联合 （6）前列腺 （7）尿生殖膈 （8）阴茎 （9）尿道外口

图3：（1）子宫 （2）直肠子宫陷凹 （3）直肠 （4）阴道 （5）膀胱 （6）耻骨联合 （7）女尿道

图4：（1）子宫底 （2）子宫腔 （3）子宫体 （4）子宫峡 （5）子宫颈 （6）子宫颈管 （7）子宫口

（刘艳华）

第六章　脉管系统

第一节　心血管系统

一、单选题

1. 组成脉管系统的是（　　）
   A. 心和淋巴系统　　B. 心和静脉系统　　C. 心血管系统和淋巴
   D. 心血管系统和淋巴系统　　E. 动脉和静脉系统
2. 关于动脉的描述，正确的是（　　）
   A. 是运送动脉血的血管　　B. 是能触摸到搏动的血管
   C. 是由心室发出的血管　　D. 是由心房发出的血管
   E. 压力高、管壁厚、容量大的血管
3. 关于静脉的叙述，正确的是（　　）
   A. 是运送血液回心的管道　　B. 压力高、管壁薄、容量大
   C. 起于心房，止于毛细血管　　D. 其内流动着静脉血
   E. 浅静脉内有静脉瓣，深静脉内没有静脉瓣
4. 体循环的起点为（　　）
   A. 右心房　　B. 左心房　　C. 右心室　　D. 左心室　　E. 主动脉
5. 肺循环的起始腔室是（　　）
   A. 右心房　　B. 左心房　　C. 右心室　　D. 左心室　　E. 肺动脉
6. 关于心的位置描述中，正确的是（　　）
   A. 位于上纵隔内　　B. 约 2/3 在正中线的右侧　　C. 位于后纵隔内
   D. 约 2/3 在正中线的左侧　　E. 位于上纵隔内
7. 关于心尖的描述，正确的是（　　）
   A. 朝向前下方　　B. 由左、右心室构成
   C. 由右心室构成　　D. 心尖的右侧有心尖切迹
   E. 在胸骨左侧第六肋间隙可看到心尖搏动
8. 关于冠状沟的说法，正确的是（　　）
   A. 是左右心房的表面分界　　B. 是左右心室的表面分界
   C. 是心房心室的表面分界　　D. 是一完整的沟
   E. 以上都不对

9. 卵圆窝位于（　　）
A. 右心房后内侧壁的下部　B. 右心房后内侧壁的中部
C. 右心房后内侧壁的上部　D. 右房室口与下腔静脉口之间
E. 室间隔上部
10. 右心室的流入道（　　）
A. 内面光滑　B. 入口有三尖瓣　C. 入口有二尖瓣
D. 入口有主动脉瓣　E. 入口有肺动脉瓣
11. 动脉圆锥位于（　　）
A. 左心室　B. 左心房　C. 右心室
D. 右心房　E. 内面粗糙
12. 室上嵴位于（　　）
A. 左房室口与主动脉之间　B. 左心室上壁　C. 右心室前壁
D. 右房室口与肺动脉口之间　E. 上腔静脉口与下腔静脉口之间
13. 关于心的描述正确的是（　　）
A. 心本身的静脉血经冠状窦口注入右心房　B. 左心房的出口是肺动脉口
C. 右心房接受肺静脉的血液　D. 左房室口周缘附有三尖瓣
E. 左心室收缩主动脉瓣关闭
14. 二尖瓣位于（　　）
A. 肺动脉口　B. 右房室口　C. 左房室口
D. 主动脉口　E. 冠状窦口
15. 三尖瓣位于（　　）
A. 肺动脉口　B. 右房室口　C. 左房室口
D. 主动脉口　E. 冠状窦口
16. 心室收缩时关闭的是（　　）
A. 主动脉瓣和肺动脉瓣　B. 二尖瓣和三尖瓣
C. 主动脉瓣和二尖瓣　D. 肺动脉瓣和三尖瓣
E. 主动脉瓣和三尖瓣
17. 心室舒张时，防止血液逆流的是（　　）
A. 主动脉瓣和肺动脉瓣　B. 二尖瓣和三尖瓣
C. 主动脉瓣和二尖瓣　D. 肺动脉瓣和三尖瓣
E. 主动脉瓣和三尖瓣
18. 房间隔缺损易发生在（　　）
A. 房间隔上部　B. 室间隔膜部　C. 卵圆窝
D. 左、右房室之间　E. 右心耳
19. 关于心的血管正确的说法是（　　）
A. 左、右冠状动脉分别起于主动脉左窦和右窦
B. 前、后室间支均为右冠状动脉的分支
C. 右冠状动脉营养右心房、右心室、室间隔前 2/3 等部

D. 心大静脉与右冠状动脉伴行
E. 冠状窦的主要属支有旋支、后室间支、心小静脉等

20. 心的正常起搏点是（　　）
A. 窦房结　　B. 房室结　　C. 房室束
D. 蒲肯野纤维　　E. 左、右束支

21. 直接发自于主动脉弓的血管是（　　）
A. 右锁骨下动脉　　B. 右颈总动脉　　C. 头臂静脉
D. 降主动脉　　E. 头臂干

22. 颈外动脉发出的分支不包括（　　）
A. 甲状腺下动脉　　B. 面动脉　　C. 上颌动脉
D. 舌动脉　　E. 颞浅动脉

23. 关于面动脉的说法，正确的是（　　）
A. 分布于面肌和腮腺　　B. 在咬肌后缘绕过下颌骨下缘
C. 经下颌下腺的浅面　　D. 是颈内动脉的分支
E. 是颈外动脉的分支

24. 关于肱动脉的说法，正确的是（　　）
A. 与桡神经伴行
B. 沿肱二头肌的外侧下行
C. 主要分支有肱深动脉
D. 在肘窝内下方可触到其搏动
E. 下端分为掌浅弓和掌深弓

25. 测量血压常用（　　）
A. 锁骨下动脉　　B. 肱动脉　　C. 尺动脉
D. 桡动脉　　E. 股动脉

26. 肋间后动脉有（　　）
A. 8 对　　B. 9 对　　C. 10 对　　D. 11 对　　E. 12 对

27. 腰动脉有（　　）
A. 1 对　　B. 2 对　　C. 3 对　　D. 4 对　　E. 5 对

28. 从腹腔干直接发出的动脉是（　　）
A. 胃左动脉　　B. 胃右动脉　　C. 胃网膜左动脉
D. 胃网膜右动脉　　E. 胃短动脉

29. 胃右动脉发自于（　　）
A. 肝固有动脉　　B. 肝总动脉　　C. 脾动脉
D. 肠系膜上动脉　　E. 肠系膜下动脉

30. 胃短动脉发自于（　　）
A. 肝固有动脉　　B. 肝总动脉　　C. 脾动脉
D. 肠系膜上动脉　　E. 腹腔干

31. 胆囊动脉发自（　　）

A. 肝总动脉　B. 肝固有动脉　C. 肝固有动脉左支
D. 肝固有动脉右支　E. 脾动脉

32. 胃网膜左动脉发自于（　）
A. 肝固有动脉　B. 肝总动脉　C. 脾动脉
D. 肠系膜上动脉　E. 肠系膜下动脉

33. 胃网膜右动脉发自于（　）
A. 肝固有动脉　B. 肝总动脉　C. 脾动脉
D. 肠系膜上动脉　E. 胃十二指肠动脉

34. 不是脾动脉分部范围的是（　）
A. 胃　B. 脾　C. 胰　D. 大网膜　E. 肾上腺

35. 发出阑尾动脉的是（　）
A. 空肠动脉　B. 回肠动脉　C. 回结肠动脉
D. 左结肠动脉　E. 右结肠动脉

36. 肠系膜上动脉的分布范围不包括（　）
A. 空肠　B. 回肠　C. 盲肠和阑尾
D. 升结肠　E. 降结肠

37. 关于股动脉的描述，错误的是（　）
A. 是髂外动脉的延续　B. 经股三角　C. 发出股深动脉
D. 营养大腿肌和髋关节　E. 在腹股沟韧带中点稍上方可触到其搏动

38. 关于体循环静脉的说法，正确的是（　）
A. 分浅静脉和皮下静脉两类　B. 都具有静脉瓣
C. 静脉管壁薄、弹性小、压力较大
D. 分上腔静脉系、下腔静脉系和心静脉系　E. 浅、深静脉之间无吻合

39. 上、下腔静脉注入（　）
A. 右心房　B. 左心房　C. 右心室　D. 左心室　E. 冠状窦

40. 颈部最大的浅静脉是（　）
A. 颈内静脉　B. 颈外静脉　C. 上颌静脉
D. 锁骨下静脉　E. 面静脉

41. 关于面静脉的说法，正确的是（　）
A. 注入下颌后静脉　B. 注入颈外静脉　C. 口角以上无静脉瓣
D. 不与动脉伴行　E. 以上都对

42. 不能作为静脉穿刺的静脉是（　）
A. 肘正中静脉　B. 头静脉　C. 颈外静脉
D. 大隐静脉和小隐静脉　E. 头臂静脉

43. 关于奇静脉的说法，正确的是（　）
A. 起自左腰升静脉　B. 注入上腔静脉　C. 绕过左肺根
D. 注入右心房　E. 沿脊柱左侧上升

44. 关于下腔静脉的说法，正确的是（　）

A. 是全身最大的静脉　　B. 由髂内和髂外静脉合成
C. 起于第3腰椎平面　　D. 直接接受肝门静脉　　E. 接收奇静脉

45. 关于肘正中静脉的说法，正确的是（　　）
A. 为上肢的深静脉　　B. 起自手背静脉网　　C. 注入腋静脉
D. 注入肱静脉　　E. 连接头静脉和贵要静脉

46. 左睾丸静脉注入（　　）
A. 左肾静脉　　B. 右肾静脉　　C. 下腔静脉
D. 左髂总静脉　　E. 左髂内静脉

47. 胃左静脉注入（　　）
A. 肝静脉　　B. 肝门静脉　　C. 下腔静脉
D. 脾静脉　　E. 肠系膜上静脉

48. 有关大隐静脉的叙述，错误的是（　　）
A. 为下肢的浅静脉　　B. 起自足背静脉网内侧
C. 经过内踝的后方　　D. 注入股静脉　　E. 注入髂外静脉

49. 有关小隐静脉叙述，错误的是（　　）
A. 为下肢的浅静脉　　B. 起自足背静脉网外侧　　C. 经过外踝的后方
D. 注入股静脉　　E. 注入腘静脉

50. 合成门静脉的是（　　）
A. 肠系膜上、下静脉　　B. 肠系膜上静脉和脾静脉
C. 肠系膜下静脉和脾静脉　　D. 肠系膜上、下静脉和脾静脉
E. 以上都不对

51. 关于肝门静脉的说法，正确的是（　　）
A. 由肠系膜上、下静脉汇合而成　　B. 收集腹腔内不成对器官的血液
C. 一般有静脉瓣　　D. 注入下腔静脉　　E. 注入肝

二、填空题

1. 心血管系的组成包括__________、__________、__________和__________。

2. 左心房的入口是__________，出口是__________。

3. 右心房的入口有__________、__________和__________。右心房的出口是__________。

4. 心传导系包括__________、__________、__________及其分支。

5. 浆膜性心包分__________与__________。两层间形成的潜在性腔隙称__________。

6. 主动脉弓凸侧发出的三大分支是__________、__________和__________。

7. 腹腔干由__________动脉发出、其分支有__________、__________和__________。

8. 肺动脉分叉处的稍左侧与主动脉弓的下缘之间的结缔组织索称__________，是__________的遗迹。

9. 颈外动脉在腮腺内分＿＿＿＿＿和＿＿＿＿＿两个终支。

10. 脑膜中动脉发自＿＿＿＿＿，经＿＿＿＿＿入颅腔，分前后两支，其中前支粗大，行于＿＿＿＿＿的深面。

11. 腹主动脉不成对的脏支有＿＿＿＿＿、＿＿＿＿＿和＿＿＿＿＿。

12. 肠系膜上动脉的主要分支有＿＿＿＿＿、＿＿＿＿＿、＿＿＿＿＿、＿＿＿＿＿和＿＿＿＿＿。发出阑尾动脉的是其中的＿＿＿＿＿。

13. 阑尾动脉行于＿＿＿＿＿的游离缘内。

14. 肾动脉约在＿＿＿＿＿水平，起自腹主动脉，入肾前发出＿＿＿＿＿，布于肾上腺。

15. 上腔静脉由左、右＿＿＿＿＿组成。

16. 面静脉起自＿＿＿＿＿，在下颌角附近与＿＿＿＿＿汇合，注入＿＿＿＿＿。

17. 头静脉起自手背静脉网＿＿＿＿＿，在肘窝处借＿＿＿＿＿和＿＿＿＿＿交通，注入＿＿＿＿＿。

18. 贵要静脉起自手背静脉网＿＿＿＿＿，注入＿＿＿＿＿。

19. 大隐静脉起自＿＿＿＿＿，经内踝＿＿＿＿＿上升，在＿＿＿＿＿处注入＿＿＿＿＿。

20. 小隐静脉起自＿＿＿＿＿，经外踝＿＿＿＿＿上升，在＿＿＿＿＿处注入＿＿＿＿＿。

三、名词解释题

1. 肺循环
2. 卵圆窝
3. 窦房结
4. 颈动脉窦
5. 颈动脉小球
6. 静脉角
7. 危险三角

四、问答题

1. 写出体循环的途径。
2. 简述心的体表投影。
3. 简述心传导系的组成及功能。
4. 大隐静脉、小隐静脉起始、走行和注入部位如何？有何临床意义？
5. 在头部、颈部及上肢，哪些动脉位置表浅，可用以压迫止血？
6. 临床上肝硬化时肝门静脉高压患者常出现呕血、便血和脐周静脉曲张等表现，请根据肝门静脉系的特点及肝门静脉系的交通解释上述表现的解剖学基础。
7. 胆囊炎症中用静脉注射药物治疗，若采取贵要静脉注射，说明药物到达胆囊的途径。

五、填图题

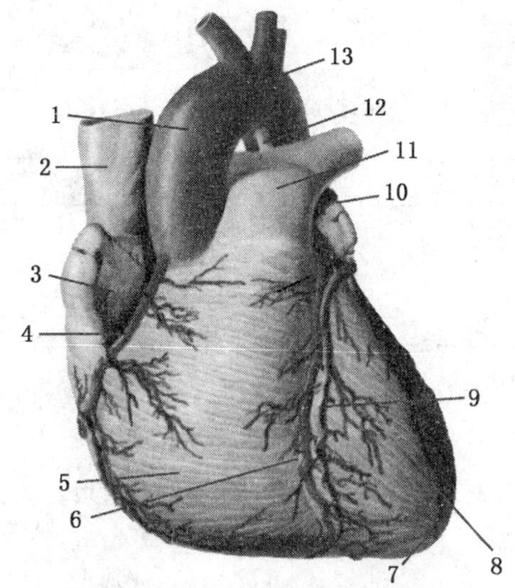

图1 心的外形与血管（前面）

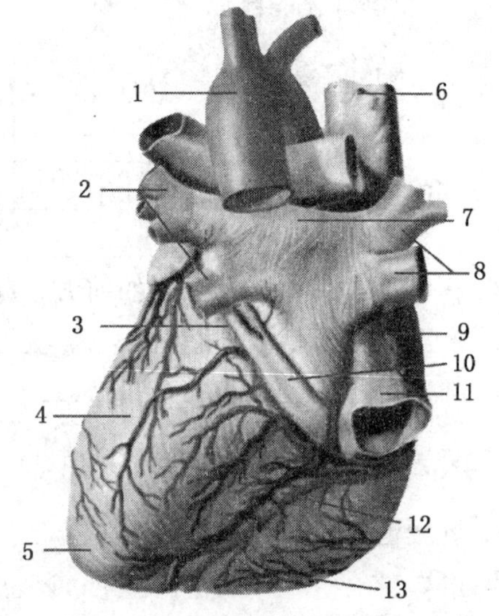

图2 心的外形与血管（后面）

第二节 淋巴系统

一、单选题

1. 关于淋巴管的说法，正确的是（　　）
   A. 遍布全身　B. 瓣膜丰富　C. 不与静脉伴行
   D. 注入左心房　E. 注入右心房
2. 淋巴干的数目是（　　）
   A. 8 条　B. 9 条　C. 10 条　D. 7 条　E. 11 条
3. 胸导管注入（　　）
   A. 奇静脉　B. 右静脉角　C. 左静脉角
   D. 右颈内静脉　E. 左颈内静脉
4. 关于胸导管的说法，正确的是（　　）
   A. 起于小肠的乳糜池　B. 通过腔静脉孔　C. 位于食管前方
   D. 收集 5 条淋巴干　E. 注入左静脉角
5. 关于右淋巴导管正确的说法是（　　）
   A. 为最大的淋巴管　B. 主要收集右上半身的淋巴液
   C. 注入右颈内静脉　D. 由右颈干和右锁骨下干合成
   E. 与胸导管间无交通
6. 颈外侧浅淋巴结（　　）

A. 沿颈内静脉周围排列　　B. 位于胸锁乳突肌浅面
C. 沿颈外动脉排列　　D. 其输出管合成颈干
E. 收集口腔的淋巴

二、填空题

1. 淋巴管道的组成包括＿＿＿＿＿、＿＿＿＿＿、＿＿＿＿＿和＿＿＿＿＿。

2. 淋巴干共九条，包括左右＿＿＿＿＿、左右＿＿＿＿＿、左右＿＿＿＿＿、左右＿＿＿＿＿和单一的＿＿＿＿＿。

3. 胸导管在＿＿＿＿＿的前方，起自＿＿＿＿＿，最后注入＿＿＿＿＿。

4. 淋巴器官包括＿＿＿＿＿、＿＿＿＿＿和＿＿＿＿＿等。

5. 脾位于＿＿＿＿＿，与＿＿＿＿＿肋相对，其长轴与＿＿＿＿＿一致。

三、名词解释题

1. 乳糜池
2. 淋巴结

四、问答题

1. 简述胸导管的起始、走行、注入部位及收集范围。
2. 简述脾的位置及功能。

参考答案

第一节　心血管系统

一、单选题

1. D　2. C　3. A　4. D　5. C　6. D　7. D　8. C　9. A　10. B　11. C　12. D　13. A　14. C　15. B　16. B　17. A　18. C　19. A　20. A　21. E　22. A　23. E　24. C　25. B　26. D　27. D　28. A　29. A　30. C　31. D　32. C　33. E　34. E　35. C　36. E　37. E　38. D　39. A　40. B　41. C　42. E　43. B　44. A　45. E　46. A　47. B　48. C　49. D　50. B　51. E

二、填空题

1. 心　动脉　静脉　毛细血管
2. 肺静脉口　左房室口
3. 上腔静脉口　下腔静脉口　冠状窦口　右房室口
4. 窦房结　房室结　房室束
5. 脏层　壁层　心包腔
6. 头臂干　左颈总动脉　左锁骨下动脉

7. 腹主　胃左动脉　肝总动脉　脾动脉

8. 动脉韧带　动脉导管

9. 上颌动脉　颞浅动脉

10. 上颌动脉　棘孔　翼点

11. 腹腔干　肠系膜上动脉　肠系膜下动脉

12. 胰十二指肠下动脉　空、回肠动脉　回结肠动脉　右结肠动脉　中结肠动脉　回结肠动脉

13. 阑尾系膜

14. 第 1 腰椎　肾上腺下动脉

15. 头臂静脉

16. 内眦静脉　下颌后静脉前支　颈内静脉

17. 桡侧　肘正中静脉　贵要静脉　腋静脉

18. 尺侧　肱静脉

19. 足背静脉弓内侧　前方　隐静脉裂孔　股静脉

20. 足背静脉弓外侧　后方　腘窝　腘静脉

三、名词解释题

1. 肺循环：又称小循环，血液由右心室→肺动脉干→各级分支→肺泡毛细血管→肺静脉→左心房。功能是气体交换。

2. 卵圆窝（心脏）：右心房内侧壁的后部主要由房间隔形成。房间隔右侧面中下部有一卵圆形凹陷，称为卵圆孔，为胚胎时期卵圆孔闭合后的遗迹，此处薄弱，是房间隔缺损的好发部位。

3. 窦房结：位于上腔静脉与右心房交界处的界沟上 1/3 的心外膜下，呈长梭形，为心的正常起搏点。

4. 颈动脉窦：在颈总动脉的末端和颈内动脉起始处的膨大部分，是压力感受器，当血压升高时，可反射性的引起心跳变慢，血管扩张，血压下降。

5. 颈动脉小球：在颈总动脉分叉处的后方，有一个扁椭圆形小体，称颈动脉小球，是化学感受器，能感受血液中二氧化碳和氧浓度的变化。当血液中二氧化碳浓度升高时，可反射性的促使呼吸加深加快。

6. 静脉角：是同侧的颈内静脉和锁骨下静脉在胸锁关节的后方汇合形成的夹角，淋巴导管在此注入静脉。

7. 危险三角：面静脉在口角平面以上无静脉瓣，并可通过内眦静脉，经眼上静脉与颅内的海绵窦（静脉窦）相交通。当面部尤其以鼻根至两侧口角的三角区内，发生化脓性感染时，若处理不当（如挤压等），感染可经上述途径传入颅内，故临床上称此区为危险三角。

四、问答题

1. 答：又称大循环，血液由左心室射出，经主动脉及其各级分支到达全身毛细血管，

血液在此与周围组织细胞进行物质和气体交换，再经各级静脉，最后通过上、下腔静脉及心的冠状窦返回右心房。体循环的特点是路程长、流经范围广，其主要功能是以含氧高和营养物质丰富的动脉血营养全身各部，并将代谢产物运回心。

2. 答：左上点　位于左侧第 2 肋软骨下缘，距胸骨左缘约 1.2 ㎝。

右上点　位于右侧第 3 肋软骨上缘，距胸骨右缘约 1 ㎝。

左下点　位于左侧第 5 肋间隙，距前正中线约 7 ㎝ ~9 ㎝。

右下点　位于右侧第 6 胸肋关节处。

心在胸前壁的体表投影可采用上述 4 点的连线表示。

3. 答：心传导系包括窦房结，心的正常起搏点；房室结，将窦房结的冲动传至心室；房室束，左、右束支，Purkinje 纤维网将心房传来的兴奋迅速传播到整个心室。

4. 答：大隐静脉在足背内侧缘起自足背静脉弓，经内踝前方，沿小腿和大腿内侧而上行，在腹股沟韧带下方注入股静脉，它是临床上输血、补液和静脉切开的常选静脉。

小隐静脉起自足背静脉弓外侧，经外踝后方，沿小腿后面上升注入腘静脉。

5. 答：颞浅动脉，在耳屏前一横指处压迫止血；面动脉，在咬肌前缘和下颌骨下缘交界处压迫止血；颈总动脉，在环状软骨平面处压向第 6 颈椎横突前结节（颈动脉结节）上进行急救止血；锁骨下动脉，在锁骨中点上方的锁骨上窝处向后下方把锁骨下动脉压向第 1 肋进行止血；肱动脉，在臂中部肱二头肌的内侧压迫止血。

6. 答：肝门静脉与上、下腔静脉之间主要通过三条途径相互交通，分别为：食管静脉丛、直肠静脉丛和腹壁静脉丛。

食管静脉丛途径：肝门静脉通过胃左静脉、食管静脉丛与上腔静脉系的奇静脉和半奇静脉交通。

直肠静脉丛途径：肝门静脉通过肠系膜下静脉、直肠上静脉、直肠静脉丛与下腔静脉系的直肠下静脉和肛静脉交通。

腹壁静脉丛途径：肝门静脉通过附脐静脉、脐周静脉网与上腔静脉系的腹壁上静脉、胸腹壁静脉和下腔静脉系的腹壁下静脉、腹壁浅静脉交通。

由于肝门静脉缺少瓣膜，故当肝门静脉内的血液压力增高时，血液回流受阻，甚至反流，从而引起肝门静脉与上、下腔静脉间的交通开放，导致原本经肝门静脉回流的血液经吻合支流入腔静脉系，从而引起吻合静脉扩张（曲张），乃至破裂出血。

当上述曲张的食管静脉丛血管破裂将引起呕血；当曲张的直肠静脉丛破裂将引起便血；若肝门静脉经腹壁静脉丛途径与上、下腔静脉形成交通则出现腹壁静脉曲张。

7. 答：经肘正中静脉注射后药物依次经过贵要静脉、肱静脉、腋静脉、锁骨下静脉、头臂静脉、上腔静脉、右心房、右心室、肺动脉、肺毛细血管、肺静脉、左心房、左心室、主动脉、腹腔干、肝总动脉、肝固有动脉、肝动脉右支最后经胆囊动脉到达胆囊。

五、填图题

图 1：1. 升主动脉　2. 上腔静脉　3. 右心耳　4. 右冠状动脉　5. 右心室　6. 前室间沟　7. 心尖　8. 左心室　9. 心大静脉　10. 左心耳　11. 肺动脉干　12. 动脉韧带　13. 主动脉弓

图2：1. 主动脉　2. 左肺静脉　3. 冠状沟　4. 左心室　5. 心尖　6. 上腔静脉　7. 左心房　8. 右肺静脉　9. 右心房　10. 冠状窦　11. 下腔静脉　12. 后室间支　13. 右心室

第二节　淋巴系统

一、单选题

1. B　2. B　3. C　4. E　5. B　6. B

二、填空题

1. 毛细淋巴管　淋巴管　淋巴干　淋巴导管
2. 颈干　锁骨下干　支气管纵隔干　腰干　肠干
3. 第一腰椎　乳糜池　左静脉角
4. 淋巴结　脾　胸腺
5. 左季肋区　9－11　10

三、名词解释题

1. 乳糜池：在第1腰椎体前方由左、右腰干和单一的肠干汇合而成，是胸导管的起点。

2. 淋巴结：属免疫器官，形如蚕豆，数目较多，常成群分布，多数沿血管周围配布，位于身体较隐蔽的位置。淋巴结的功能是产生淋巴细胞和抗体，对淋巴液具有滤过作用。

四、问答题

1. 答：是全身最粗大的淋巴管，起于乳糜池，穿膈的主动脉裂孔进入胸腔，沿脊柱前方上行于食管的后方，到第5胸椎附近向左上斜行，出胸廓上口至颈根部，呈弓状向前下弯曲，注入左静脉角。在注入前还收纳左颈干、左锁骨下干和左支气管纵隔干。胸导管收集左侧上半身和人体下半身的淋巴，即人体3/4的淋巴回流。

2. 答：是人体最大的淋巴器官，位于左季肋区，第9～11肋的深面，其长轴与第10肋一致。功能是参与机体的免疫反应、滤血、造血、储血等。

（陈　静）

第七章　感觉器官

第一节　视　器　官

一、单选题

1. 关于眼球壁的说法，正确的是（　　）
   A. 由角膜、脉络膜和视网膜构成
   B. 由外膜、脉络膜和内膜构成
   C. 由纤维膜、血管膜和视网膜构成
   D. 由巩膜、脉络膜和内膜构成
   E. 以上都不对
2. 下列说法错误的是（　　）
   A. 角膜血管丰富
   B. 角膜神经末梢丰富
   C. 巩膜呈乳白色
   D. 脉络膜富有血管
   E. 虹膜中央有瞳孔
3. 关于虹膜的说法，以下正确的是（　　）
   A. 位居眼球血管膜的中部
   B. 可以调节晶状体的曲度
   C. 依赖房水获得营养
   D. 分隔眼的前房和后房
   E. 以上都不对
4. 关于瞳孔大小的描述正确的是（　　）
   A. 随眼压的高低而变化
   B. 随光线的强弱而变化
   C. 取决于睫状肌的舒缩状况
   D. 取决于房水循环的通畅与否
   E. 以上都不正确
5. 眼球壁的中膜中最肥厚的部分是（　　）
   A. 虹膜
   B. 睫状体
   C. 脉络膜前部
   D. 脉络膜后部
   E. 以上都不是
6. 关于视神经乳头的说法，正确的是（　　）
   A. 为调节视力的重要结构
   B. 为视锥和视杆细胞集中之处
   C. 为视网膜节细胞的轴突集中之处
   D. 为感光最敏感的部位
   E. 以上都不对
7. 关于晶状体哪项是正确的（　　）
   A. 视近物时变薄
   B. 视远物时曲度变大

C. 周缘连于睫状突　　D. 呈乳白色
E. 是一胶状物质

8. 下列哪种结构主要有维持眼压的功能（　　）
A. 睑板　　B. 晶状体　　C. 房水
D. 玻璃体　　E. 都不是

9. 有关眼球结构功能方面的描述，错误的是（　　）
A. 屈光装置能控制进入眼球内光线的量
B. 脉络膜有吸收眼球内分散光线的作用
C. 房水对角膜和晶状体有营养作用
D. 眼球纤维膜的一部分有屈光作用
E. 玻璃体有支持视网膜的作用

10. 关于晶状体凸度变化的描述，正确的是（　　）
A. 睫状小带紧张，晶状体凸度增大
B. 睫状小带松弛，晶状体凸度增大
C. 视近物时，晶状体凸度变小
D. 视远物时，晶状体凸度变大
E. 以上都不正确

11. 鼻泪管开口于（　　）
A. 咽腔鼻部　　B. 中鼻道　　C. 下鼻道
D. 上鼻道　　E. 都不是

12. 不具备折光作用的结构是（　　）
A. 晶状体　　B. 睫状体　　C. 玻璃体
D. 房水　　E. 角膜

13. 属于眼球中膜的结构是（　　）
A. 角膜　　B. 巩膜　　C. 视网膜
D. 虹膜　　E. 黄斑

14. 属于眼球外膜的结构是（　　）
A. 虹膜　　B. 脉络膜　　C. 巩膜
D. 视网膜　　E. 睫状体

15. 感光、辨色最敏锐的部位（　　）
A. 视神经盘　　B. 盲点　　C. 虹膜部
D. 中央凹　　E. 睫状体

16. 能感受强光并能分辨颜色的细胞是（　　）
A. 视杆细胞　　B. 视锥细胞　　C. 节细胞
D. 双极细胞　　E. 都不是

17. 维持眼压的眼球内容物是（　　）
A. 眼泪　　B. 晶状体　　C. 房水
D. 玻璃体　　E. 睫状体

18. 关于房水的说法，正确的是（　　）

A. 由眼房产生　　B. 由虹膜角膜角产生

C. 由巩膜静脉窦产生　　D. 由睫状体产生

E. 以上都不对

19. 关于房水的描述，错误的是（　　）

A. 充满于角膜与晶状体之间的腔隙中

B. 其循环途径是：后房→瞳孔→虹膜角膜角→前房→巩膜静脉窦

C. 最后汇入眼静脉

D. 前房角夹角的大小可影响其回流的速率

E. 有维持眼内压的作用

20. 若瞳孔不能转向外下方，是因为（　　）

A. 下直肌瘫痪　　B. 上直肌瘫痪　　C. 上斜肌瘫痪

D. 下斜肌瘫痪　　E. 以上都不对

21. 使瞳孔转向上外方的眼外肌是（　　）

A. 上直肌　　B. 下直肌　　C. 上斜肌

D. 下斜肌　　E. 以上都不是

22. 瞳孔偏向内侧，可能是哪块肌瘫痪（　　）

A. 外直肌　　B. 内直肌　　C. 下斜肌

D. 上斜肌　　E. 以上都不对

二、填空题

1. 视器又称眼，由______和______两部分组成。

2. 在活体通过角膜可看到______和______。

3. 在强光下瞳孔______，弱光下瞳孔______。

4. 眼外膜的前 1/6 叫______，无色透明，有______作用。

5. 房水由______产生，自______经______达______。

6. 眼球内容物包括______、______和______。

7. 眼的折光装置包括______、______、______和______。

8. 眼球外肌的运动中，上斜肌使眼球转向______，下斜肌使眼球转向______。

9. 视网膜的视细胞层有两种细胞，一种是______，能感受______；另一种是______，能感受______。

三、名词解释题

1. 虹膜角膜角
2. 黄斑
3. 视神经盘

四、简答题

1. 简述房水的产生及循环途径。

2. 眼球外肌有哪些？各有何作用？

3. 从解剖学角度叙述近视、远视、青光眼、白内障、霰粒肿（睑板腺囊肿）、麦粒肿（睑腺炎）都是怎么回事？

4. 试述泪液的产生及排出途径？

5. 为什么正常眼视近物和远物均很清楚？

五、填图题

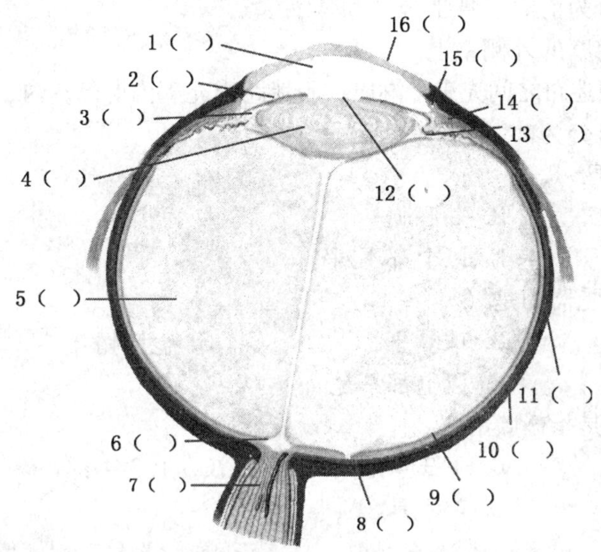

图1　右侧眼球水平断面模式图

第二节　前庭蜗器官

一、单选题

1. 前庭蜗器包括（　　）
   A. 骨半规管、前庭和耳蜗　　B. 鼓室、乳突小房和咽鼓管
   C. 外耳道、鼓膜、咽鼓管　　D. 外耳、中耳和内耳
   E. 以上都不对

2. 外耳道外侧 1/3 为软骨部，其方向为朝向（　　）
   A. 内上方　　B. 内下方　　C. 内后上方
   D. 内后下方　　E. 以上都不对

3. 关于鼓膜的描述，错误的是（　　）

A. 位于鼓室与外耳道底之间　　B. 垂直位于外耳道
C. 为鼓室的外侧壁　　D. 在中心的前下方有一反光区
E. 其前上方小部薄而松弛

4. 有关鼓室的描述，错误的是（　　）

A. 由六个壁围成　　B. 顶部借鼓室盖与颅中窝相隔
C. 腔内表面覆有黏膜　　D. 鼓室即中耳，内有三块听小骨
E. 鼓室内邻内耳的前庭

5. 关于内耳的叙述，错误的是（　　）

A. 由骨迷路和膜迷路组成
B. 骨迷路可分为前庭、骨半规管和耳蜗
C. 蜗窗位于前庭的外侧壁上
D. 骨迷路与膜迷路之间充满外淋巴，膜迷路内充满内淋巴，内、外淋巴经蜗孔相交通
E. 骨半规管可分为前、后、外侧 3 个

6. 听觉感受器位于（　　）

A. 前庭膜　　B. 基底膜　　C. 壶腹嵴
D. 椭圆囊斑　　E. 以上都不对

7. 不属于位觉感受器的是（　　）

A. 椭圆囊斑　　B. 球囊斑　　C. 壶腹嵴
D. 螺旋器　　E. 以上都不是

8. 鼓膜的松弛部是指鼓膜的（　　）

A. 上 1/4 部　　B. 下 3/4 部　　C. 上 3/4 部
D. 下 1/4 部　　E. 都不是

9. 下列哪些结构不属于膜迷路（　　）

A. 耳蜗　　B. 蜗管　　C. 球囊
D. 椭圆囊　　E. 膜半规管

10. 不属于听小骨的是（　　）

A. 泪骨　　B. 锤骨　　C. 砧骨
D. 镫骨　　E. 以上都是

11. 内耳的听觉感受器是（　　）

A. 壶腹嵴　　B. 球囊斑　　C. 螺旋器
D. 椭圆囊斑　　E. 都不是

12. 开口于鼓室前壁的结构是（　　）

A. 咽鼓管　　B. 乳突窦　　C. 内耳门
D. 前庭窗　　E. 蜗管

13. 鼓室的内侧壁是（　　）

A. 咽鼓管　　B. 乳突窦　　C. 内耳门
D. 前庭窗　　E. 迷路壁

14. 人体内最小的骨是（　　）

A. 泪骨　　B. 锤骨　　C. 砧骨

D. 镫骨　　E. 筛骨

15. 下列哪种结构属于骨迷路（　　）

A. 骨半规管　　B. 蜗管　　C. 球囊

D. 鼓膜　　E. 椭圆囊

二、填空题

1. 耳包括__________、__________、__________三部分。

2. 听小骨有三块，即__________、__________、__________。

3. 壶腹嵴是__________感受器，能感受__________的刺激。

4. 蜗管横断面呈三角形，外侧壁是__________，上壁是__________，下壁是__________。

5. 鼓膜是椭圆形半透明的薄膜，位于__________和__________之间，其中心略向内陷称__________。

6. 中耳包括__________、__________和__________等。

三、名词解释题

1. 球囊斑
2. 螺旋器
3. 咽鼓管

四、简答题

1. 骨迷路和膜迷路各分为哪些结构？
2. 内耳中有哪些感受器？
3. 试述鼓室各壁的结构、毗邻和临床意义。

五、填图题

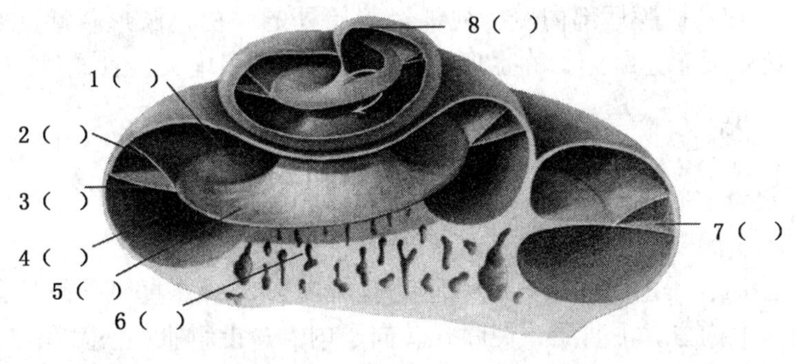

图1　耳蜗剖面结构

参考答案

第一节 视 器 官

一、单选题

1. C 2. A 3. D 4. B 5. B 6. C 7. C 8. C 9. A 10. B 11. C 12. B 13. D 14. C 15. D 16. B 17. C 18. D 19. B 20. C 21. D 22. A

二、填空题

1. 眼球 眼副器
2. 瞳孔 虹膜
3. 缩小 放大
4. 角膜 屈光
5. 睫状体 后房 瞳孔 前房
6. 房水 晶状体 玻璃体
7. 角膜 房水 晶状体 玻璃体
8. 下外 上外
9. 视锥细胞 强光和辨色 视杆细胞 弱光，不能辨色

三、名词解释题

1. 虹膜角膜角：虹膜周缘附着于巩膜和角膜交界处的深面，虹膜和角膜交界处构成虹膜角膜角，也称前房角，房水由此渗入巩膜静脉窦。此夹角的大小，可影响房水回流的速率。

2. 黄斑：在视神经盘颞侧稍下方约3.5mm处有一黄色小区，称黄斑。其中央凹陷处称中央凹，是感光和辨色最敏锐的部位。

3. 视神经盘：在视网膜后部内侧，视神经起始处的一白色圆形隆起，叫视神经盘，也称视神经乳头。此处无感光细胞，称生理性盲点，有视网膜中央血管通过。

四、简答题

1. 答：房水循环途径：睫状体产生房水→眼后房→瞳孔→眼前房→虹膜角膜角→巩膜静脉窦→眼静脉。

2. 答：提上睑肌：提上睑；内直肌：使瞳孔转向内侧；外直肌：使瞳孔转向外侧；上直肌：使瞳孔转向上内方；下直肌：使瞳孔转向下内方；上斜肌：使瞳孔转向下外方；下斜肌：使瞳孔转向上外方。

3. 答：近视：眼球因各种原因导致屈光力度加强或眼轴变长，使进入眼球的光线聚焦

于视网膜前方。

远视：眼球因各种原因导致屈光力度减弱或眼轴变短，使进入眼球的光线聚焦于视网膜后方。

青光眼：房水循环受阻，滞于眼房内，导致眼压增高，称青光眼。

白内障：晶状体因各种原因而变混浊，称白内障。

睑腺板囊肿：由于睑板腺导管阻塞，形成睑板腺囊肿，又称霰粒肿。

睑腺炎：皮脂腺和睑板腺发生急性化脓性感染的一种病症，又称麦粒肿。睑板腺化脓感染时称内麦粒肿，如感染部位位于睫毛毛囊或睫毛腺，称外麦粒肿。

4. 答：泪液在泪腺产生→经排泄管→结膜上穹→结膜囊→泪湖→泪点→泪小管→泪囊→鼻泪管→下鼻道。

5. 答：外界物体的光线经眼球的屈光装置折射、聚焦到视网膜上，才能形成清晰的物像、看清物体。眼对光线的聚焦主要通过睫状肌的舒缩，调节晶状体的凸度，调整焦距，使物像准确地投射于视网膜上。视近物时，睫状肌收缩，睫状小带松弛，晶状体借自身的弹性，凸度增大，折光能力增强；视远物时，睫状肌舒张，睫状小带紧张，牵拉晶状体周边，从而使之凸度减小，折光能力减弱。通过上述调节作用，近物和远物均能清晰地成像于视网膜上。

五、填图题

图1：1. 前房　2. 虹膜　3. 后房　4. 晶状体　5. 玻璃体　6. 视神经盘　7. 视神经　8. 中央凹　9. 视网膜　10. 脉络膜　11. 巩膜　12. 瞳孔　13. 睫状小带　14. 睫状体　15. 巩膜静脉窦　16. 角膜

第二节　前庭蜗器官

一、单选题

1. D　2. C　3. B　4. D　5. D　6. B　7. D　8. A　9. A　10. A　11. C　12. A　13. E　14. D　15. A

二、填空题

1. 内耳　中耳　外耳
2. 锤骨　砧骨　镫骨
3. 位置觉　头部旋转变速运动
4. 血管纹　前庭膜　螺旋膜
5. 外耳　中耳　鼓膜脐
6. 鼓室　咽鼓管　乳突窦

三、名词解释题

1. 球囊斑：在球囊内的前壁上有球囊斑，为白色小斑，感受头部静止的位置及直线变速运动的刺激产生运动觉的冲动。

2. 螺旋器：在蜗管螺旋膜上有突向蜗管内腔的隆起，随蜗管延伸成螺旋形，为听觉感受器，能感受听觉的神经冲动。

3. 咽鼓管：为连通咽与鼓室的通道，使鼓室和外界的压力相等。

四、简答题

1. 答：骨迷路分骨半规管、前庭和耳蜗三部分。膜迷路包括膜半规管、椭圆囊和球囊、蜗管三部分。

2. 答：位置觉感受器有椭圆囊斑和球囊斑（感受头部静止的位置及直线变速运动），壶腹嵴（感受旋转变速运动），听觉感受器为螺旋器。

3. 答：鼓室是颞骨岩部内一含气的不规则小腔。由六个壁围成。上壁即鼓室盖，通过薄骨板与颅中窝相邻，中耳炎可经此侵入颅内。下壁为颈静脉壁，亦为薄骨板与颈内静脉起始部分隔，中耳手术时要特别注意避免损伤颈内静脉。前壁为颈动脉壁，该壁上方有咽鼓管的开口，咽部炎症可经此波及中耳，继发中耳炎。后壁为乳突壁，有乳突窦开口，中耳炎化脓时可蔓延至乳突小房。内侧壁为迷路壁，此壁中部隆凸的岬的后上方有前庭窗，由镫骨底封闭；岬的后下方有蜗窝，由第二鼓膜封闭。在前庭窗后上方有弓形隆起，称面神经管凸，其管内有面神经穿行，该管壁骨板甚薄，甚至缺如，在中耳炎或中耳施行手术时易伤及面神经。外侧壁即鼓膜，中耳炎时，可造成鼓膜穿孔，脓液经外耳道流出。

五、填图题

图 1：1. 前庭阶　2. 前庭膜　3. 螺旋膜　4. 鼓阶　5. 骨螺旋板　6. 蜗轴　7. 蜗管　8. 蜗顶

（陈　静）

第八章　神经系统

一、单选题

1. 脊髓的副交感神经低级中枢位于（　　）
   A. 全部骶节中　　B. 骶 1－3 节中　　C. 胸部和腰部脊髓侧角
   D. 腰 2－4 节中　　E. 骶 2－4 节中
2. 成人脊髓圆锥下端平齐（　　）
   A. 第 1 腰椎体下缘　　B. 第 2 腰椎体下缘
   C. 第 3 腰椎体下缘　　D. 第 1 骶椎体下缘
   E. 第 12 胸椎体下缘
3. 马尾主要由（　　）
   A. 腰神经根围绕终丝而形成　　B. 骶神经根围绕终丝而形成
   C. 骶、尾神经根围绕终丝而形成　　D. 腰、骶、尾神经根围绕终丝而形成
   E. 腰、骶神经根围绕终丝而形
4. 脊神经节细胞属（　　）
   A. 双极神经元　　B. 假单极神经元　　C. 多极神经元
   D. 联络神经元　　E. 运动神经元
5. 从延髓脑桥沟出入脑的神经，自内向外分别为（　　）
   A. 展神经、面神经　　B. 展神经、面神经、前庭蜗神经
   C. 展神经、面神经、前庭神经　　D. 面神经、前庭蜗神经
   E. 前庭蜗神经、面神经、展神经
6. 从脑干背面出脑的神经是（　　）
   A. 视神经　　B. 展神经　　C. 动眼神经
   D. 三叉神经　　E. 滑车神经
7. 三叉神经根位于（　　）
   A. 脑桥小脑三角处　　B. 延髓脑桥沟处
   C. 脚间窝处　　D. 脑桥基底部与小脑中脚交界处
   E. 以上都不是
8. 从锥体与橄榄之间的沟出脑的神经是（　　）
   A. 舌咽神经　　B. 迷走神经　　C. 副神经
   D. 舌下神经　　E. 展神经
9. 动眼神经副核发纤维支配（　　）

A. 舌下腺，颌下腺
B. 腮腺
C. 泪腺
D. 胸腹腔脏器
E. 睫状肌，瞳孔括约肌

10. 关于基底核的正确描述是（　　）
A. 又称新纹状体
B. 包括尾状核、豆状核和杏仁体
C. 是大脑髓质中的灰质块
D. 包括纹状体，屏状核
E. 参与组成边缘系统

11. 第Ⅰ躯体运动区位于（　　）
A. 中央前回和中央旁小叶前部
B. 额中回后部
C. 额下回后部
D. 中央后回和中央旁小叶后部
E. 中央前回和中央后回

12. 视觉区位于（　　）
A. 额中回后部　B. 额下回后部　C. 扣带回后部
D. 海马回后部　E. 距状沟上、下的枕叶皮质

13. 视觉性语言中枢位于（　　）
A. 优势半球的中央前回
B. 优势半球的额中回后部
C. 优势半球的顶叶角回
D. 优势半球的顶叶缘上回
E. 优势半球的 Broca 回

14. 延髓后面下部，后正中沟两旁的隆起是（　　）
A. 小脑下脚　B. 楔束结节　C. 橄榄
D. 薄束结节　E. 锥体

15. 内囊位于（　　）
A. 豆状核与丘脑之间
B. 豆状核与尾状核之间
C. 豆状核与尾状核、背侧丘脑之间
D. 豆状核与屏状核之间
E. 豆状核、尾状核与屏状核之间

16. 不通过内囊后肢的纤维束是（　　）
A. 额桥束　B. 听辐射　C. 丘脑皮质束（丘脑中央辐射）
D. 皮质脊髓束　E. 视辐射

17. 左侧内囊膝部损伤可出现（　　）
A. 右侧肢体瘫痪
B. 左侧肢体瘫痪
C. 伸舌偏向右侧
D. 口角偏向右侧
E. 右侧额纹消失

18. 在行程中贴近肱骨的神经是（　　）
A. 正中神经、尺神经和桡神经
B. 腋神经、桡神经和尺神经
C. 腋神经、桡神经和正中神经
D. 桡神经、尺神经和皮神经
E. 正中神经、尺神经和皮神经

19. 穿四边孔的神经是（　　）
A. 旋肩胛神经　B. 桡神经　C. 腋神经

D. 肌皮神经　　E. 胸背神经

20. 肱骨外科颈骨折，最易损伤的神经是（　　）

A. 桡神经　　B. 正中神经　　C. 尺神经

D. 腋神经　　E. 肌皮神经

21. 胸长神经支配（　　）

A. 背阔肌　　B. 前锯肌　　C. 小圆肌

D. 大圆肌　　E. 冈上肌

22. 支配喙肱肌的神经是（　　）

A. 正中神经　　B. 尺神经　　C. 桡神经

D. 腋神经　　E. 肌皮神经

23. 桡神经（　　）

A. 以内、外侧头发自臂丛内、外侧束　　B. 与旋肱后动脉伴行穿四边孔

C. 与肱深动脉伴行　　D. 在肱骨肌管内由外上斜向内下

E. 支配臂伸肌和旋前圆肌

24. 支配拇收肌的神经是（　　）

A. 正中神经返支　　B. 桡神经浅支

C. 肌皮神经　　D. 尺神经深支

E. 尺神经浅支

25. 指背皮肤的神经支配（　　）

A. 桡侧一个半指受桡神经支配　　B. 尺侧三个半手指尺神经支配

C. 桡侧二个半指受桡神经支配　　D. 尺侧二个半指受尺神经支配

E. 示指、中指中远节和环指桡侧半中、远节受正中神经支配

26. 支配手肌外侧群的神经是（　　）

A. 尺神经　　B. 桡神经　　C. 正中神经

D. 骨间后神经　　E. 正中神经和尺神经

27. 通过腕管的神经是（　　）

A. 尺神经　　B. 尺神经深支

C. 指掌侧总神经　　D. 正中神经

E. 以上都不对

28. 手掌刀伤后拇指不能内收，可能损伤的神经是（　　）

A. 正中神经返支　　B. 尺神经浅支

C. 尺神经深支　　D. 桡神经深支

E. 桡神经浅支

29. 病人手掌内侧 1/3 皮肤感觉障碍，但拇指能对掌和内收，受损伤的神经是（　　）

A. 正中神经　　B. 尺神经深支

C. 尺神经浅支　　D. 桡神经

E. 尺神经手背支

30. 关于视觉传导通路的说法，正确的是（　　）
A. 节细胞感受光的刺激
B. 一侧视束含来自两眼视网膜同侧半的纤维
C. 两侧视神经在视交叉处交叉到对侧
D. 一侧视神经损伤后出现双眼视野对侧半同向性偏盲
E. 一侧视束损伤出现同侧视野全盲
31. 支配骨间掌侧、背侧肌的神经是（　　）
A. 腋神经
B. 正中神经
C. 肌皮神经
D. 桡神经
E. 尺神经
32. 患者足下垂和足背皮肤感觉缺失，损伤可能涉及（　　）
A. 胫神经和腓浅神经
B. 腓总神经
C. 腰骶干
D. 骶 1 – 2 的前支
E. 腓深神经
33. 眼外斜视是因为损伤下述哪条神经（　　）
A. 眼神经
B. 动眼神经
C. 面神经
D. 展神经
E. 滑车神经
34. 通过海绵窦外壁的脑神经是（　　）
A. Ⅲ、Ⅳ、Ⅴ、Ⅵ对脑神经
B. Ⅲ、Ⅳ、Ⅴ对脑神经
C. Ⅲ、Ⅳ、Ⅵ对脑神经
D. Ⅲ、Ⅳ对脑神经及眼神经、上颌神经
E. Ⅲ、Ⅳ、Ⅵ对脑神经及眼神经
35. 左外展神经损伤出现（　　）
A. 左瞳孔偏向内侧
B. 左瞳孔偏向外侧
C. 右瞳孔偏向内侧
D. 右瞳孔偏向外侧
E. 右瞳孔移向上方
36. 传导头面部痛、温觉冲动的神经是（　　）
A. 第Ⅲ对脑神经
B. 第Ⅳ对脑神经
C. 第Ⅴ对脑神经
D. 第Ⅵ对脑神经
E. 第Ⅷ对脑神经
37. 支配上提下颌骨诸肌的神经是（　　）
A. 上颌神经
B. 上颌神经和下颌神经
C. 下颌神经
D. 面神经
E. 面神经和三叉神经
38. 穿过卵圆孔的结构是（　　）
A. 面神经的鼓索
B. 岩大神经
C. 上颌神经
D. 滑车神经
E. 下颌神经

39. 上颌神经通过的孔是（　　）
A. 破裂孔　B. 棘圆孔
C. 卵圆孔　D. 圆孔
E. 茎乳孔
40. 支配颊肌运动的神经是（　　）
A. 颊神经　B. 面神经
C. 下颌舌骨肌神经　D. 下颌神经
E. 舌咽神经
41. 管理舌的感觉的脑神经有（　　）
A. 舌下神经　B. 三叉神经和视神经
C. 滑车神经和舌下神经　D. 三叉神经、舌咽神经和面神经
E. 三叉神经、展神经和迷走神经
42. 临床上进行腰椎穿刺抽取脑脊液，是将针尖刺入（　　）
A. 硬膜外隙　B. 硬膜下隙　C. 蛛网膜下隙
D. 终池　E. 软膜下腔
43. 滑车神经支配（　　）
A. 上直肌　B. 提上睑肌　C. 上斜肌
D. 下斜肌　E. 内直肌
44. 不与脑干相连的脑神经（　　）
A. 嗅神经　B. 三叉神经　C. 动眼神经
D. 滑车神经　E. 副神经
45. 患者角膜反射消失，可能损伤了（　　）
A. 视神经或三叉神经　B. 视神经或动眼神经
C. 动眼神经或面神经　D. 面神经或三叉神经
E. 动眼神经或三叉神经
46. 管理眼球角膜的神经是（　　）
A. 展神经　B. 视神经　C. 眼神经
D. 滑车神经　E. 动眼神经
47. 穿过眶上裂的结构为（　　）
A. 视神经　B. 眼动脉　C. 滑车神经
D. 上颌神经　E. 下颌神经
48. 一侧舌下神经损伤时表现为（　　）
A. 不能伸舌　B. 伸舌时舌尖偏向患侧
C. 伸舌时舌尖偏向健侧　D. 伸舌时舌尖上卷
E. 伸舌时舌尖居中
49. 管理舌内肌和舌外肌运动的神经是（　　）
A. 舌神经　B. 舌咽神经
C. 舌下神经　D. 舌下神经和舌咽神经

E. 舌神经和舌下神经

50. 关于舌下神经的说法，正确的是（　　）

A. 支配颏舌肌　　B. 支配二腹肌

C. 发自疑核　　D. 从延髓脑桥沟出脑

E. 管理舌的运动和感觉

51. 舌的神经支配（　　）

A. 舌肌由舌神经支配　　B. 舌前 2/3 感觉由面神经管理

C. 舌前 2/3 的味觉由上颌神经管理　　D. 舌后 1/3 黏膜感觉由迷走神经管理

E. 舌后 1/3 的味觉由舌咽神经管理

52. 脑脊液的产生部位是（　　）

A. 上矢状窦　　B. 蛛网膜粒　　C. 脉络组织

D. 脉络丛　　E. 蛛网膜下腔

53. 交感神经交通支的说法何者错误（　　）

A. 分灰、白交通支　　B. 白交通支含节前纤维

C. 灰交通支含节后纤维　　D. 胸、腰神经均有白交通支

E. 每对脊神经均有灰交通支

54. 交感神经的低级中枢位于（　　）

A. 胸 1 – 12 脊髓节　　B. 胸 1 或颈 8 – 腰 2 或腰 3 脊髓节

C. 骶 2 – 4 脊髓节　　D. 胸 1 – 腰 4 脊髓节

E. 胸 1 – 骶 3 脊髓节中枢神经系统

55. 副交感神经的低级中枢位于（　　）

A. 间脑和骶 2 – 4 脊髓节　　B. 脑干和胸 1 – 腰 2 脊髓节

C. 脑干和骶 2 – 4 脊髓节　　D. 胸 1 – 腰 2 脊髓节

E. 脑干

56. 下列哪一动脉不参与形成脑底动脉环（　　）

A. 大脑前动脉　　B. 大脑中动脉

C. 大脑后动脉　　D. 颈内动脉

E. 后交通动脉

二、填空题

1. 中枢神经系统包括__________和__________。周围神经根据其与周围相连的部位分为__________和__________。根据其与中枢相连的部位分为__________和__________。

2. 周围神经中分布于体表、关节、骨骼肌的神经为__________，分布内脏、心血管和腺体的神经为__________。

3. 神经组织是由__________和__________构成的。

4. 神经元由__________和__________组成，依功能和传导方向，神经元分为__________、__________和__________三类；依神经元突起的数目分为

__________、__________和__________三类。

5. 小脑核包括__________、__________、__________和__________。

6. 下丘脑至神经垂体的纤维起自__________和__________，分别称__________和__________，输送加压素和催产素到神经垂体。

7. 大脑皮质第Ⅰ躯体运动中枢位于__________________；听觉中枢位于__________；听觉性语言中枢位于__________；运动性语言中枢位于__________；视觉性语言中枢位于__________；书写中枢位于__________；视觉中枢位于__________；第Ⅰ躯体感觉中枢位于__________________。

8. 基底核包括__________、__________、__________和__________，新纹状体指__________和__________，旧纹状体指__________。

9. 内囊位于__________、__________与__________之间。

10. 脊神经共__________对。每对脊神经借__________和__________与__________相连。脊神经的__________是运动性的，__________是属感觉性的。__________在椎间孔附近有椭圆形膨大，称__________。

11. 舌下神经起自__________，自延髓的__________出脑，经__________出颅，下行于__________之间，支配全部__________。

12. 交感神经的低位中枢位于__________，其神经节分为__________和__________。

13. 副交感神经的低位中枢位于__________和__________，其神经节分为__________和__________。

14. 海绵窦位于__________两侧，在窦的外侧壁内，自上而下有__________、__________、__________和__________通过。

15. 脑脊液循环途径：由__________，经__________流到第三脑室，再经__________流入第四脑室，再经第四脑室__________和第四脑室__________流入__________。

三、名词解释题

1. 灰质
2. 神经核
3. 白质
4. 纤维束
5. 神经节
6. 神经
7. 马尾
8. 锥体交叉
9. 面神经丘
10. 内侧丘系
11. 脊髓丘系

12. 外侧丘系
13. 边缘叶
14. 海马结构
15. 基底核
16. 内囊
17. 硬脑膜窦
18. 蛛网膜下隙
19. 蛛网膜颗粒
20. 大脑动脉环

四、问答题

1. 试述内囊的位置、分部及各部的主要传导束。
2. 何谓边缘叶和边缘系统？其主要功能如何？
3. 试述脊神经的组成及纤维成分。
4. 何谓反射？反射弧包括哪几个环节？
5. 简述膈神经的组成、走行及支配。
6. 说明尺神经损伤出现“爪形手”的形态学基础。
7. 简述坐骨神经的起始、走行、分支分布及损伤后的表现。
8. 严重中耳炎患者为什么易损伤面神经？损伤后出现何表现？
9. 简述管理舌的神经及功能。
10. 简述眼（视器）的神经支配来源、性质、功能。
11. 试述管理瞳孔开大和缩小的肌肉、神经支配及来源。
12. 试述瞳孔对光反射途径。
13. 一侧视神经损伤和一侧动眼神经损伤，患眼的瞳孔对光反射表现如何？
14. 大脑中动脉中央支栓塞，可出现何临床表现？为什么？
15. 大脑脚底综合征（Weber 综合征）是损伤了何结构？有何临床表现？
16. 延髓内侧综合征（舌下神经交叉性偏瘫）有何临床表现？
17. 脊髓半横断（Brown－Sequard 综合征）有何临床表现？
18. 左示指采血时，其痛觉是怎样传到中枢的？
19. 试述大脑动脉环的组成及功能。
20. 简述脑脊髓液的产生和循环途径。
21. 某高血压患者突然昏倒，意识恢复后，说话不清楚，经检查发现：（1）右上、下肢不能运动，肌肉僵硬，髌腱反射和肱二头肌反射亢进，Babinski 征阳性，两侧额纹对等，均能闭目，右侧鼻唇沟变浅，口角歪向左侧，伸舌时舌尖偏向右侧。（2）右半身痛觉丧失，闭目时不能说出右上、下肢被动运动的状态和姿势。（3）双眼右半视野偏盲。问：（1）病变位于何处？（2）为什么出现上述症状？

五、填图题

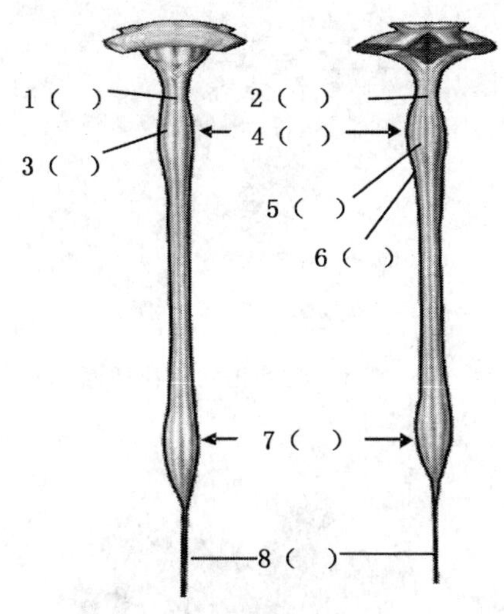

图1　脊髓外形

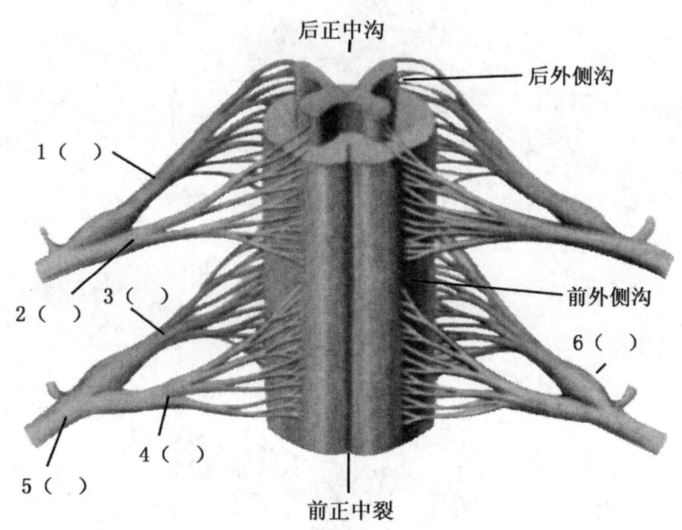

图2　脊髓结构示意图

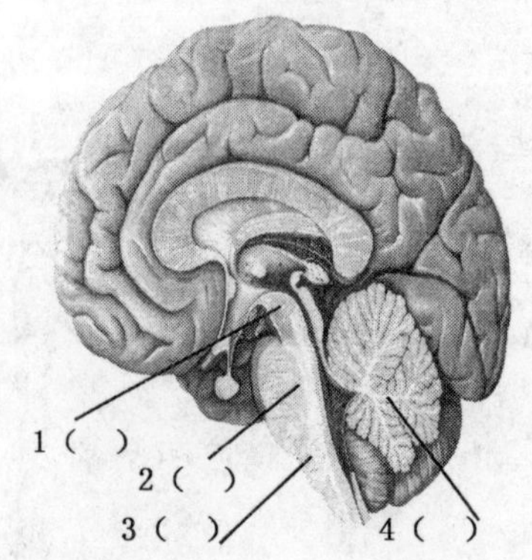

图 3　脑的正中矢状切面

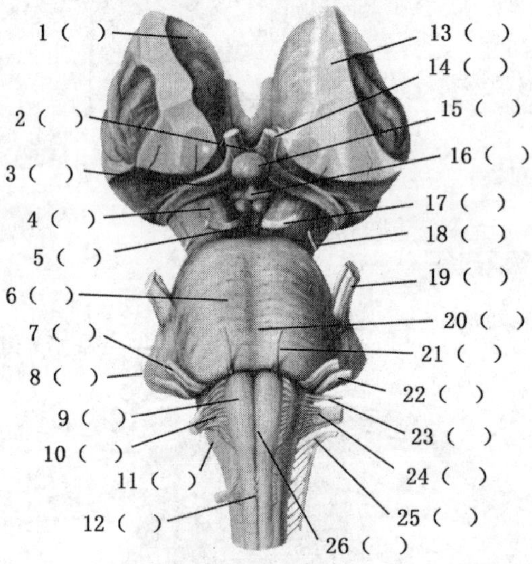

图 4　脑干腹侧面

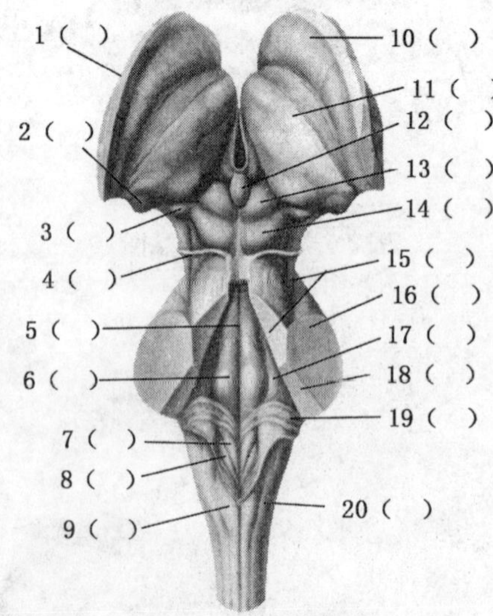

图 5　脑干背侧面

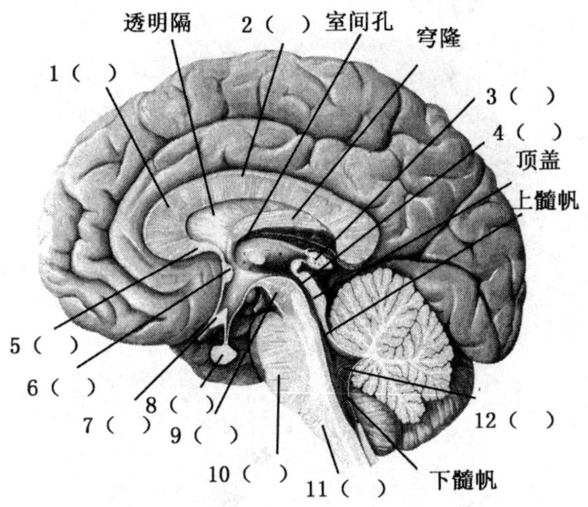

图6　脑的正中矢状切面

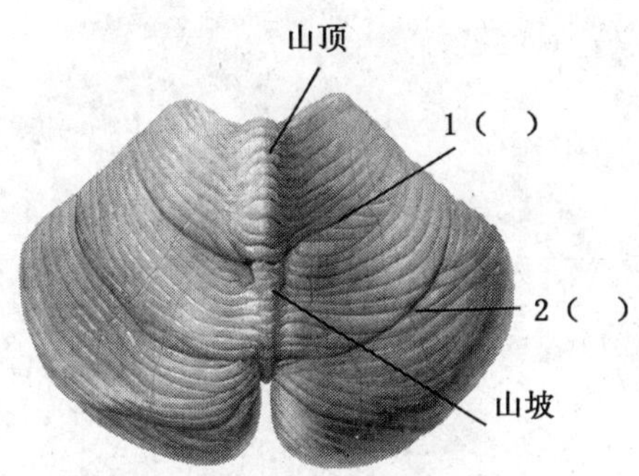

图7　小脑外形（背侧面）

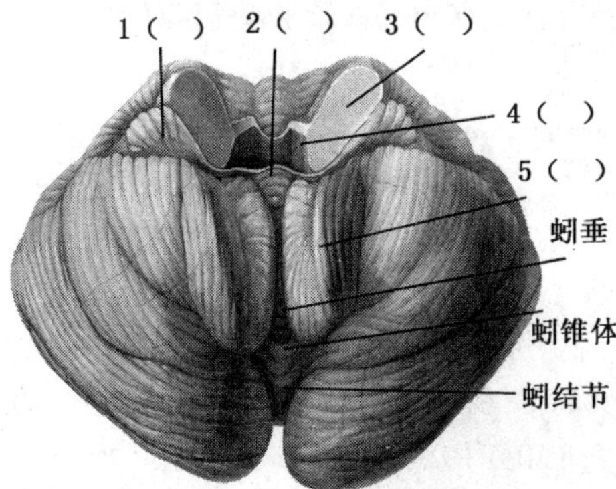

图8　小脑外形（腹侧面）

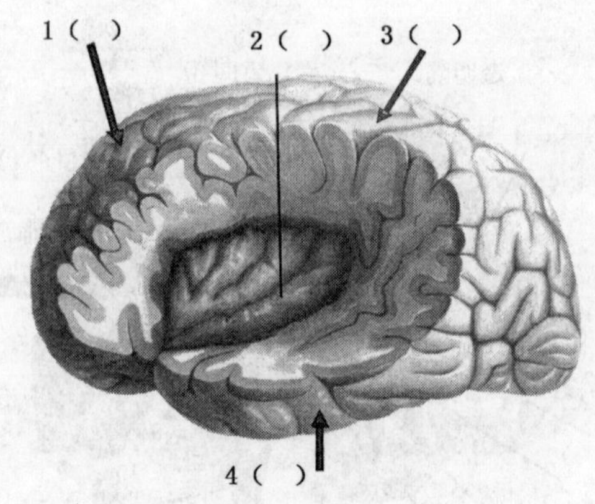

图9 岛叶图

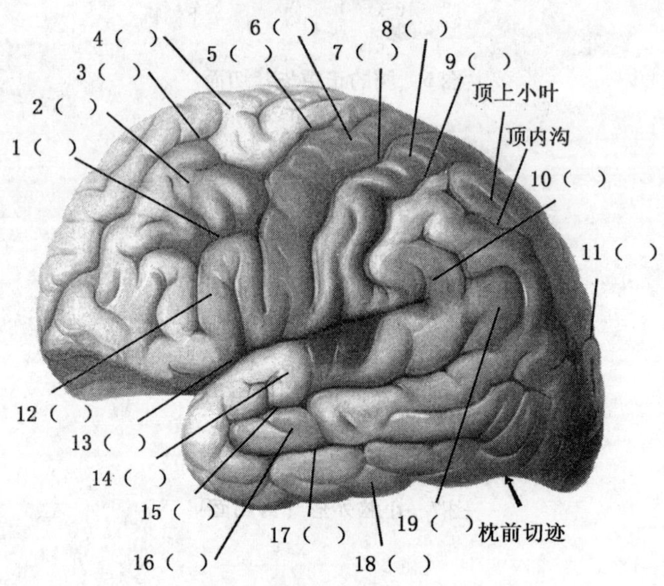

图10 大脑半球外侧面

参考答案

一、单选题

1. E 2. A 3. D 4. B 5. B 6. E 7. D 8. D 9. E 10. C 11. A 12. E 13. C 14. D 15. C 16. A 17. C 18. B 19. C 20. D 21. B 22. E 23. C 24. D 25. D 26. E 27. D 28. C 29. C 30. B 31. E 32. B 33. B 34. D 35. A 36. C 37. C 38. E 39. D 40. B 41. D 42. D 43. C 44. A 45. D 46. C 47. C 48. B 49. C 50. A 51. E 52. D 53. E 54. B 55. C 56. B

二、填空题

1. 中枢　周围　躯体神经　内脏神经　脑神经　脊髓神经

2. 躯体神经　内脏神经

3. 神经元　神经胶质细胞

4. 胞体　突起　感觉神经元　运动神经元　联络神经元　假单极神经元　双极神经元　多极神经元

5. 球状核　栓状核　顶核　齿状核

6. 室旁核　视上核　室旁垂体束　视上垂体束

7. 中央前回和中央旁小叶前部　颞横回　颞上回后部　额下回后部　角回　额中回后部　距状沟周围　中央后回和中央旁小叶后部

8. 尾状核　豆状核　屏状核　杏仁体　尾状核　壳　苍白球

9. 尾状核　背侧丘脑　豆状核

10. 31　前根　后根　脊髓　前根　后根　后根　脊神经节

11. 舌下神经核　前外侧沟　舌下神经管　颈内动、静脉　舌肌

12. T_1-L_3 侧角　椎旁节　椎前节

13. 脑干副交感核　S_{2-4}侧角　器官旁节　器官（壁）内节

14. 蝶鞍　动眼神经　滑车神经　眼神经　上颌神经

15. 侧脑室　室间孔　中脑水管　正中孔　外侧孔　蛛网膜下隙

三、名词解释题

1. 灰质：在中枢部，神经元胞体及树突的集聚部位称灰质，因富含血管在新鲜标本中色泽灰暗，如脊髓灰质。

2. 神经核：在中枢部皮质以外，形态和功能相似的神经元胞体聚集成团或柱，称为神经核。

3. 白质：神经纤维在中枢部集聚的部位，因髓鞘含类脂质、色泽白亮而得名，如脊髓白质。

4. 纤维束：在白质中，凡起止、行程和功能基本相同的神经纤维集合在一起称为纤维束。

5. 神经节：在周围部，神经元胞体集聚处称神经节。

6. 神经：神经纤维在周围部集聚在一起称为神经。

7. 马尾：由于脊髓比脊柱短，腰、骶、尾部的脊神经根要在椎管内下行一段距离，才能到达各自相应的椎间孔，这些在脊髓末端下行的脊神经根称马尾。

8. 锥体交叉：在锥体下端处，皮质脊髓束的大部分纤维越过中线，左、右交叉，在表面形成斜行的交叉纤维束，阻塞了前正中裂，称为锥体交叉。

9. 面神经丘：在靠近髓纹上缘的内侧隆起脑桥部有一圆形隆突，称面神经丘，其内含面神经膝和展神经核。

10. 内侧丘系：由薄束核和楔束核发出的传导深部感觉和精细触觉的2级传入纤维，呈

弓形走向中央管的腹侧，在中线上左、右交叉，称为内侧丘系交叉，交叉后的纤维在中线两侧折向上行，形成内侧丘系，终止于丘脑腹后外侧核。

11. 脊髓丘系：脊髓丘脑束传导对侧躯干及上、下肢痛、温、触觉，此束进入脑干后，与一些从脊髓投向上丘的纤维（功能与脊髓丘脑束相同）合在一起，称为脊髓丘系，终止于丘脑腹后外侧核。

12. 外侧丘系：起于对侧耳蜗神经核和双侧上橄榄核的纤维上行组成外侧丘系，行于脑桥和中脑被盖的外侧边缘部分。部分纤维终止于下丘，部分纤维经下丘臂终止于间脑的内侧膝状体。

13. 边缘叶：位于胼胝体周围和侧脑室下角底壁的一圈弧形结构，包括隔区（胼胝体下回和终板旁回）、扣带回、海马旁回、海马和齿状回，加上岛叶前部、颞极共同构成。

14. 海马结构：包括海马和齿状回。

15. 基底核：为位于大脑白质内的灰质团块，因靠近脑底，故称基底核。由尾状核、豆状核、屏状核和杏仁体构成。

16. 内囊：由宽厚的白质纤维板构成，位于尾状核、背侧丘脑与豆状核之间。在水平切面上呈向外开放的“V”形，可分为内囊前肢、内囊后肢、内囊膝三部分。联系大脑皮质和皮质下结构的上、下形纤维绝大部分通过内囊。内囊损伤可导致对侧偏身感觉丧失，对侧偏瘫和双眼对侧视野偏盲。

17. 硬脑膜窦：由分开的两层硬脑膜衬以内皮细胞构成，窦壁无平滑肌，不能收缩，损伤时易形成颅内血肿，是颅内静脉回流的主要途径。如上矢状窦和下矢状窦等。

18. 蛛网膜下隙：脊髓的蛛网膜与软脊膜之间，以及脑的蛛网膜与软脑膜之间的间隙称蛛网膜下隙。内含脑脊液和血管。

19. 蛛网膜颗粒：脑蛛网膜在硬脑膜构成的上矢状窦附近形成许多“菜花状”突起。突入硬脑膜窦内，称蛛网膜颗粒。脑脊液通过这些颗粒渗入硬脑膜窦内，回流入静脉。

20. 大脑动脉环：又称 Willis 环，由前交通动脉、两侧大脑前动脉起始段，两侧颈内动脉末端，两侧后交通动脉和两侧大脑后动脉起始段共同组成，位于脑底下方，蝶鞍上方、视交叉、灰结节及乳头体周围。此环可以调整大脑的血流供给和代偿，维持脑的营养供应和功能活动。

四、问答题

1. 答：内囊由宽厚的白质纤维板构成，位于尾状核、背侧丘脑与豆状核之间。在水平切面上，内囊呈向外开放的“V”形，可分为 3 部分：①内囊前肢：位于豆状核与尾状核之间，内含额桥束和丘脑前辐射；②内囊后肢：位于豆状核与背侧丘脑之间，有皮质脊髓束、皮质红核束、丘脑中央辐射、顶枕颞桥束、视辐射和听辐射等通过；③内囊膝：位于前、后肢汇合处，有皮质核束通过。

2. 答：边缘叶由隔区、扣带回、海马旁回、海马、齿状回、岛叶前部和颞极构成。边缘系统由边缘叶及其皮质下结构（如杏仁体、隔核、下丘脑、上丘脑、背侧丘脑前核及中脑被盖等）组成。其主要功能是：①司内脏调节、情绪反应、性活动等；②海马与学习记忆等高级神经活动有关。

3. 答：脊神经共31对，每对脊神经借前根和后根与脊髓相连，前根属运动性，后根属感觉性，二者在椎间孔处合成一条脊神经干，感觉和运动纤维在干中混合，因此脊神经是混合性神经。根据脊神经的分布和功能，可将其组成纤维分为四类：

感觉神经纤维：躯体感觉纤维：分布于皮肤、骨骼肌、腱和关节，将浅、深感觉传入中枢。内脏感觉纤维：分布于内脏、心血管和腺体，传导内脏感觉。

运动神经纤维：躯体运动纤维：分布于骨骼肌，支配其运动。内脏运动纤维：分布于内脏、心血管和腺体，支配平滑肌和心肌的运动，控制腺体的分泌。

4. 答：神经系统在调节机体的活动中接受内、外环境的刺激，并作出适宜的反应，这种神经调节过程称反射。反射是神经系统的基本活动方式，完成反射活动的形态学基础称反射弧。反射弧的组成包括感受器、传入神经、中枢、传出神经、效应器。简单的反射弧只包括两个神经元，而复杂的反射弧则需要传入神经和传出神经之间的中间神经元的参与。

5. 答：膈神经由C3－C5前支组成，在颈部走在前斜角肌的外侧、前面和内侧，在锁骨下动、静脉之间经胸廓上口入胸腔，经肺根前方下行达膈并穿入膈肌，支配膈肌，感觉纤维分布于胸腔、心包及膈下面的部分腹膜，右膈神经尚支配肝、胆囊和肝外胆道的浆膜。

6. 答：尺神经支配第3、4蚓状肌，蚓状肌的作用是屈掌指关节，伸指间关节。当尺神经损伤后，第4、5指的掌指关节过伸，指间关节过屈，形成“爪形手”。

7. 答：坐骨神经起自骶丛，经梨状肌下孔出盆腔，在坐骨结节与大转子之间下行，在腘窝上方分为胫神经和腓总神经，在股后区支配股二头肌、半腱肌和半膜肌。

胫神经分布于小腿后群肌和足底肌，小腿后面和足底皮肤。损伤后，小腿后群肌无力，足不能跖屈，内翻力弱，足呈背屈外翻位，出现“钩状足”畸形。

腓总神经分为腓浅神经和腓深神经，分布于小腿前群和外侧群、足背肌和小腿外侧、足背、趾背的皮肤。损伤后足不能背屈，趾不能伸，足下垂且内翻，呈“马蹄内翻足”畸形。

8. 答：面神经出脑后进入内耳门，穿过内耳道底进入面神经管，此面神经管位于鼓室内侧壁后方，形成面神经管凸，此管壁骨质甚薄，甚至缺如，中耳炎时伤及其内通行的面神经，损伤后伤侧表情肌瘫痪，如笑时口角偏向健侧，不能鼓腮，口角流涎，额纹消失，鼻唇沟变浅或变平坦，闭眼困难，角膜反射消失，听觉过敏，舌前2/3味觉障碍，泪腺和唾液腺分泌障碍等症状。

9. 答：支配舌肌运动的神经为舌下神经；司舌前2/3的一般感觉神经为三叉神经的分支——舌神经。而舌前2/3的味觉由面神经的分支——鼓索传导。管理舌后1/3的一般感觉和味觉的神经为舌咽神经。

10. 答：视器的神经支配较多。

①视神经由视网膜的节细胞的轴突组成，将视觉冲动传入大脑皮质，属特殊躯体感觉性神经。

②视器的躯体感觉性神经来自三叉神经，感受视器的痛、温、触压觉。

③动眼神经、滑车神经和展神经，均属躯体运动神经支配眼外肌。

④由E－W核发出的副交感纤维加入动眼神经，在睫状神经节换元后支配睫状肌和瞳孔括约肌。司瞳孔缩小功能。

⑤来自颈上节的交感神经纤维攀附颈内动脉至视器，支配瞳孔开大肌，司瞳孔开大功

能。

11. 答：管理瞳孔缩小的肌是瞳孔括约肌，由动眼神经中的副交感纤维支配，此纤维起自中脑缩瞳核。管理瞳孔开大的肌是瞳孔开大肌，由交感神经支配，此纤维发自颈上节的交感节后纤维，经颈内动脉丛及睫状神经节到达眼球。

12. 答：瞳孔对光反射的通路如下：视网膜→视神经→视交叉→两侧视束→上丘臂→顶盖前区→两侧动眼神经副核→动眼神经→睫状神经节→节后纤维→瞳孔括约肌收缩→两侧瞳孔缩小。

13. 答：一侧视神经损伤：患侧直接对光反射（－），间接对光反射（＋）。

一侧动眼神经损伤：患侧直接对光反射（－），间接对光反射（－）。

14. 答：大脑中动脉中央支营养尾状核、豆状核、内囊膝和后肢，栓塞时可出现“三偏”症状：①对侧半身瘫（上、下肢上神经元瘫，面神经核上瘫，舌下神经核上瘫），因为损伤了内囊膝和后肢的锥体束。

②对侧半身浅、深感觉障碍，因为损伤了内囊后肢的丘脑中央辐射。

③双眼对侧视野同向性偏盲。因为损伤了内囊后肢的视辐射。

15. 答：主要损伤同侧动眼神经根及锥体束，可致：①同侧除外直肌和上斜肌外的所有眼肌麻痹，表现为眼球外斜视，上睑下垂，瞳孔散大，瞳孔对光反射消失；②对侧上、下肢痉挛性瘫，面神经核上瘫，舌下神经核上瘫。

16. 答：①可损伤锥体束，出现对侧上、下肢上运动神经元瘫痪。

②可损伤内侧丘系，出现对侧上、下肢及躯干意识性本体觉和精细触觉障碍。

③可损伤同侧舌下神经核或舌下神经根，出现同侧半舌肌瘫痪。

17. 答：①同侧肢体硬瘫。②同侧损伤平面以下位置觉、振动觉、运动觉及精细触觉丧失。③对侧损伤平面下 2 节以下痛、温觉丧失。

18. 答：此痛觉传导的第一级神经元胞体在 C6 – T1 的脊神经节，其周围突通过脊神经后根、脊神经前支、臂丛、左正中神经分布至左示指掌侧皮肤，其中枢突经脊神经后根入脊髓止于第二级神经元（板层Ⅰ、Ⅳ-Ⅶ）。第二级神经元发出纤维在白质前连合交叉至右侧侧索，加入脊髓丘脑侧束上升至第三级神经元（丘脑腹后外侧核），由此发出纤维称丘脑中央辐射，经内囊后肢投射至中央后回中部。

19. 答：在脑底下方，蝶鞍上方，视交叉、灰结节及乳头体周围由颈内动脉发出的左、右大脑前动脉及它们之间的前交通动脉、两侧颈内动脉末端、由两侧椎动脉合成的基底动脉发出的两侧大脑后动脉及大脑后动脉与颈内动脉之间的两侧后交通动脉所共同组成的动脉环称大脑动脉环，又称 Willis 环。此环使两侧颈内动脉和基底动脉互相交通。当构成此环的某一动脉血流减少或阻断时，可在一定程度上通过大脑动脉环使血液重新分配和代偿，以维持脑的营养供应和功能活动。

20. 答：脑脊液由侧脑室脉络丛产生，经室间孔流至第三脑室，与第三脑室脉络丛产生的脑脊液一道，经中脑水管流入第四脑室，再汇合第四脑室脉络丛产生的脑脊液经第四脑室正中孔和外侧孔注入蛛网膜下隙，使脑、脊髓和脑神经、脊神经根均被脑脊液浸泡。然后，脑脊液再沿蛛网膜下隙流向大脑背面，经蛛网膜颗粒渗透到硬脑膜窦（主要是上矢状窦，回流入血液中）。如脑脊液循环途中发生阻塞，可导致脑积水和颅内压升高，进而使脑组织受压移位，甚至形成脑疝。

21. 答：（1）病变位于左侧内囊。（2）因为损伤了左侧锥体束，引起右上、下肢痉挛性瘫痪，右侧面神经核上瘫，右侧舌下神经核上瘫；损伤了左侧丘脑中央辐射，其传导的是右半身的深、浅感觉，引起右侧痛、温觉丧失，右侧本体感觉丧失；损伤了左侧视辐射，引起双眼右侧半视野同向性偏盲。

上述各传导束均走在内囊，所以内囊损伤出现“三偏”症状。

五、填图题

图1：1. 前正中裂 2. 后正中沟 3. 前外侧沟 4. 颈膨大 5. 后中间沟 6. 后外侧沟 7. 腰骶膨大 8. 终丝

图2：1. 传入神经 2. 传出神经 3. 后根 4. 前根 5. 脊神经 6. 脊神经节

图3：1. 中脑 2. 脑桥 3. 延髓 4. 小脑

图4：1. 尾状核头 2. 视交叉 3. 视束 4. 大脑脚 5. 脚间窝 6. 脑桥 7. 面神经 8. 小脑中脚 9. 锥体 10. 舌下神经 11. 橄榄 12. 锥体交叉 13. 内囊 14. 视神经 15. 垂体 16. 灰结节 17. 动眼神经 18. 滑车神经 19. 三叉神经 20. 基底沟 21. 展神经 22. 前庭蜗神经 23. 舌咽神经 24. 迷走神经 25. 副神经 26. 前正中裂

图5：1. 内囊 2. 外侧膝状体 3. 内侧膝状体 4. 滑车神经 5. 正中沟 6. 面神经丘 7. 舌下神经三角 8. 迷走神经三角 9. 薄束结节 10. 尾状核 11. 背侧丘脑 12. 松果体 13. 上丘 14. 下丘 15. 小脑上脚 16. 小脑中脚 17. 前庭区 18. 小脑下脚 19. 髓纹 20. 楔束结节

图6：1. 胼胝体膝 2. 胼胝体干 3. 松果体 4. 中脑水管 5. 胼胝体嘴 6. 前连合 7. 视交叉 8. 垂体 9. 大脑脚 10. 脑桥 11. 延髓 12. 第四脑室

图7：1. 原裂 2. 水平裂

图8：1. 绒球 2. 小结 3. 小脑中脚 4. 小脑上脚 5. 小脑扁桃体

图9：1. 额叶 2. 岛叶 3. 顶叶 4. 颞叶

图10：1. 额下沟 2. 额中回 3. 额上沟 4. 额上回 5. 中央前沟 6. 中央前回 7. 中央沟 8. 中央后回 9. 中央后沟 10. 缘上回 11. 顶枕沟 12. 额下回 13. 外侧沟 14. 颞上回 15. 颞上沟 16. 颞中回 17. 颞下沟 18. 颞下回 19. 角回

（何卫国）

第九章　内分泌系统

一、单选题

1. 关于内分泌系统的叙述，正确的是（　　）
   A. 由内分泌器官和内分泌组织组成
   B. 是神经系统以外的一个重要的调节系统
   C. 对机体的新陈代谢、生长发育、生殖功能等都有重要的调节作用
   D. 内分泌腺称无管腺，其分泌物称激素
   E. 以上都正确
2. 关于甲状腺的说法，错误的是（　　）
   A. 甲状腺可随喉上、下移动
   B. 甲状腺功能亢进时引起性功能减退，毛发脱落
   C. 甲状腺外有纤维囊包裹
   D. 峡部可向上伸出一个锥状叶至舌骨
   E. 甲状腺呈“H”形
3. 关于甲状旁腺的说法，错误的是（　　）
   A. 分泌的激素可调节体内钙的代谢　　B. 通常有上下两对
   C. 数目及位置有个体差异　　D. 贴附在甲状腺侧叶的前面
   E. 甲状旁腺激素可升高血钙
4. 关于肾上腺的说法，错误的是（　　）
   A. 左侧者近似三角形，右侧者近似半月形
   B. 每侧有上、中、下 3 条动脉供血
   C. 每侧肾上腺，都能分泌 12 种不同的激素
   D. 与肾共同包在肾筋膜内
   E. 以上都正确
5. 关于垂体的说法，错误的是（　　）
   A. 位于蝶窝内　　B. 可分为腺垂体和神经垂体
   C. 可产生多种激素　　D. 与下丘脑之间有联系
   E. 以上都正确
6. 关于胸腺的说法，错误的是（　　）
   A. 与 T 细胞增殖、分化有关　　B. 分泌促胸腺生成素
   C. 位于胸骨剑突后方　　D. 参与机体细胞免疫反应

E. 以上都正确

二、填空题

1. 内分泌系统由____________和____________组成。

2. 内分泌器官主要有____________、____________、____________和____________等。

3. 甲状腺略呈____________形，分____________及____________。峡的上缘常有____________向上伸出。

三、问答题

1. 垂体位于何处？包括哪几部分？

2. 简述甲状腺的位置。

3. 简述肾上腺的位置及形态结构。

参考答案

一、单选题

1. E　2. B　3. D　4. A　5. A　6. C

二、填空题

1. 内分泌器官　内分泌组织

2. 垂体　甲状腺　甲状旁腺　肾上腺

3. H　左、右侧叶　甲状腺峡　锥状叶

四、问答题

1. 垂体位于蝶骨体上面的垂体窝内。垂体包括腺垂体和神经垂体两部分。

2. 甲状腺的左、右侧叶分别贴于喉和气管的两侧，甲状腺峡横于第 2 ~4 气管软骨的前方。

3. 肾上腺左右各一，分别位于左、右肾的上内方。右侧肾上腺为三角形，左侧肾上腺为半月形。

（何卫国）

第十章　基本组织

一、单选题

1. 对组织的描述，错误的是（　　）
A. 组织由细胞和细胞间质构成　　B. 组织能完成特定的功能
C. 组织由细胞堆聚而成　　D. 人体的组织可分为四类
E. 以上均不正确

2. 组织内没有血管的是（　　）
A. 上皮组织　　B. 结缔组织　　C. 骨骼肌组织
D. 神经组织　　E. 平滑肌组织

3. 关于上皮组织的特点以下哪项是不正确的（　　）
A. 细胞排列密集，细胞间质成分少　　B. 细胞游离面有不同的特殊结构
C. 细胞数量多，且排列有极性　　D. 一般无血管
E. 所有的细胞均附着于基膜上

4. 内皮衬贴于下列何处（　　）
A. 消化管　　B. 呼吸道　　C. 泌尿道
D. 心血管、淋巴管　　E. 生殖道

5. 杯状细胞见于下列哪些上皮内（　　）
A. 单层立方上皮和假复层纤毛柱状上皮
B. 单层柱状上皮和复层扁平上皮
C. 单层柱状上皮和假复层纤毛柱状上皮
D. 单层柱状上皮和单层立方上皮
E. 假复层纤毛柱状上皮和复层扁平上皮

6. 变移上皮是（　　）
A. 单层上皮　　B. 假复层上皮　　C. 复层上皮
D. 腺上皮　　E. 感觉上皮

7. 假复层纤毛柱状上皮分布于（　　）
A. 膀胱　　B. 食管　　C. 胃
D. 气管　　E. 小肠

8. 变移上皮分布于（　　）
A. 胃　　B. 子宫　　C. 气管
D. 食管　　E. 膀胱

9. 内皮属于（　　）
A. 假复层纤毛柱状上皮
B. 复层扁平上皮
C. 单层柱状上皮
D. 单层扁平上皮
E. 单层立方上皮

10. 膀胱内表面的黏膜上皮属于（　　）
A. 单层柱状上皮
B. 变移上皮
C. 复层扁平上皮
D. 单层立方上皮
E. 假复层纤毛柱状上皮

11. 假复层纤毛柱状上皮属于单层的原因是（　　）
A. 细胞核位置相同
B. 细胞基底面都附在基膜上
C. 细胞高矮相同
D. 细胞形状相同
E. 以上都不对

12. 耐受摩擦的上皮是（　　）
A. 复层扁平上皮
B. 单层扁平上皮
C. 单层柱状上皮
D. 假复层纤毛柱状上皮
E. 单层立方上皮

13. 分布于口腔、食管、阴道和皮肤的上皮是（　　）
A. 单层立方上皮
B. 单层扁平上皮
C. 复层扁平上皮
D. 假复层纤毛柱状上皮
E. 单层柱状上皮

14. 内分泌腺属于（　　）
A. 黏液性腺
B. 浆液性腺
C. 有管腺
D. 无管腺
E. 单细胞腺

15. 单层上皮不包括（　　）
A. 间皮
B. 内皮
C. 变移上皮
D. 假复层纤毛柱状上皮
E. 单层立方上皮

16. 分布于胸膜的上皮是（　　）
A. 复层扁平上皮
B. 单层扁平上皮
C. 单层柱状上皮
D. 假复层纤毛柱状上皮
E. 单层立方上皮

17. 对复层扁平上皮的描述错误者为（　　）
A. 由两层以上的细胞构成
B. 分布于胃肠道
C. 内无血管
D. 中间为数层多边形细胞
E. 基底层细胞能不断地分裂增殖

18. 关于假复层纤毛柱状上皮的描述错误的是（　　）
A. 游离面有纤毛
B. 属于复层上皮
C. 分布于呼吸道
D. 细胞基底面都附于基膜
E. 细胞核位置参差不齐

19. 能阻挡大分子物质经过细胞间隙的结构是（　　）

A. 中间连接　B. 紧密连接　C. 缝隙连接

D. 直接连接　E. 桥粒

20. 细胞之间很牢固的连接结构是（　　）

A. 桥粒　B. 中间连接　C. 缝隙连接

D. 直接连接　E. 紧密连接

21. 能快速传递信息的连接结构为（　　）

A. 紧密连接　B. 中间连接　C. 直接连接

D. 缝隙连接　E. 桥粒

22. 无导管的腺体是指（　　）

A. 混合性腺　B. 外分泌腺　C. 黏液性腺

D. 浆液性腺　E. 内分泌腺

23. 机体产生过敏反应的细胞是（　　）

A. 肥大细胞　B. 成纤维细胞　C. 浆细胞

D. 脂肪细胞　E. 巨噬细胞

24. 浆细胞能分泌（　　）

A. 免疫球蛋白（抗体）　B. 基质

C. 胶原纤维　D. 组胺

E. 白三烯

25. 结缔组织的特点中，说法错误的是（　　）

A. 细胞分散，数量少　B. 细胞种类多

C. 细胞间质少　D. 细胞间质多

E. 细胞间质内含基质和纤维

26. 疏松结缔组织中具有防御屏障作用的是（　　）

A. 基质中分子筛　B. 基质中组织液

C. 脂肪细胞　D. 成纤维细胞

E. 肥大细胞

27. 关于疏松结缔组织的描述，哪项错（　　）

A. 分布广泛　B. 细胞种类较多

C. 细胞数量多　D. 细胞间质成分多

E. 细胞散在性分布

28. 巨噬细胞含大量的（　　）

A. 粗面内质网　B. 滑面内质网

C. 线粒体　D. 溶酶体

E. 中心体

29. 颗粒内含肝素的细胞是（　　）

A. 肥大细胞　B. 成纤维细胞　C. 浆细胞

D. 巨噬细胞　E. 脂肪细胞

30. 巨噬细胞来源于血液中的（　　）
A. 中性粒细胞　B. 单核细胞　C. 嗜酸性粒细胞
D. 嗜碱性粒细胞　E. 淋巴细胞
31. 哪种细胞呈空泡状、细胞核被挤致细胞边缘（　　）
A. 巨噬细胞　B. 成纤维细胞　C. 浆细胞
D. 肥大细胞　E. 脂肪细胞
32. 白纤维是指（　　）
A. 弹性纤维　B. 胶原纤维　C. 网状纤维
D. 神经原纤维　E. 肌纤维
33. 韧性大、抗拉力强的纤维是（　　）
A. 弹性纤维　B. 网状纤维　C. 胶原纤维
D. 肌纤维　E. 以上都不是
34. 在 H－E 染色下不易着色的纤维是（　　）
A. 弹性纤维　B. 网状纤维　C. 胶原纤维
D. 肌纤维　E. 以上都不是
35. 黄纤维是指（　　）
A. 胶原纤维　B. 弹性纤维　C. 网状纤维
D. 肌纤维　E. 以上都不是
36. 组织液来自（　　）
A. 毛细淋巴管　B. 毛细血管静脉段
C. 静脉　D. 动脉
E. 毛细血管动脉段
37. 以纤维为主要成分的固有结缔组织是（　　）
A. 网状结缔组织　B. 疏松结缔组织
C. 脂肪组织　D. 致密组织
E. 纤维软骨
38. 透明软骨的基质内（　　）
A. 含胶原原纤维　B. 含胶原纤维
C. 不含纤维　D. 含大量胶原纤维束
E. 含网状纤维
39. 纤维软骨的基质内（　　）
A. 含网状纤维　B. 含胶原原纤维
C. 含胶原纤维　D. 不含纤维
E. 含大量胶原纤维束
40. 能为淋巴细胞发育和血细胞发生提供适宜微环境的是（　　）
A. 疏松结缔组织　B. 致密结缔组织
C. 网状组织　D. 脂肪组织
E. 纤维软骨

41. 嗜银纤维是指（　　）

A. 胶原纤维　　B. 弹性纤维　　C. 网状纤维

D. 肌纤维　　E. 以上都不是

42. 透明软骨分布于（　　）

A. 耳郭　　B. 会厌　　C. 气管

D. 椎间盘　　E. 关节盘

43. 分布于椎间盘的软骨是（　　）

A. 纤维软骨　　B. 胶原软骨　　C. 透明软骨

D. 弹性软骨　　E. 以上都不是

44. 分布于骨陷窝内的是（　　）

A. 骨小细胞　　B. 原骨细胞　　C. 成骨细胞

D. 破骨细胞　　E. 骨细胞

45. 能分泌骨基质的有机成分的是（　　）

A. 破骨细胞　　B. 骨原细胞　　C. 骨小细胞

D. 成骨细胞　　E. 骨细胞

46. ________有溶解和吸收骨质的作用（　　）

A. 成骨细胞　　B. 破骨细胞　　C. 骨小细胞

D. 骨原细胞　　E. 骨细胞

47. ________由同心圆排列的骨板围成（　　）

A. 内环骨板　　B. 外环骨板　　C. 骨单位

D. 间骨板　　E. 以上都不是

48. 血清与血浆的主要区别是血清中不含（　　）

A. 白蛋白　　B. 球蛋白　　C. 纤维蛋白原

D. 无机盐　　E. 维生素

49. 血液的组成包括（　　）

A. 血小板和血细胞　　B. 血细胞和血清

C. 红细胞和白细胞　　D. 血浆和血细胞和血小板

E. 白细胞和血小板

50. 具有抗过敏性疾病和寄生虫病的白细胞是（　　）

A. 中性粒细胞　　B. 嗜碱性粒细胞

C. 嗜酸性粒细胞　　D. 单核细胞

E. 淋巴细胞

51. 下列哪项不是血清成分（　　）

A. 无机盐　　B. 维生素　　C. 白蛋白

D. 球蛋白　　E. 纤维蛋白原

52. 来自血液中单核细胞的是（　　）

A. 成纤维细胞　　B. 肥大细胞　　C. 脂肪细胞

D. 巨噬细胞　　E. 浆细胞

53. 与肥大细胞功能相似的白细胞是（　　）
A. 嗜碱性粒细胞　　B. 嗜酸性粒细胞
C. 中性粒细胞　　D. 单核细胞
E. 淋巴细胞

54. 血液中数量最多的细胞是（　　）
A. 红细胞　　B. 淋巴细胞　　C. 嗜碱性粒细胞
D. 单核细胞　　E. 中性粒细胞

55. 数量最多的白细胞是（　　）
A. 中性粒细胞　　B. 嗜酸性粒细胞
C. 嗜碱性粒细胞　　D. 淋巴细胞
E. 单核细胞

56. 血液中体积最大的细胞是（　　）
A. 红细胞　　B. 单核细胞　　C. 嗜酸性粒细胞
D. 嗜碱性粒细胞　　E. 淋巴细胞

57. 数量最少的白细胞是（　　）
A. 中性粒细胞　　B. 单核细胞　　C. 淋巴细胞
D. 嗜碱性粒细胞　　E. 嗜酸性粒细胞

58. 呈双凹圆盘状、无细胞核、无细胞器的细胞是（　　）
A. 红细胞　　B. 单核细胞　　C. 淋巴细胞
D. 中性粒细胞　　E. 成熟红细胞

59. 血液凝固后析出的淡黄色液体称（　　）
A. 血清　　B. 血浆　　C. 成熟红细胞
D. 血小板　　E. 白细胞

60. 白细胞分类的主要依据是（　　）
A. 细胞的功能　　B. 细胞的大小　　C. 细胞的形态
D. 细胞的数量　　E. 胞质中是否含特殊颗粒

61. 嗜酸性粒细胞占白细胞总数的（　　）
A. 0.5% ~3%　　B. 0% ~1%　　C. 3% ~8%
D. 50% ~70%　　E. 20% ~30%

62. 下列何者属于嗜酸性粒细胞的功能（　　）
A. 引起过敏反应　　B. 参与细胞免疫
C. 参与凝血止血　　D. 吞噬抗原抗体复合物
E. 产生抗体

63. ________的中性粒细胞是较幼稚的（　　）
A. 4 叶核　　B. 5 叶核　　C. 3 叶核
D. 2 叶核　　E. 杆状核

64. 中性粒细胞胞质内的染色颗粒特点是（　　）
A. 粗大，呈蓝紫色　　B. 细小，呈淡红色

C. 粗大，呈橘红色

D. 大小不一，呈蓝紫色

E. 粗大，呈淡红色

65. 嗜酸性粒细胞胞质内的染色颗粒特点是（　　）

A. 粗大，呈蓝紫色

B. 细小，呈淡红色

C. 粗大，呈橘红色

D. 大小不一，呈蓝紫色

E. 粗大，呈淡红色

66. 嗜碱性粒细胞胞质内的染色颗粒特点是（　　）

A. 粗大，呈蓝紫色

B. 细小，呈淡红色

C. 粗大，呈橘红色

D. 大小不一，呈蓝紫色

E. 粗大，呈淡红色

67. ________的中性粒细胞是较衰老的（　　）

A. 4 叶核　　B. 5 叶核　　C. 3 叶核

D. 2 叶核　　E. 杆状核

68. 血细胞中体积最大的白细胞是（　　）

A. 嗜酸性粒细胞

B. 单核细胞

C. 嗜碱性粒细胞

D. 淋巴细胞

E. 中性粒细胞

69. 参与机体的细胞免疫反应的细胞是（　　）

A. B 淋巴细胞

B. 嗜酸性粒细胞

C. T 淋巴细胞

D. 嗜碱性粒细胞

E. 中性粒细胞

70. 参与机体的体液免疫反应的细胞是（　　）

A. 中性粒细胞

B. 嗜碱性粒细胞

C. T 淋巴细胞

D. 嗜酸性粒细胞

E. B 淋巴细胞

71. 血红蛋白存在于下列哪种血细胞的胞质内（　　）

A. 红细胞　　B. 淋巴细胞　　C. 单核细胞

D. 嗜碱性粒细胞　　E. 中性粒细胞

72. ________是巨核细胞胞质脱落下来的碎片（　　）

A. 嗜酸性粒细胞

B. 血小板

C. 中性粒细胞

D. 单核细胞

E. 红细胞

73. 胞质内含有肝素的血细胞是（　　）

A. 单核细胞　　B. 淋巴细胞　　C. 嗜酸性粒细胞

D. 嗜碱性粒细胞　　E. 中性白细胞

74. 体积最小并不具完整结构的血细胞是（　　）

A. 红细胞　　B. 中性粒细胞　　C. 嗜酸性粒细胞

D. 单核细胞　　E. 血小板

75. 单核细胞占白细胞总数的比率为（ ）

A. 0.5% ~3%　B. 0% ~1%　C. 3% ~8%

D. 50% ~70%　E. 20% ~30%

76. 对机体的止血与凝血过程起重要作用的结构是（ ）

A. 血小板　B. 中性粒细胞　C. 嗜酸性粒细胞

D. 单核细胞　E. 红细胞

77. 下列哪种细胞具有自我复制能力（ ）

A. 造血干细胞　B. 造血祖细胞（定向干细胞）

C. 原始细胞　D. 早幼细胞

E. 中幼细胞

78. 既不属随意肌，又无横纹的肌是（ ）

A. 心肌和平滑肌　B. 心肌和骨骼肌

C. 心肌　D. 平滑肌

E. 骨骼肌

79. 肌纤维指（ ）

A. 肌丝　B. 肌组织中胶原纤维

C. 肌原纤维　D. 肌细胞

E. 以上都不是

80. 随意肌是指（ ）

A. 心肌　B. 骨骼肌　C. 平滑肌

D. 胃肌　E. 血管肌

81. 肌膜陷入肌纤维内形成的结构为（ ）

A. 肌原纤维　B. 横小管　C. 三联体

D. 终池　E. 肌质网

82. 横小管内含（ ）

A. 血浆　B. 血清　C. 血液

D. 细胞内液　E. 细胞外液

83. 关于肌节的描述，正确的是（ ）

A. 是肌原纤维的结构和功能单位　B. 中央有 Z 线

C. 存在于各种肌纤维中　D. 是相邻两 M 膜之间的一段结构

E. 以上都不正确

84. 肌细胞呈长圆柱状的是（ ）

A. 血管肌　B. 胃肌　C. 心肌

D. 平滑肌　E. 骨骼肌

85. 肌细胞呈短圆柱状的是（ ）

A. 血管肌　B. 胃肌　C. 心肌

D. 平滑肌　E. 骨骼肌

86. 分布于内脏和血管壁的肌组织是（ ）

A. 平滑肌　B. 心肌　C. 骨骼肌
D. 平滑肌和心肌　E. 以上都不是

87. 每条骨骼肌肌原纤维的I带内有（　　）
A. 粗肌丝　B. 细肌丝　C. 肌丝束
D. 粗肌丝和细肌丝　E. 肌球蛋白肌丝

88. 每个肌节包括有（　　）
A. 1/2 明带 + H 带 + 1/2 明带
B. 1/2 明带 + 暗带 + 1/2 明带
C. 一个明带和一个暗带
D. 1/2 暗带 + 明带 + 1/2 暗带
E. 两个明带和一个暗带

89. 使心肌产生同步收缩的形态基础是（　　）
A. 桥粒　B. 紧密连接　C. 缝隙连接
D. 直接连接　E. 中间连接

90. 肌纤维收缩时，肌节的变化是（　　）
A. 仅 A 带缩短
B. 仅 H 带缩短
C. 仅 I 带缩短
D. I 带和 A 带均缩短
E. I 带和 H 带均缩短

91. 肌细胞内含有几十甚至上百个细胞核，细胞核位于肌膜下方的肌是（　　）
A. 血管肌　B. 心肌　C. 胃肌
D. 骨骼肌　E. 平滑肌

92. 每个肌细胞内含有 1 ~ 2 个细胞核，细胞核位于肌细胞中央的肌是（　　）
A. 血管肌　B. 心肌　C. 胃肌
D. 骨骼肌　E. 平滑肌

93. 关于平滑肌纤维的描述，何者正确（　　）
A. 不受神经支配
B. 胞质中不含肌丝
C. 有很多细胞核
D. 细胞为长梭形
E. 收缩受意识支配

94. H 带两侧的 A 带内（　　）
A. 既有中肌丝，又有粗肌丝
B. 既有细肌丝，又有粗肌丝
C. 仅有中肌丝
D. 仅有细肌丝
E. 仅有粗肌丝

95. 闰盘结构是（　　）
A. 骨骼肌的暗带
B. 骨骼肌的明带
C. 心肌细胞的暗带
D. 心肌细胞的连接
E. 心肌细胞的明带

96. 与骨骼肌特点不符的是（　　）
A. 细胞呈细长的圆柱状
B. 细胞核呈椭圆形
C. 细胞呈细长圆柱状且有分支
D. 细胞核数量多，位于肌膜深面
E. 肌纤维有明暗相间的横纹

97. 肌纤维舒缩的主要物质基础是（　　）
A. 肌质网　B. 肌丝　C. 横小管
D. 三联体　E. 肌膜

98. 骨骼肌的超微结构中看不到的结构是（　　）
A. 肌质网　B. 闰盘　C. 横小管
D. 三联体　E. 终池

99. 下列何者属三联体的结构（　　）
A. 横小管和终池　B. 纵小管和终池
C. 肌质网和横小管　D. 肌膜和肌质网
E. 纵小管和横小管

100. 有二条树突的神经元是（　　）
A. 假单极神经元　B. 双极神经元
C. 多极神经元　D. 传出神经元
E. 传入神经元

101. 双极神经元具有（　　）
A. 一个轴突和多个树突　B. 一个轴突和一个树突
C. 一个树突和两个轴突　D. 一个轴突和两个树突
E. 多个轴突和多个树突

102. 神经细胞又称（　　）
A. 神经纤维　B. 神经原纤维　C. 神经末梢
D. 神经元　E. 神经

103. 神经元的轴突内不含有（　　）
A. 滑面内质网　B. 微管　C. 尼氏体
D. 线粒体　E. 神经原纤维

104. 尼氏体分布在神经元的（　　）
A. 胞体　B. 胞体和突起　C. 胞体和轴突
D. 胞体和树突　E. 细胞核

105. 神经元细胞核的特点不包括（　　）
A. 核大，呈圆形　B. 一个，位于中央
C. 多个，核仁明显　D. 一个，核仁明显
E. 异染色质多，故着色深

106. 关于神经元的描述，哪项错（　　）
A. 神经元又称神经细胞　B. 神经元分胞体和突起两部分
C. 胞体和树突内均有嗜染质　D. 神经元是神经组织的主要结构成分
E. 只有胞体内含嗜染质

107. 神经原纤维分布在（　　）
A. 胞体　B. 胞体和轴突　C. 细胞核
D. 胞体和树突　E. 胞体和突起

108. 突触小泡存在于（　　）

A. 突触前成分　B. 突触后成分　C. 突触前膜

D. 突触后膜　E. 突触间隙

109. 具有接受神经递质的受体位于（　　）

A. 突触前成分　B. 突触后成分　C. 突触前膜

D. 突触后膜　E. 突触间隙

110. 化学性突触的结构包括（　　）

A. 突触小泡和受体　B. 突触前膜、突触后膜、突触间隙

C. 神经递质和受体　D. 突触前膜、神经递质、突触间隙

E. 突触后膜、神经递质、突触间隙

111. 神经元的细胞骨架是（　　）

A. 神经　B. 神经末梢　C. 神经纤维

D. 神经原纤维　E. 尼氏体

112. 神经细胞上较长的突起外面包绕神经胶质细胞构成（　　）

A. 神经纤维　B. 神经原纤维　C. 神经

D. 神经元　E. 神经末梢

113. 能合成神经递质的细胞器是（　　）

A. 神经原纤维　B. 游离核糖体

C. 粗面内质网　D. 线粒体

E. 尼氏体

114. 周围神经系统中形成髓鞘的神经胶质细胞是（　　）

A. 少突胶质细胞　B. 小胶质细胞

C. 施万细胞　D. 卫星细胞

E. 星形胶质细胞

115. 下列哪种神经胶质细胞具有吞噬功能（　　）

A. 小胶质细胞　B. 少突胶质细胞

C. 星形胶质细胞　D. 卫星细胞

E. 施万细胞

二、填空题

1. 人体有四大基本组织，它们分别是__________、__________、__________和__________。

2. 依据上皮功能的不同，可将上皮分为__________、__________和__________三类。一般所谓的上皮是指__________上皮。

3. 根据被覆上皮的上皮细胞排列层次与结构的不同，可将其分为__________和__________两类。

4. 单层上皮根据其细胞形态不同可分为__________、__________、__________和__________。分布于胃肠道的黏膜上皮是__________。

5. 复层上皮根据其表层细胞的形态不同，可分为____________和____________两种。

6. 上皮细胞游离面的特殊结构有____________和____________。

7. 根据分泌物排出的方式，腺可分为____________和____________两大类。

8. 根据固有结缔组织中的细胞数量、类型和细胞间质中的纤维种类与含量的不同，可把固有结缔组织分为____________、____________、____________和____________四种。

9. 分布于疏松结缔组织的细胞主要有____________、____________、____________、____________和____________。

10. 疏松结缔组织中的纤维有三种，分别是____________、____________和____________。

11. 根据软骨基质中所含的纤维种类和数量的不同，通常把软骨分为____________、____________和____________三种。

12. 血细胞包括____________、____________和____________。

13. 成熟的红细胞无____________和____________，呈____________状，胞质内充满大量____________。

14. 红细胞的正常值：男性为____________，女性为____________，血小板的正常值为____________。一般来说，红细胞数少于____________，血红蛋白量低于____________，则为贫血。

15. 健康成人白细胞的正常值为____________。根据细胞质内有无特殊染色颗粒，可将白细胞分为____________和____________两类。其中____________又分为____________细胞和____________细胞；____________又因颗粒着色性质的不同分为____________、____________和____________三种。占白细胞总数 50% ~70% 的白细胞是____________；____________占白细胞总数的 20% ~30%；____________占白细胞总数的 3% ~8%。

16. 可以释放肝素、组织胺和慢反应物质的两种细胞是____________和____________。

17. 肌组织有三种，分别是____________、____________和____________，其中____________和____________为不随意肌。

18. 肌细胞细而长又称____________。其____________称肌膜，____________称肌浆。在肌浆内含有许多与细胞长轴平行排列的____________。

19. 每条肌原纤维上有许多相间排列的明带与暗带，____________着色浅称 I 带，____________着色深称 A 带。在____________的中部有一着色较浅的窄带称 H 带，H 带的中央有一个薄膜，称____________或____________。在____________的中间也有一个较暗的薄膜，称____________或____________。

20. 肌节的明带内只有____________肌丝，暗带中间的 H 带内只有____________肌丝。

21. 每一个肌节是由____________个明带，加____________暗带，再加____________个明带组成的。

22. 神经细胞又称____________，其形态结构包括____________和____________两部分，其中____________分为____________和____________两种。

23. 在神经细胞的胞质内除含有一般的细胞器如线粒体、溶酶体、高尔基复合体和中心体等之外，还含有特殊丰富的____________和____________。

24. 根据神经元的形态，按照由胞体上发出的突起多少不同，可把神经元分为__________、__________和__________三种。

25. 根据神经元的功能，结合神经冲动的传递方向可把神经元分为__________或__________、__________或__________和__________或__________三种。

26. 电镜下观察发现化学性突触的结构是由__________、__________和__________三部分组成。

27. 根据神经纤维的形态和结构不同，可把神经纤维分为__________和__________两种。

28. 根据神经末梢的生理功能不同，可把其分为__________和__________两类。

29. 神经胶质细胞简称__________。分布在中枢神经系统内的神经胶质细胞主要有__________、__________、__________和__________，其中具有吞噬功能的是__________。存在于周围神经系统中的神经胶质细胞包括有__________又称__________和__________。

30. 神经胶质细胞主要对神经细胞起着__________、__________、__________和__________作用。

三、名词解释题

1. 组织
2. 内皮
3. 间皮
4. 腺上皮
5. 血清
6. 肌节
7. 三联体
8. 闰盘
9. 尼氏体
10. 突触
11. 神经纤维
12. 神经末梢

四、简答题

1. 简述上皮组织的结构特点与分类。
2. 简述巨噬细胞和浆细胞的形态结构特点与功能。
3. 简述软骨的分类及各类软骨的结构特点与分布。
4. 白细胞分为哪几种？
5. 简述肌组织的构成与分类。
6. 神经元如何分类？

五、综述题

1. 试述被覆上皮的分类及各类上皮的分布。
2. 何谓腺细胞、腺上皮及腺？并详述外分泌腺的结构特点及其分类。
3. 试述结缔组织的构成、结构特点、功能与分类。
4. 疏松结缔组织中的细胞种类与纤维成分有哪些？各有何功能？
5. 试述血液的组成、各种血细胞的正常值及形态特点。
6. 列表比较三种肌组织的结构特点与分布。

六、填图题

1. 请填写出下列各图所示的组织名称。

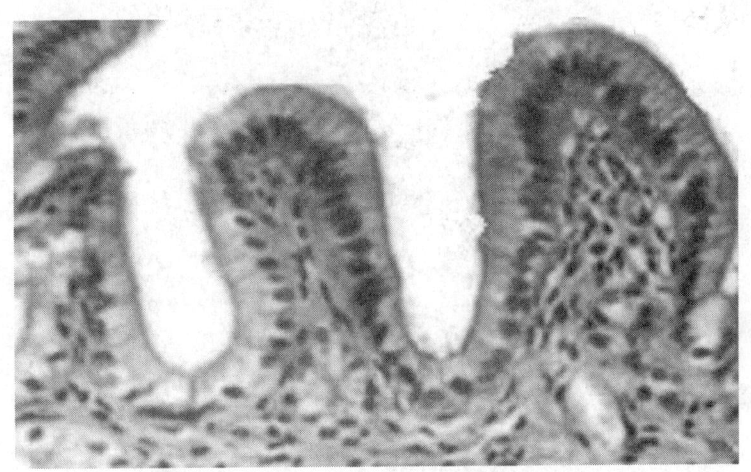

图 1 ____________微细结构图

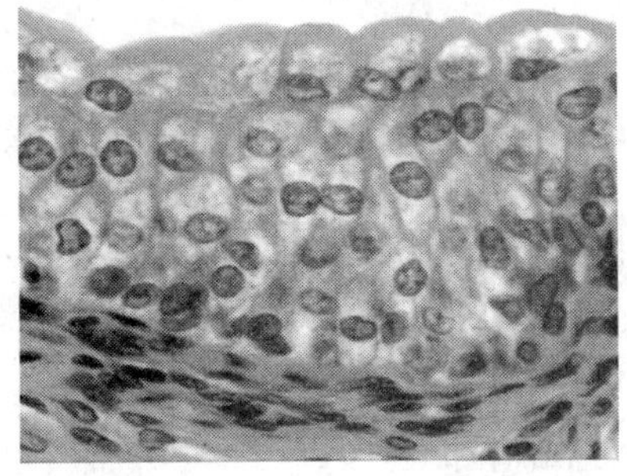

图 2 ____________微细结构图

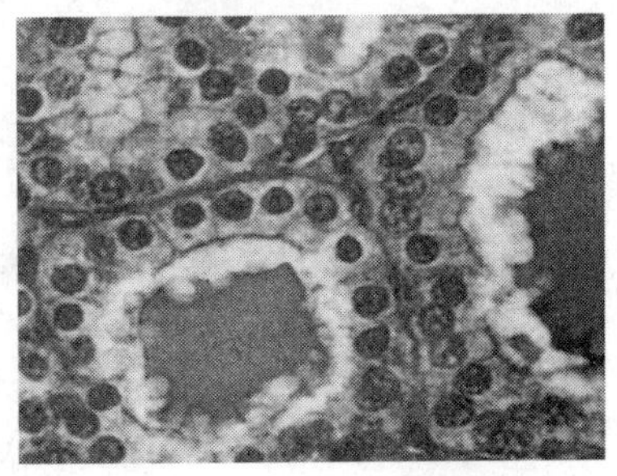

图 3 ____________微细结构图

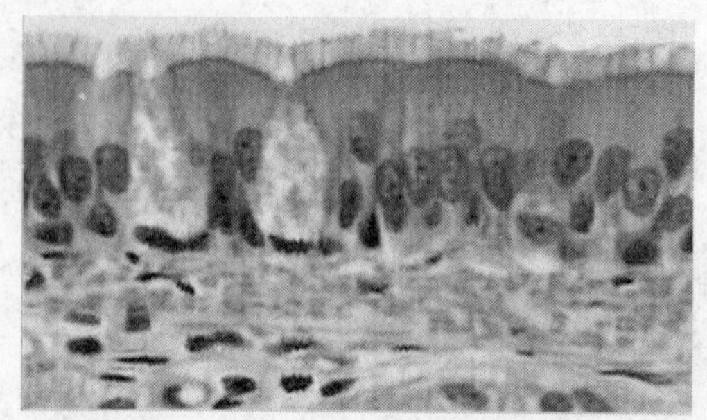

图 4 ____________微细结构图

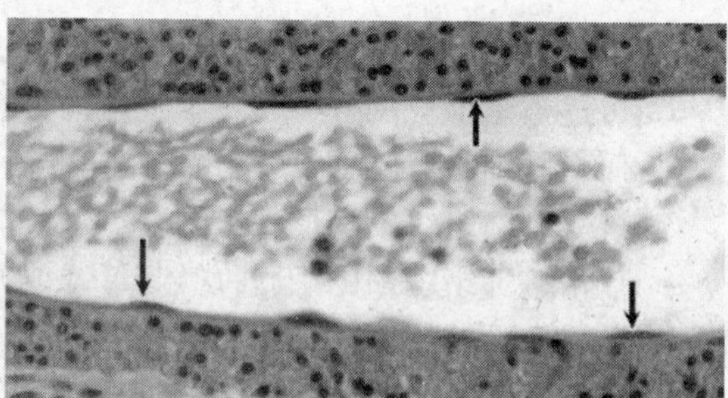

图 5 ____________微细结构图

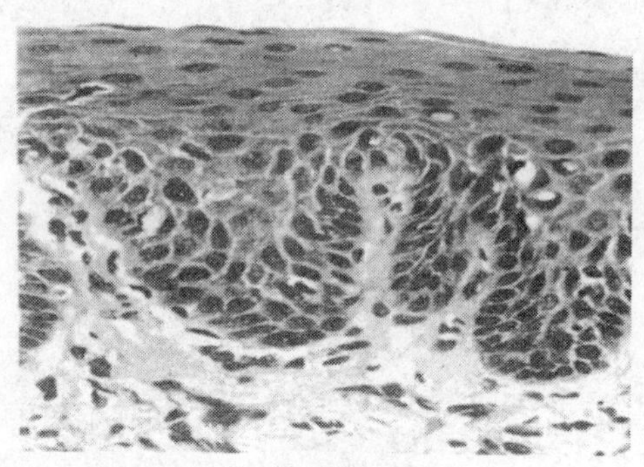

图 6 ____________微细结构图

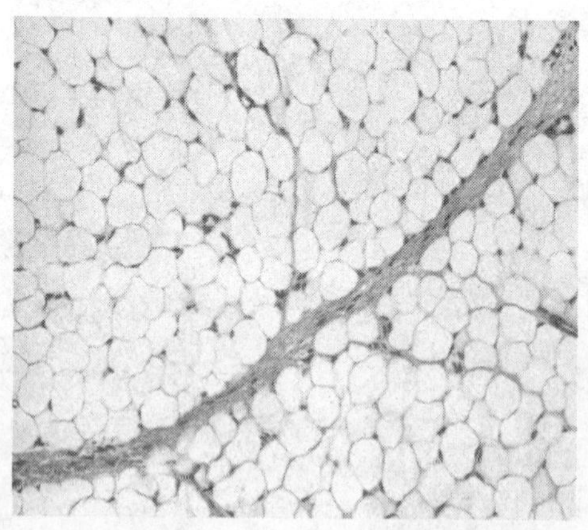

图 7 ____________微细结构图

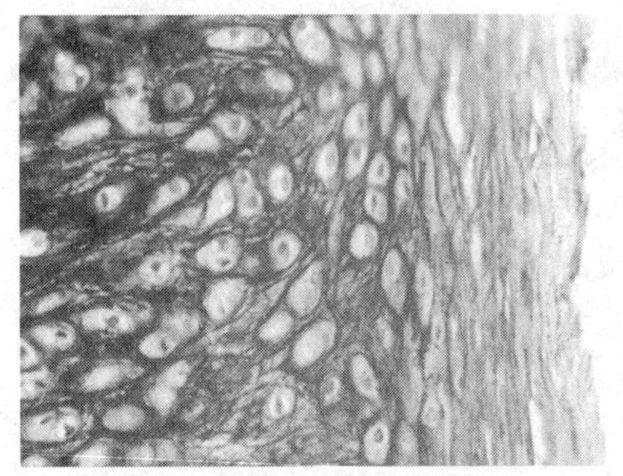

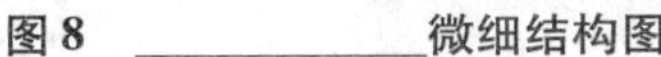

图 8 ____________微细结构图

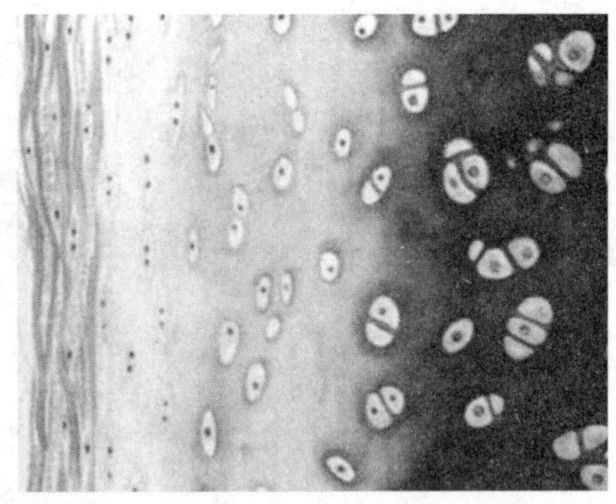

图 9 ____________微细结构图

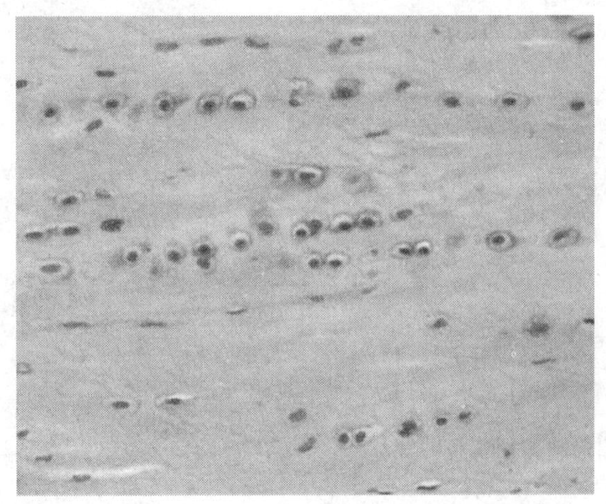

图 10 ____________微细结构图

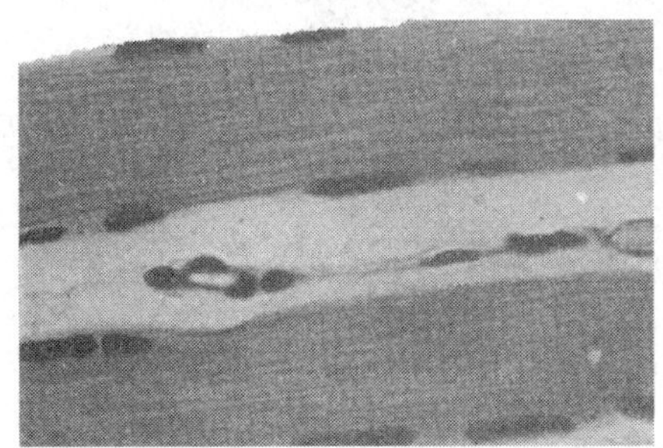

图 11 ____________微细结构图

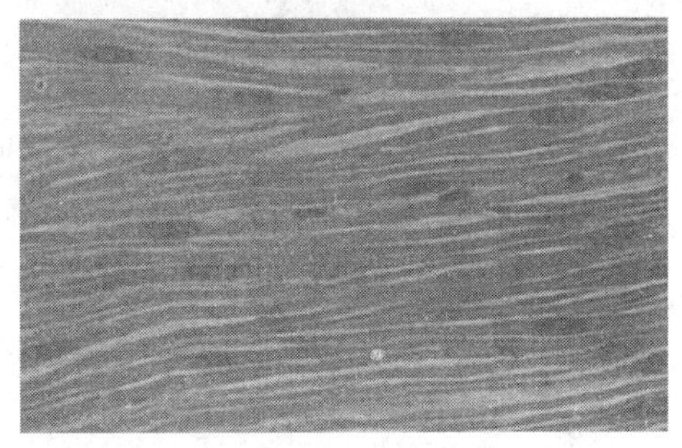

图 12 ____________微细结构图

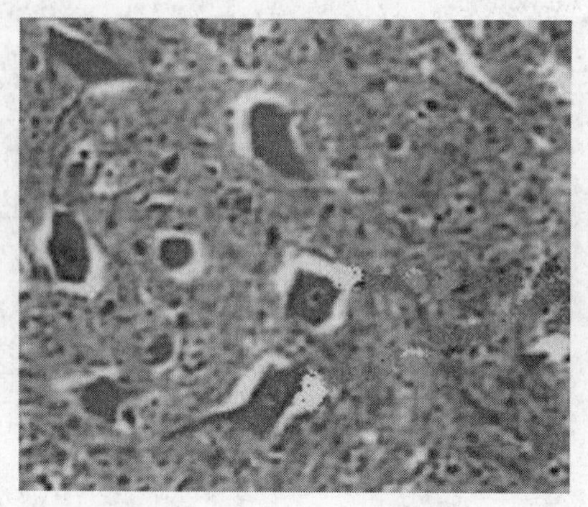

图 13 ＿＿＿＿＿＿微细结构图

2. 请标注下列各图各标号所示的结构名称。

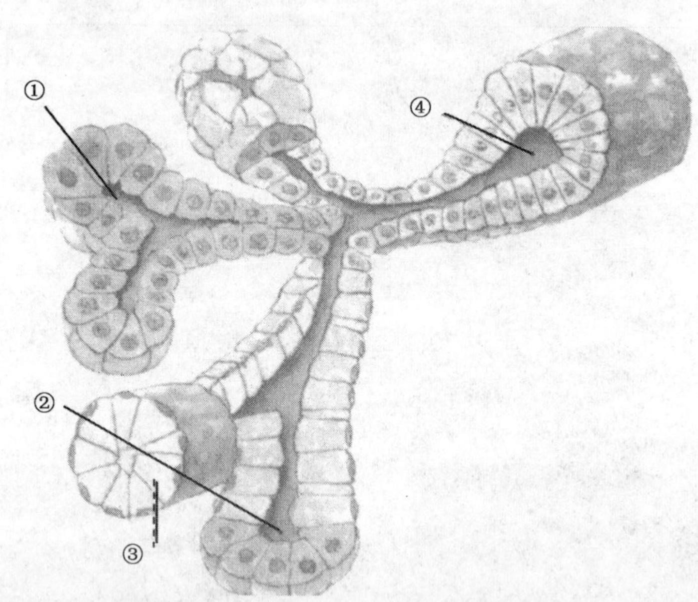

图 1 各种腺泡和导管模式图

①＿＿＿＿＿＿ ②＿＿＿＿＿＿ ③＿＿＿＿＿＿
④＿＿＿＿＿＿

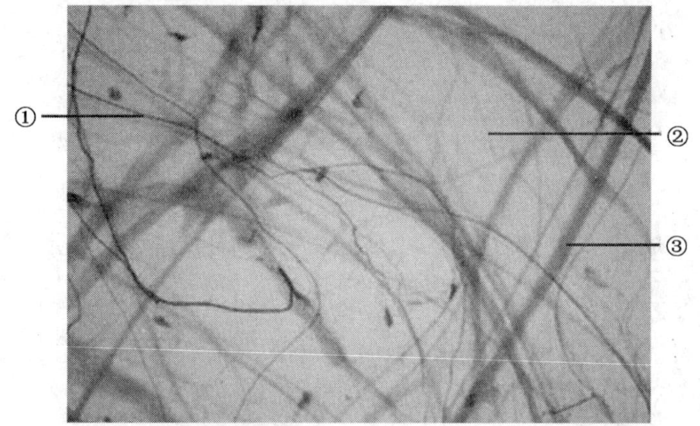

图 2　疏松结缔组织铺片图

①____________　②____________　③____________

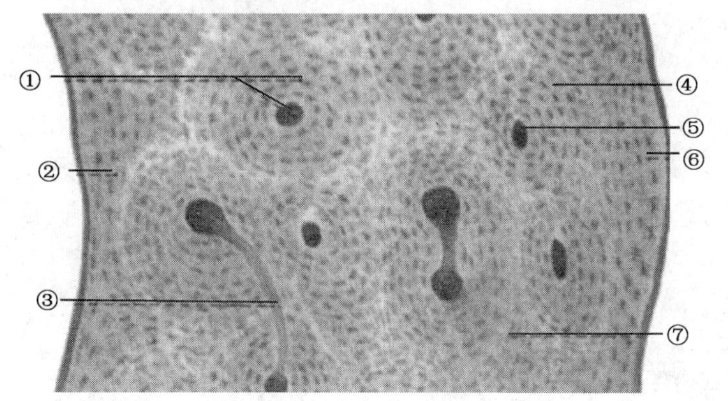

图 3　骨组织微细结构磨片图

①____________　②____________　③____________

④____________　⑤____________　⑥____________

⑦____________

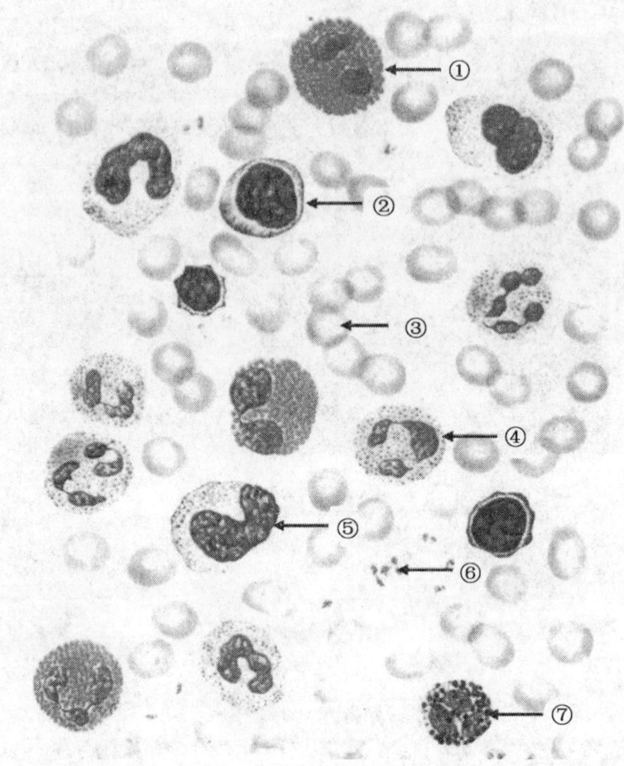

图4　各种血细胞及血小板（瑞氏染色图）

①__________　②__________　③__________
④__________　⑤__________　⑥__________
⑦__________

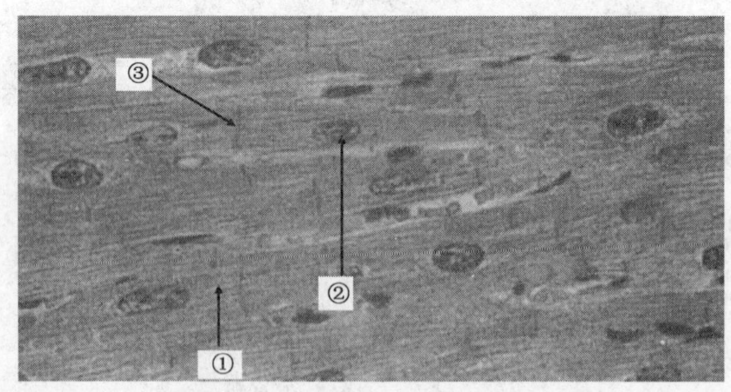

图5　心肌组织微细结构图

①__________　②__________　③__________

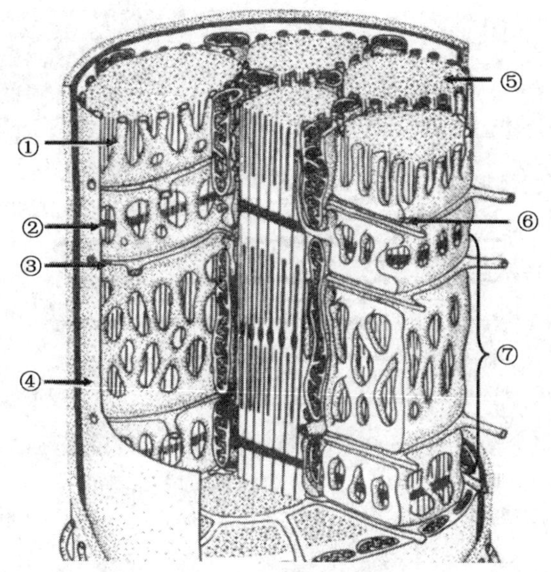

图 6　骨骼肌细胞超微结构模式图

①__________　②__________　③__________　④__________
⑤__________　⑥__________　⑦__________

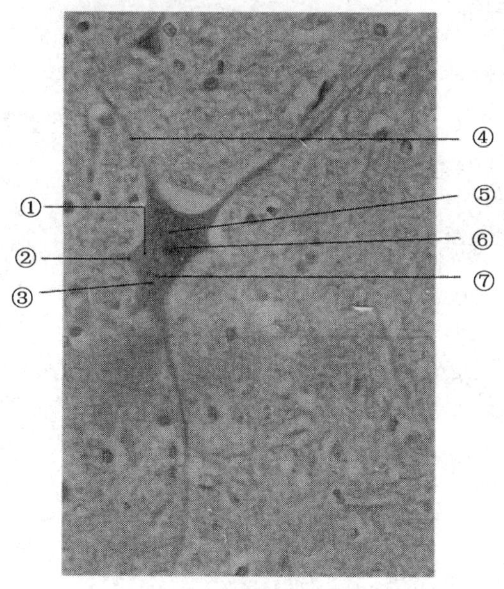

图 7　神经细胞电镜结构图

①__________　②__________　③__________　④__________
⑤__________　⑥__________　⑦__________

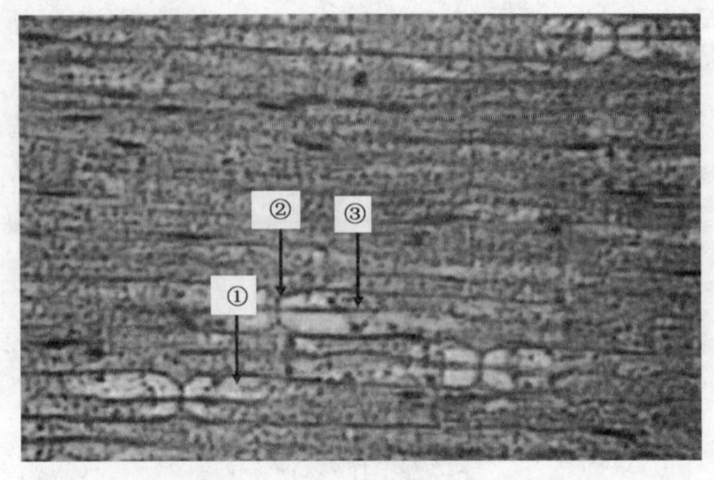

图 8　有髓神经纤维纵切结构图

①__________　②__________　③__________

参考答案

一、单选题

1. C　2. A　3. E　4. D　5. C　6. C　7. D　8. E　9. D　10. B　11. B　12. A　13. C　14. D　15. C　16. B　17. B　18. B　19. B　20. A　21. D　22. E　23. A　24. A　25. C　26. A　27. C　28. D　29. A　30. B　31. E　32. B　33. C　34. A　35. B　36. E　37. D　38. A　39. E　40. C　41. C　42. C　43. A　44. E　45. D　46. B　47. C　48. C　49. D　50. C　51. E　52. D　53. A　54. A　55. A　56. B　57. D　58. E　59. A　60. E　61. A　62. A　63. E　64. B　65. C　66. D　67. B　68. B　69. C　70. E　71. A　72. B　73. D　74. E　75. C　76. A　77. A　78. D　79. D　80. B　81. B　82. E　83. A　84. A　85. C　86. A　87. B　88. A　89. C　90. E　91. D　92. B　93. D　94. B　95. D　96. C　97. B　98. B　99. A　100. C　101. B　102. D　103. C　104. D　105. C　106. E　107. E　108. A　109. D　110. B　111. D　112. A　113. E　114. C　115. A

二、填空题

1. 上皮组织　结缔组织　肌肉组织　神经组织

2. 被覆上皮　腺上皮　特殊上皮　被覆上皮

3. 单层上皮　复层上皮

4. 单层扁平上皮　单层立方上皮　单层柱状上皮　假复层纤毛柱状上皮　单层柱状上皮

5. 复层扁平上皮　变移上皮

6. 微绒毛　纤毛

7. 内分泌腺　外分泌腺

8. 疏松结缔组织　致密结缔组织　脂肪组织　网状组织

9. 成纤维细胞　巨噬细胞　浆细胞　脂肪细胞　肥大细胞

10. 胶原纤维　弹性纤维　网状纤维

11. 透明软骨　弹性软骨　纤维软骨

12. 红细胞　白细胞　血小板

13. 细胞核　细胞器　双凹圆盘　血红蛋白

14. $(4.0\sim5.5)\times10^{12}/L$　$(3.5\sim5.0)\times10^{12}/L$　$(100\sim300)\times10^{9}/L$　$3.0\times10^{12}/L$　100g/L

15. $(4\sim10)\times10^{12}/L$　有粒白细胞　无粒白细胞　无粒白细胞　单核　淋巴　有粒白细胞　中性粒细胞　嗜酸性粒细胞　嗜碱性粒细胞　中性粒细胞　淋巴细胞　单核细胞

16. 肥大细胞　嗜碱性粒细胞

17. 骨骼肌　心肌　平滑肌　心肌　平滑肌

18. 肌纤维　细胞膜　细胞质　肌原纤维

19. 明带　暗带　暗带　M 膜　M 线　明带　Z 膜　Z 线

20. 细　粗

21. 半　一个　半

22. 神经元　胞体　突起　突起　树突　轴突

23. 尼氏体　神经原纤维

24. 假单极神经元　双极神经元　多极神经元

25. 感觉神经元　传入神经元　运动神经元　传出神经元　联络神经元　中间神经元

26. 突触前膜　突触间隙　突触后膜

27. 有髓神经纤维　无髓神经纤维

28. 感觉神经末梢　运动神经末梢

29. 神经胶质　星形胶质细胞　少突胶质细胞　小胶质细胞　室管膜细胞　小胶质细胞　卫星细胞　神经节胶质细胞　神经膜细胞

30. 保护　支持　营养　绝缘

三、名词解释题

1. 由形态结构和功能相似的细胞借细胞间质结合在一起所形成的结构，称为组织。

2. 衬贴在心脏、血管和淋巴管内面的单层扁平上皮称内皮。内皮表面光滑，有利于血液和淋巴液的流动。

3. 分布于胸膜、腹膜和心包膜等处的单层扁平上皮称间皮。间皮表面光滑湿润，有利于内脏器官的活动。

4. 凡是由具有分泌功能的上皮细胞（腺细胞）构成的上皮称之为腺上皮。

5. 从血液中移除纤维蛋白原后所形成的淡黄色透明液体称血清。

6. 肌原纤维上两个相邻的Z膜之间的一段肌原纤维，称为肌节。肌节是肌原纤维的结构和功能单位。

7. 横小管与其两侧的纵小管两端横向膨大形成的终池紧贴，合称三联体。三联体是横小管和终池的接触点，但彼此不相通连。

8. 在心肌细胞的相互连接处，有一条染色较深的带状结构，称闰盘。

9. 光镜下可见在神经细胞的胞质内分布着一些可被碱性染料染色的小粒或小块状物质，称为尼氏体，又称嗜染质。电镜观察发现尼氏体是由发达的粗面内质网和游离的核蛋白体构成。

10. 神经细胞与神经细胞之间或神经细胞与效应细胞（肌细胞、腺细胞）之间相互联系的接触部位（点）称为突触。

11. 神经细胞上的较长突起（统称轴索）和包绕在它外面的鞘状结构，称为神经纤维。

12. 神经纤维的终末部分，分布在其他组织或器官内形成的各种特殊结构称神经末梢。

四、简答题

1. 答：(1) 上皮组织最主要的结构特点有：①细胞成分多，排列紧密；细胞间质成分少；②上皮细胞具有极性，即游离面和基底面；③上皮组织内一般没有血管，上皮细胞通过基膜与深面结缔组织内的血管进行物质交换。

(2) 根据其功能和分布不同，可将上皮分为被覆上皮、腺上皮和特殊上皮三类。

2. 答：巨噬细胞和浆细胞是疏松结缔组织中与机体免疫功能有关的细胞。

(1) 巨噬细胞又称组织细胞，广泛分布在疏松结缔组织内，它是由血液中的单核细胞进入结缔组织后形成的。其形态多样，呈圆形、椭圆形和不规则形等，其表面有短而粗的突起，称伪足。细胞核小，呈圆形，着色较深。胞质多为嗜酸性，通常含有被吞噬的异物。电镜观察，可见胞质内有很多溶酶体、吞噬小泡、吞噬体、微管与微丝等结构。巨噬细胞可做变形运动；具有吞噬功能，能够吞噬细菌、异物、衰老死亡的细胞和抗原性物质；参与免疫应答的调节及合成与分泌溶菌酶、干扰素、补体、粒细胞生成素等生物活性物质。

(2) 浆细胞多分布在消化管与呼吸道固有膜的结缔组织内以及淋巴组织内，而在其他部位的结缔组织内一般很少见到。它是由B淋巴细胞分化形成。细胞呈圆形或卵圆形，胞核圆形，常偏向细胞的一侧，核仁明显，核内的异染色质附于核膜边缘，排列呈车轮状。电镜观察，可见胞质内有大量平行排列的粗面内质网、丰富的游离核蛋白体和发达的高尔基复合体。浆细胞能合成、贮存和分泌抗体，即免疫球蛋白（简称Ig），参与机体的体液免疫反应。一种浆细胞只能产生一种与抗原相应的特异性抗体。

3. 答：(1) 根据软骨基质中所含的纤维种类和数量的不同，通常把软骨分为透明软骨、弹性软骨和纤维软骨三种。

(2) 三种软骨的结构特点与分布

比较内容	透明软骨	弹性软骨	纤维软骨
细胞	分散或成团	分散的较多	多成行排列
纤维	胶原原纤维，细小，不易见	弹性纤维较多	胶原纤维，粗大、平行排列

续表

比较内容	透明软骨	弹性软骨	纤维软骨
基质	软骨囊明显	红蓝相间	软骨囊不明显
特性	弹性差	弹性好	韧性好
分布	喉软骨、肋软骨、关节软骨等	耳郭软骨、会厌软骨	关节盘、椎间盘、耻骨联合

4. 答：白细胞分为有粒白细胞（包括中性粒细胞、嗜酸性粒细胞、嗜碱性粒细胞）和无粒白细胞（包括淋巴细胞与单核细胞）两种。

5. 答：肌组织是由特殊分化的肌细胞构成。肌细胞间无特有的细胞间质，但有少量的结缔组织和丰富的血管、神经以及淋巴管等。

根据肌细胞的形态结构和功能特点，可将肌组织分为骨骼肌、平滑肌和心肌三种。

6. 答：神经元的分类方法比较多，主要的分类方法有以下几种：

（1）根据神经元的形态，按照由胞体上发出的突起多少不同，可把神经元分为假单极神经元（如脊神经节内的神经元）、双极神经元（如视网膜上的双极细胞）和多极神经元（此类神经元分布最广）三种。

（2）根据神经元的功能，结合神经冲动的传递方向可把神经元分为运动神经元或传出神经元（如脊髓灰质前角的运动神经元）、感觉神经元或传入神经元（如脊神经节内的假单极神经元）、联络神经元或中间神经元（介于前两种神经元之间起联络作用）三种。

（3）根据神经元释放的递质不同，可把神经元区分为胆碱能神经元（释放乙酰胆碱）、去甲肾上腺素能神经元（释放去甲肾上腺素）、胺能神经元（释放多巴胺、5-羟色胺等）、氨基酸能神经元（释放γ-氨基丁酸与甘氨酸和谷氨酸等）、肽能神经元（释放脑啡肽、P物质和神经降压素等）。

五、综述题

1. 答：（1）被覆上皮的分类：

根据被覆上皮的上皮细胞的排列层数与表层细胞的形态不同可将其分为单层上皮（包括单层扁平上皮、单层立方上皮、单层柱状上皮、假复层纤毛柱状上皮）和复层上皮（包括复层扁平上皮和变移上皮）两类。

（2）各类被覆上皮的分布：

单层扁平上皮：分布于心脏、血管和淋巴管内面（称内皮）、胸膜、腹膜、心包膜（称间皮）以及肺泡与肾小囊壁等处。

单层立方上皮：分布于甲状腺滤泡壁、小叶间胆管及肾小管等处。

单层柱状上皮：分布于胃、肠道、输卵管、子宫和胆囊等处。

假复层纤毛柱状上皮：分布于呼吸道。

复层扁平上皮：分布于皮肤的表皮、口腔、咽、食管、阴道和肛门等处。

变移上皮：分布于肾盂、输尿管和膀胱等处。

2. 答：具有分泌功能的上皮细胞称为腺细胞。由具有分泌功能的上皮细胞构成的上皮组织则称腺上皮。腺上皮的上皮细胞多数为立方形、柱状或锥体形等，腺细胞大都排列成团状、索状、管状或泡状。以腺上皮为主要成分构成的器官称为腺（体）。根据分泌物排出的方式不同，可把腺分为外分泌腺也称有管腺（如汗腺、唾液腺）和内分泌腺也称无管腺（如甲状腺和肾上腺）两大类。

外分泌腺根据构成腺的腺细胞数量，可分为单细胞腺（如杯状细胞）和多细胞腺（如唾液腺）两种。人体内的外分泌腺大都属于多细胞腺。它由很多腺细胞聚集而成，外包结缔组织被膜，被膜的结缔组织伸入腺的内部构成其间质。多细胞腺的腺实质部分一般是由分泌部和导管部构成。

导管部的管壁由单层或复层上皮围成。它的一端与腺泡腔相通，另一端开口于有关器官的管腔或体表，并可有分支。其主要功能是输送分泌物，有的也可兼有分泌和吸收功能。分泌部则是由一层腺上皮细胞围成，中央有一空腔，与腺的导管部相连，具有分泌的功能。

根据分泌部的形状不同可把外分泌腺分为管状腺、泡状腺和管泡状腺三种。其中泡状腺和管泡状腺的分泌部通常称之为腺泡。根据腺泡分泌物的性质不同可将外分泌腺分为黏液性腺、浆液性腺和混合性腺三种。如果根据腺导管有无分支还可将外分泌腺分为单腺（导管不分支）和复腺（导管分多级分支）。

3. 答：(1) 组成：结缔组织由分散的细胞和大量的细胞间质构成。

(2) 结构特点：①结缔组织的细胞数量少，无极性分布；②细胞间质成分多，细胞间质包括均质状的基质和细丝状的纤维；③结缔组织的细胞种类较多，呈散在性地分布在细胞间质之中；④不直接与外界环境接触；⑤都由间充质分化形成。

(3) 功能：结缔组织在人体内分布广泛，主要起着保护、支持、充填、连接、营养、防御和创伤修复的功能。

(4) 分类：广义的结缔组织包括固有结缔组织、固态结缔组织和液态结缔组织三类；狭义的结缔组织仅仅是指固有结缔组织。固有结缔组织包括疏松结缔组织、致密结缔组织、脂肪组织和网状组织四种；固态结缔组织包括软骨组织与骨组织；液态结缔组织包括血液和淋巴。

4. 答：(1) 细胞种类及功能：

成纤维细胞：合成纤维和基质。

巨噬细胞：吞噬异物和衰老死亡的细胞，还具有免疫作用。

浆细胞：合成免疫球蛋白，参与体液免疫。

脂肪细胞：合成和贮存脂肪。

肥大细胞：产生肝素，具有抗凝血作用；产生组胺和慢反应物质，参与过敏反应。

(2) 纤维成分及功能：

胶原纤维：韧性大，抗拉力强。

弹性纤维：具有弹性。

网状纤维：起支架作用。

5. 答：(1) 血液组成：血液由血浆和血细胞组成。血细胞包括红细胞、白细胞和血小板。

(2) 各种血细胞的正常数值及形态特点：

红细胞呈双凹圆盘状，成熟的红细胞无细胞核和细胞器，胞质内充满大量血红蛋白。其正常数值：男性为（4.0～5.5）$\times 10^{12}$/L；女性为（3.5～5.0）$\times 10^{12}$/L。血红蛋白的含量：男性为120g～150g/L；女性为110g～140g/L。

白细胞是无色有核呈球形的细胞。健康成人白细胞的正常值为（4～10）$\times 10^{12}$/L。根据细胞质内有无特殊染色颗粒，可将白细胞分为有粒白细胞和无粒白细胞两类。其中无粒白细胞又分为单核细胞和淋巴细胞；有粒白细胞又因颗粒着色性质的不同分为中性粒细胞、嗜酸性粒细胞和嗜碱性粒细胞三种。

单核细胞：是血液中体积最大的细胞，占白细胞总数的3%～8%。胞体呈圆形或椭圆形；胞核肾形、蹄铁形或不规则形；细胞质较多，染成浅蓝色，内有散在性的嗜天青颗粒。

淋巴细胞：淋巴细胞大小不等，占白细胞总数的20%～30%。细胞呈圆形或卵圆形；细胞核呈圆形，一侧常有凹痕，被染成深紫蓝色；细胞质较少，染成天蓝色，并可见少量嗜天青颗粒。

中性粒细胞：是白细胞中数量最多的一种，占白细胞总数的50%～70%。细胞呈球形；胞核腊肠状或分叶状，一般分2～5叶，以3叶核多见，核叶之间有细丝相连；在其胞质内散布着许多细小、分布均匀的浅红色中性颗粒。

嗜酸性粒细胞：比中性粒细胞略大，占白细胞总数的0.5%～3%。细胞呈球形；细胞核多分为两叶；胞质内充满粗大且分布均匀被染成橘红色的嗜酸性颗粒。

嗜碱性粒细胞：是白细胞中数量最少的一种细胞，仅占白细胞总数的0%～1%。细胞呈球形；核呈S形或不规则形；胞质内含有大小不等分布不均被染成紫蓝色的嗜碱性颗粒。

血小板不是具有完整结构的细胞，它是由骨髓内的巨核细胞脱落下来的小块胞质碎片形成的，常成群分布在血细胞之间。其正常值为（100～300）$\times 10^{9}$/L。血小板呈双凸圆盘状，表面有完整的胞膜；无细胞核；但有一些细胞器。

6. 答：三种肌组织的结构特点与分布比较

比较内容	骨骼肌	心肌	平滑肌
分布	躯干、头颈和四肢	心脏和邻近心的大血管	血管壁和内脏器官
细胞形态	细长圆柱形	短柱状，有分支	长梭形，多成层或成束排列
细胞核	数量较多，扁椭圆形，靠近肌膜排列	1～2个，卵圆形，位于细胞中央	1个核，长椭圆形或杆状，位于细胞中央
横纹	有明暗相间的横纹	有横纹，但不如骨骼肌明显	没有横纹
闰盘	无闰盘	有闰盘	无闰盘
肌节	有，明显	有，不明显	无
横小管	位于A带与I带交界处	较粗，位于Z线水平	无
肌质网	发达，终池，三联体	不发达，终池少，二联体	不发达
肌浆	含大量肌原纤维	含少量肌原纤维	无，仅含肌丝
收缩特点	运动随意，迅速有力，但易疲劳	运动不随意，自动节律性强，收缩持久，不易疲劳	运动不随意，收缩缓慢而持久，不易疲劳，伸缩性大
神经支配	躯体运动神经	内脏运动神经	内脏运动神经

六、填图题

1. 请填写出下列各图所示的组织名称。

图 1：单层柱状上皮

图 2：变移上皮

图 3：单层立方上皮

图 4：假复层纤毛柱状上皮

图 5：单层扁平上皮

图 6：复层扁平上皮

图 7：脂肪组织

图 8：弹性软骨

图 9：透明软骨

图 10：纤维软骨

图 11：骨骼肌组织

图 12：平滑肌组织

图 13：神经组织

2. 请标注下列各图各标号所示的结构名称。

图 1：①浆液性腺泡　②混合性腺泡　③黏液性腺泡　④导管

图 2：①弹性纤维　②网状纤维　③胶原纤维

图 3：①骨单位　②内环骨板　③穿通管　④哈弗斯骨板　⑤中央管　⑥外环骨板　⑦间骨板

图 4：①嗜酸性粒细胞　②淋巴细胞　③红细胞　④中性粒细胞　⑤单核细胞　⑥血小板　⑦嗜碱性粒细胞

图 5：①心肌细胞纵切面　②心肌细胞核　③闰盘

图 6：①肌浆网（纵小管）　②Z 线或 Z 膜　③横小管　④肌膜　⑤肌原纤维　⑥终池　⑦（一个）肌节

图 7：①轴丘　②轴突　③神经细胞体　④树突　⑤神经细胞核　⑥核仁　⑦尼氏体

图 8：①结间体　②郎飞氏节　③轴索

（张冬初）

第十一章　人体胚胎学概要

一、单选题

1. 卵子完成第二次减数分裂是在（　　）
   A. 排卵后　B. 受精时　C. 成熟卵泡时期
   D. 生长卵泡时期　E. 以上均不对
2. 受精时，精子进入（　　）
   A. 初级卵母细胞　B. 次级卵母细胞
   C. 卵泡细胞　D. 卵原细胞
   E. 成熟卵母细胞
3. 卵受精时产生男婴精子的染色体组型是（　　）
   A. 22，X　B. 23，X　C. 22，Y
   D. 23，Y　E. 46，Y
4. 人胚早期发育时期是指（　　）
   A. 受精到第 4 周末　B. 受精到第 6 周末
   C. 受精到第 8 周末　D. 受精到第 10 周末
   E. 受精到第 12 周末
5. 下述受精的条件哪项错误（　　）
   A. 获能的精子　B. 成熟的卵子
   C. 成熟的精子　D. 排卵后 24 小时内
   E. 排卵后第 3 天
6. 关于受精意义的描述，下列哪项错误（　　）
   A. 受精决定性别　B. 受精标志着一个新个体生命的开始
   C. 受精完成遗传与变异　D. 受精发现是否形成双胎
   E. 受精的结果，使受精卵的染色体恢复为 46 条
7. 受精后第 1 周的变化，哪项是错误的（　　）
   A. 中胚层出现　B. 胚泡形成　C. 开始植入
   D. 桑椹胚　E. 卵裂
8. 常见的受精部位是（　　）
   A. 输卵管漏斗部　B. 输卵管子宫部
   C. 输卵管峡部　D. 子宫
   E. 输卵管壶腹部

9. 下列哪一时期透明带溶解消失（　　）
A. 胚泡期　B. 体节形成期　C. 8 个细胞期
D. 受精时　E. 桑椹胚期

10. 受精卵的细胞分裂称（　　）
A. 第一次减数分裂　B. 第二次减数分裂
C. 无丝分裂　D. 卵裂
E. 以上都不是

11. 卵裂球达 12 ~ 16 个时的胚是（　　）
A. 内细胞群　B. 胚泡　C. 卵裂
D. 滋养层　E. 桑椹胚

12. 当胚形成一个囊泡状的结构时称（　　）
A. 内细胞群　B. 滋养层　C. 卵裂
D. 胚泡　E. 桑椹胚

13. 关于胚泡的描述，下列哪项错误（　　）
A. 表面是单层细胞，称滋养层　B. 胚泡一端内面的细胞称极端滋养层
C. 胚泡内为含液体的胚泡腔　D. 胚泡一端内面的细胞称内细胞群
E. 又称囊胚

14. 下列何者不属胚泡的结构（　　）
A. 放射冠　B. 胚泡腔　C. 滋养层
D. 内细胞群　E. 胚泡液

15. 植入后的子宫内膜称（　　）
A. 基膜　B. 基蜕膜　C. 黏膜
D. 蜕膜　E. 胎膜

16. 植入的正常位置是（　　）
A. 子宫底和体部内膜功能层　B. 子宫内膜基底层
C. 子宫肌层　D. 输卵管
E. 子宫颈部

17. 宫外孕最常发生的部位是在（　　）
A. 肠系膜　B. 输卵管　C. 直肠子宫陷凹
D. 腹腔　E. 卵巢

18. 关于合体滋养层的描述，下列哪项错误（　　）
A. 能直接分化形成胚外中胚层　B. 合体滋养层的内面有细胞滋养层
C. 能产生人绒毛膜促性腺激素　D. 由胚泡滋养层发育而成
E. 细胞界限不清楚

19. 人体的原基是（　　）
A. 受精卵　B. 原条　C. 脊索
D. 体蒂　E. 二胚层胚盘

20. 人胚发育过程中，初具人形的时间是（　　）
A. 第 2 周　B. 第 4 周　C. 第 6 周
D. 第 8 周　E. 第 10 周

21. 胚胎发育过程中将形成绒毛膜的结构是（　　）
A. 桑椹胚　B. 卵裂　C. 内细胞群
D. 胚泡　E. 滋养层

22. 胚盘中的中胚层来自（　　）
A. 体蒂　B. 上胚层　C. 胚外中胚层
D. 内胚层　E. 滋养层

23. 形成脊索的结构是（　　）
A. 原结　B. 神经沟　C. 原凹
D. 原条　E. 原沟

24. 最先出现的胚层是（　　）
A. 胚外中胚层　B. 中胚层　C. 滋养层
D. 外胚层　E. 内胚层

25. 二胚层胚盘的结构是（　　）
A. 上层来自细胞滋养层，下层来自合体滋养层
B. 上层为卵黄囊的底，下层为羊膜腔的顶
C. 上层为外胚层，下层为中胚层
D. 上层是中胚层，下层为外胚层
E. 上层为羊膜腔的底，下层为卵黄囊的顶

26. 下列哪一结构不是来源于中胚层（　　）
A. 间皮　B. 肌　C. 乳腺
D. 软骨　E. 真皮

27. 形成胚内体腔的结构是（　　）
A. 侧中胚层　B. 体节　C. 体腔管
D. 间介中胚层　E. 内胚层

28. 下列哪项不参与胚体的形成（　　）
A. 轴旁中胚层　B. 间介中胚层
C. 胚外中胚层　D. 外胚层
E. 内胚层

29. 诱导神经管形成的结构是（　　）
A. 脊索　B. 原结　C. 体节
D. 原条　E. 原凹

30. 下列哪项形成胚内中胚层（　　）
A. 脊索　B. 原条　C. 体节
D. 绒毛膜　E. 滋养层

31. 体蒂属于（　　）

A. 滋养层　　B. 内胚层　　C. 外胚层

D. 胚外中胚层　　E. 胚内中胚层

32. 可分化为肾上腺的胚层是（　　）

A. 内胚层和中胚层　　B. 内胚层和外胚层

C. 内胚层　　D. 外胚层

E. 中胚层和外胚层

33. 脑和脊髓的发生来源于（　　）

A. 滋养层　　B. 内胚层　　C. 外胚层

D. 胚外中胚层　　E. 胚内中胚层

34. 下列何结构将形成胎盘的胎儿部分（　　）

A. 壁蜕膜　　B. 基蜕膜　　C. 包蜕膜

D. 平滑绒毛膜　　E. 丛密绒毛膜

35. 下列哪一结构将形成胎盘的母体部分（　　）

A. 壁蜕膜　　B. 基蜕膜　　C. 包蜕膜

D. 平滑绒毛膜　　E. 丛密绒毛膜

36. 胎膜包括（　　）

A. 绒毛膜、壁蜕膜、卵黄囊、尿囊和脐带

B. 绒毛膜、羊膜、包蜕膜、尿囊和脐带

C. 绒毛膜、羊膜、卵黄囊、尿囊和脐带

D. 绒毛膜、羊膜、卵黄囊、体蒂和脐带

E. 绒毛膜、羊膜、卵黄囊、尿囊和基蜕膜

37. 脐带的基础是（　　）

A. 脐血管　　B. 体蒂　　C. 羊膜

D. 尿囊　　E. 卵黄囊

38. 脐带形成后，包在脐带外面的结构是（　　）

A. 外胚层　　B. 卵黄囊　　C. 绒毛膜

D. 羊膜　　E. 胚外中胚层

39. 下列哪一结构不是由受精卵发育而来（　　）

A. 羊膜　　B. 胚盘　　C. 绒毛膜

D. 脐带　　E. 蜕膜

40. 下列何者不属于胎膜（　　）

A. 绒毛膜　　B. 羊膜　　C. 蜕膜

D. 尿囊　　E. 卵黄囊

41. 构成胎盘的结构是（　　）

A. 包蜕膜与平滑绒毛膜　　B. 壁蜕膜与丛密绒毛膜

C. 底蜕膜与平滑绒毛膜　　D. 包蜕膜与丛密绒毛膜

E. 以上都不对

42. 胎盘产生的激素不包括（　　）

A. 胎盘催乳素　　B. 绒毛膜促性腺激素

C. 催乳素　　D. 雌激素

E. 孕激素

二、填空题

1. 在母体子宫内，从受精卵发育成一个成熟的胎儿需经历共计约__________天，一般分两个时期，即__________和__________。

2. 受精卵的细胞分裂称为__________，其所产生的子细胞称__________，后者构成的实心胚称__________。

3. 受精发生于排卵后__________小时之内，受精部位在__________。

4. 受精后第__________天开始植入，植入时受精卵已发育至__________阶段，约第__________天植入完成。

5. 受精决定性别，若精子的性染色体为 X，胚胎即为__________；若精子的性染色体为 Y，胚胎即为__________。

6. 桑椹胚进入子宫腔后继续分裂形成囊泡状的结构称__________或__________，其表面是单层细胞，称__________；中央的腔称为__________。在腔的一侧附着一团细胞，称为__________，将来发育成__________。

7. 胚泡进入子宫内膜的过程称__________，又称__________。此时子宫内膜正处于__________期，其部位通常是在__________或__________。在该过程中滋养层细胞逐渐分化为内、外两层，外层细胞间界限消失，称__________，内层由一层分界明显的立方形细胞组成，称__________。

8. 胚泡若在__________植入，则将形成前置胎盘；胚泡在子宫以外的部位植入，则称__________。

9. 二胚层胚盘是由__________的底和__________的顶两层细胞构成，胚盘上层为柱状细胞，称__________，其下方为立方形细胞，称__________。

10. 原沟深部的细胞在上、下胚层之间向周边扩展迁移，一部分细胞在上、下胚层之间形成一个新的细胞层，称__________。第 3 周末，胚盘由内、中、外胚层组成，称__________。

11. 根据蜕膜与胚的位置关系，可将蜕膜分为__________、__________和__________三部分。随着胚胎的发育增长，__________和__________融合，子宫腔消失。

12. 原条的出现标定了胚盘的中轴和头、尾侧方向，出现原条的一端为__________，相对的一端为__________。

13. 脊索形成后，诱导其背侧中线的__________增厚呈板状，称__________，其中央沿长轴凹陷形成__________，沟缘在其中段愈合并向头尾延伸，形成__________，其头端的无中胚层区称__________。

14. 胎膜由__________发育而来，是__________以外的附属结构，它包括

__________、__________、__________、__________和__________，对胎儿起着__________和__________作用。

15. 连于胚胎脐部与胎盘间的圆索状结构称__________，它是__________与__________之间物质运输的通道。其外覆羊膜，内含结构有__________、__________、__________和__________等。

16. 胎盘是由胎儿的__________和母体子宫的__________共同组成。可分为两面，分别是__________面和__________面。中央有脐带相连的是胎盘的__________面。

17. 胎盘具有__________和__________功能。

18. 在胎盘内__________中的胎儿血与__________中的母体血间的物质交换要通过__________及__________、__________、__________及__________，该五层结构合称__________或__________。

19. 由胎盘分泌的激素有__________、__________、__________和__________，其中__________可作尿液妊娠试验，辅助诊断早期妊娠。

20. 胎儿出生后，动脉导管闭塞形成__________，卵圆孔封闭形成__________，脐静脉变为__________，静脉导管变为__________。

三、名词解释题

1. 受精
2. 获能
3. 卵裂
4. 桑椹胚
5. 胚泡
6. 植入
7. 内细胞群
8. 蜕膜
9. 胚盘
10. 羊膜腔
11. 体蒂
12. 胎盘
13. 一卵双胎
14. 试管婴儿

四、简答题

1. 试述脐带的组成及功能。
2. 简述胎盘屏障的定义、构成与功能。
3. 何为胎膜？它包括哪些结构？
4. 简述胎盘的内分泌功能。

5. 简述胎盘的构成及胎盘的血液循环路径。

五、综述题

1. 受精的意义有哪些？
2. 试述植入的定义、植入时间、植入部位、植入过程及植入的条件。
3. 试述三胚层分化最终形成的结构。
4. 胎儿出生后其血液循环有哪些主要变化？

六、填图题

请标注下列各图各标号所示的结构名称。

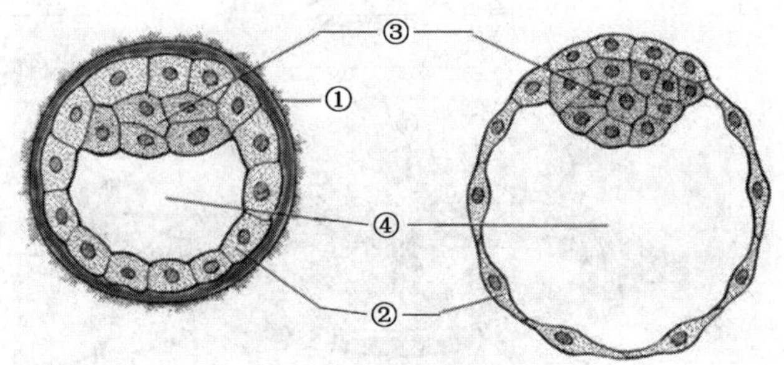

图 1　胚泡结构模式图

①____________　②____________
③____________　④____________

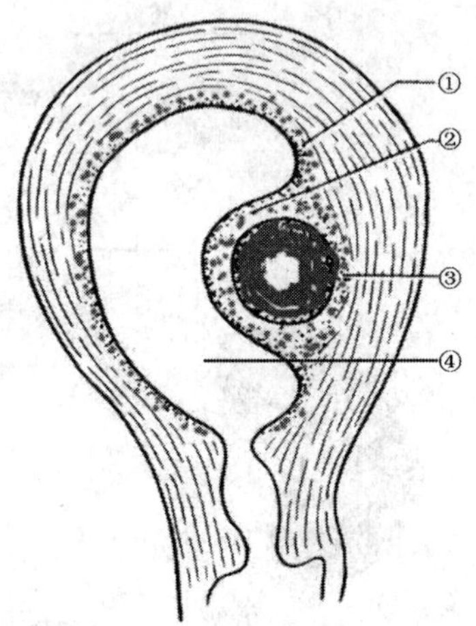

图 2　蜕膜与胚的位置关系示意图

①____________　②____________　③____________　④____________

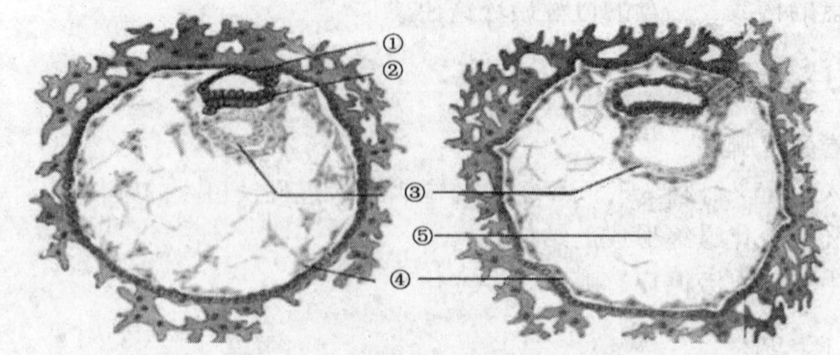

图 3　二胚层胚盘及羊膜腔、卵黄囊和胚外体腔示意图

①____________　　②____________　　③____________
④____________　　⑤____________

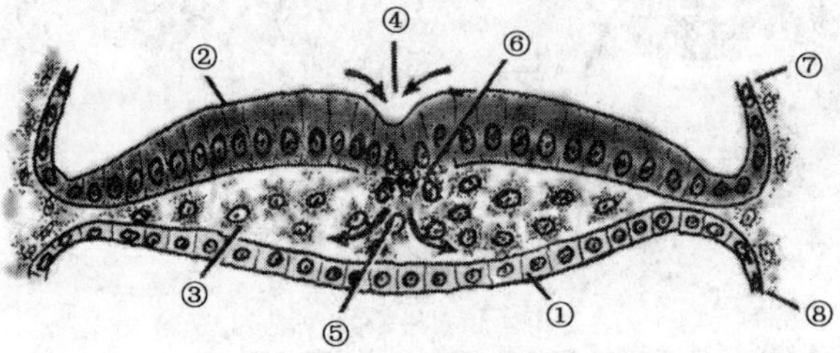

图 4　第 16 天胚盘横切模式图

①____________　　②____________　　③____________
④____________　　⑤____________　　⑥____________
⑦____________　　⑧____________

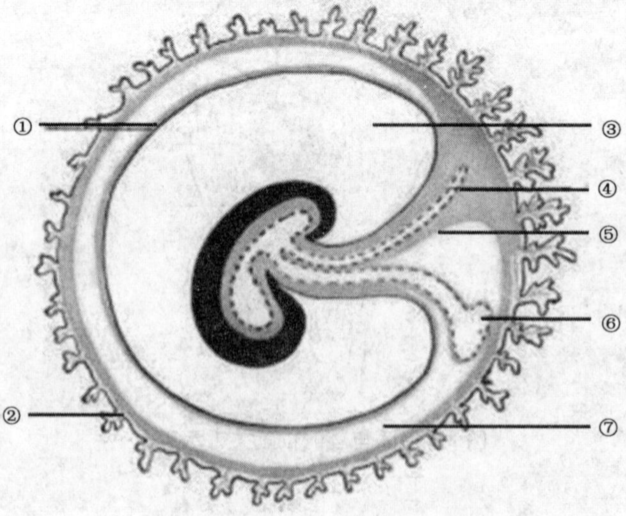

图 5　胎膜的形成与演变示意图

①______________ ②______________ ③______________

④______________ ⑤______________ ⑥______________

⑦______________

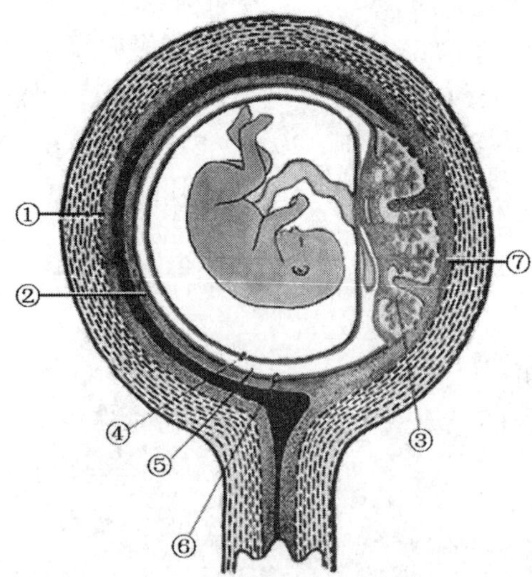

图 6　胎盘与蜕膜的位置关系示意图

①______________ ②______________ ③______________

④______________ ⑤______________ ⑥______________

⑦______________

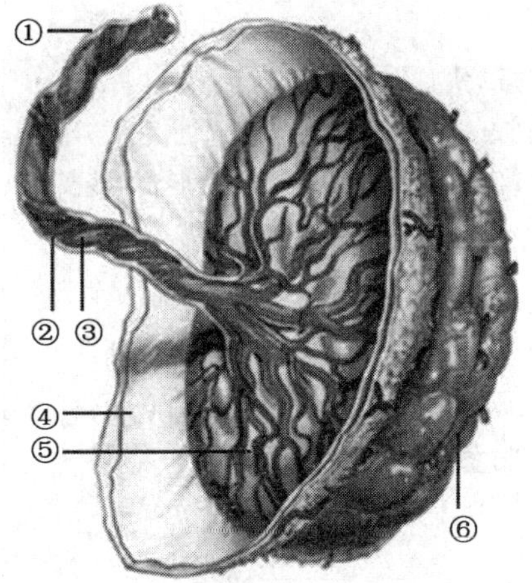

图 7　胎盘与脐带整体观模式图

①______________ ②______________ ③______________

④______________ ⑤______________ ⑥______________

参考答案

一、单选择

1. B　2. B　3. D　4. C　5. E　6. D　7. A　8. E　9. A　10. D　11. E　12. D　13. B　14. A　15. D　16. A　17. B　18. A　19. E　20. D　21. E　22. B　23. C　24. E　25. E　26. C　27. A　28. C　29. A　30. B　31. D　32. E　33. C　34. E　35. B　36. C　37. B　38. D　39. E　40. C　41. E　42. C

二、填空题

1. 266 天　胚期　胎期
2. 卵裂　卵裂球　桑椹胚
3. 12　输卵管壶腹
4. 6 ~ 7　胚泡　11 ~ 12
5. 女性　男性
6. 胚泡　囊胚　滋养层　胚泡腔　内细胞群　胎儿
7. 植入　着床　分泌期　子宫体前、后壁　子宫底　合体滋养层　细胞滋养层
8. 子宫颈附近　宫外孕
9. 羊膜腔　卵黄囊　上胚层　下胚层
10. 胚内中胚层　三胚层胚盘
11. 基蜕膜　包蜕膜　壁蜕膜　包蜕膜　壁蜕膜
12. 尾端　头端
13. 外胚层　神经板　神经沟　神经管　口咽膜
14. 受精卵　胚体　绒毛膜　卵黄囊　尿囊　脐带　羊膜　保护　营养
15. 脐带　胎儿　母体　卵黄囊　尿囊　脐动脉　脐静脉
16. 丛密绒毛膜　基蜕膜　胎儿　母体　胎儿
17. 物质交换　内分泌
18. 绒毛毛细血管　绒毛间隙　绒毛表面滋养层细胞　基膜　绒毛中轴的胚外中胚层（结缔组织）　绒毛毛细血管的基膜　绒毛毛细血管内皮　胎盘屏障　胎盘膜
19. 绒毛膜促性腺激素　胎盘催乳素　雌激素　孕激素　绒毛膜促性腺激素
20. 动脉韧带　卵圆窝　肝圆韧带　静脉韧带

三、名词解释题

1. 精子与卵子结合成为一个合子（受精卵）的过程称受精。

2. 精子表面覆盖糖蛋白，在子宫与输卵管内的运行过程中，该糖蛋白被女性生殖管道上皮细胞分泌的酶类降解，从而获得受精的能力称为获能。

3. 在受精卵早期进行的细胞分裂过程称卵裂。

4. 受精后第 3 天，受精卵形成一个由 12 ~ 16 个卵裂球构成的实心胚，形似桑椹，称为桑椹胚。

5. 大约在受精后的第 4 天，桑椹胚进入子宫腔并继续分裂，此时透明带消失，细胞间出现含有液体的裂隙，裂隙逐渐融合形成一个囊泡状的胚，称胚泡，又称囊胚。

6. 胚泡埋入子宫内膜的过程称为植入，又称着床。

7. 胚泡表面的一层扁平细胞为滋养层，中央的腔为胚泡腔，内含胚泡液。在胚泡的一端附着在滋养层内面的一团细胞称内细胞群。

8. 胚泡植入后的子宫内膜称蜕膜。根据蜕膜与胚泡的位置关系，可将蜕膜分为壁蜕膜、包蜕膜和基蜕膜三部分。

9. 胚发育第 2 周，内细胞群的细胞分裂增生形成两层细胞，其中在近胚泡腔一侧形成一层立方形的细胞为下胚层，下胚层的上方一层柱状细胞为上胚层，两个胚层紧密相贴形成一个圆盘状的结构称胚盘。

10. 羊膜和外胚层之间形成一个腔，称羊膜腔。

11. 连在胚盘尾端与绒毛膜之间的胚外中胚层，称体蒂。

12. 由母体子宫的基蜕膜和胎儿的丛密绒毛膜共同组成的圆盘状结构称胎盘。

13. 由一个受精卵发育成两个胎儿，即为一卵双胎。一卵双胎的两个胎儿性别相同，面貌相似。

14. 人工取出卵细胞，放入试管内，使其与获能的精子在试管内受精形成受精卵并发育成胚泡，再将胚泡送入母体正处于分泌期的子宫内发育成熟，由母体娩出，这种胎儿称试管婴儿。

四、简答题

1. 答：脐带是连于胚胎脐部与胎盘间的圆索状结构，其外覆羊膜，内有体蒂、卵黄囊、尿囊、尿囊动脉和尿囊静脉等结构。

脐带是胎儿与母体之间进行物质运输的通道。

2. 答：胎盘内有母体和胎儿两套血液循环，将母体血与胎儿血隔开，但又能进行选择性物质交换所通过的结构，称胎盘屏障。

胎盘屏障包括绒毛表面的滋养层细胞及其基膜、绒毛内毛细血管内皮及其基膜和两层基膜之间的胚外中胚层的结缔组织。

胎盘屏障能阻止母体血液中的大分子物质如细菌等进入胎儿血液循环，对胎儿起着保护作用。

3. 答：胎膜是胚体以外的附属结构，它是由受精卵发育而来。对胎儿起着保护和营养作用。

胎膜包括绒毛膜、卵黄囊、尿囊、羊膜和脐带等结构。

4. 答：胎盘的合体滋养层细胞能分泌多种激素：

（1）绒毛膜促性腺激素：妊娠 3 周后即能在尿中检出，可作为早期妊娠的诊断依据。

（2）胎盘催乳素：又称绒毛膜促乳腺生长激素，在受精后的第 2 个月开始由合体滋养层分泌，妊娠第 8 个月达到高峰直到分娩。

（3）雌激素：分泌量逐渐增多，妊娠足月时达到高峰。

（4）孕激素：妊娠8个月时分泌量最高，以后则不再增加。

5. 答：（1）构成：胎盘是由胎儿的丛密绒毛膜和母体的基蜕膜构成。

（2）胎盘血液循环路径：胎盘内有母体和胎儿两套血液循环，胎盘的母体部分和胎儿部分的血液循环，是两个互不相通、各自独立的循环体系。①母体子宫动脉的血→基蜕膜的螺旋动脉→绒毛间隙→与绒毛毛细血管内的胎儿血进行物质交换→流回子宫静脉→母体；②胎儿静脉血→脐动脉及其分支→绒毛毛细血管→与母体血进行物质交换→脐静脉→胎儿体内。

五、综述题

1. 答：（1）受精标志着新的个体诞生：受精能使卵子的缓慢代谢转入旺盛代谢，从而启动细胞不断地分裂和分化，直至发育成一个新的个体。

（2）受精完成遗传与变异：受精改变了遗传性状，新个体的遗传性状来源于父母双方，遗传基因的重新组合将出现新的遗传特性。

（3）受精恢复了二倍体：受精的结果使受精卵的染色体恢复为46条，维持了物种的稳定性。

（4）受精决定性别：若性染色体为X的精子与卵子结合则胚胎发育为女性；如性染色体为Y的精子与卵子结合则胚胎发育为男性。

2. 答：（1）植入定义：胚泡埋入子宫内膜的过程称植入，又称着床。

（2）植入时间：植入开始于受精后的第6~7天，第11~12天植入完成。

（3）植入部位：正常植入部位一般是在子宫体前、后壁的上部及子宫底。

（4）植入过程：于受精后的第6天，极端滋养层首先接触子宫内膜，滋养层细胞分泌一种蛋白水解酶，将子宫内膜溶解形成一个缺口，胚泡即由此缺口浸入，子宫内膜表面的缺口迅速被修复，直至第11~12天整个胚泡全部埋入子宫内膜中，从而完成植入过程。

（5）植入条件：①子宫内膜必须保持在分泌期；②正常发育的胚泡；③透明带的及时消失；④胚泡准时进入子宫腔；⑤子宫的内环境正常。

3. 答：（1）外胚层：分化最终形成的结构是皮肤的表皮及其附属结构（毛发、指甲、皮脂腺和汗腺的上皮）、乳腺、口腔、腮腺、肛门和鼻腔及鼻旁窦的上皮、角膜上皮、晶状体、视网膜和外耳及内耳膜迷路的上皮、垂体和肾上腺髓质与神经系统。

（2）中胚层：分化最终形成的结构是结缔组织、皮肤的真皮、软骨和骨、关节囊、肌腱、骨骼肌、心肌和平滑肌、胸膜、腹膜、血液和心血管、淋巴管与淋巴器官、肾、输尿管、睾丸、附睾、输精管及精囊腺、卵巢、输卵管、子宫和阴道穹以及肾上腺皮质。

（3）内胚层：分化最终形成的结构是咽到直肠的上皮、肝、胆囊、胆道、胰腺和喉、气管、主支气管及肺的上皮、甲状腺与甲状旁腺的上皮、胸腺、中耳鼓室、咽鼓管、膀胱、后尿道、阴道和阴道前庭。

4. 答：胎儿出生后，由于脐带被剪断，胎盘循环立即终止，胎儿开始用肺呼吸，其血液循环亦将发生一系列变化。

（1）动脉导管闭塞：先上管壁上的环形平滑肌收缩，使管腔暂时闭锁，以后则由于其内膜的结缔组织增生，管腔才真正闭锁，形成动脉韧带。

（2）卵圆孔封闭：肺循环开始后，肺静脉回左心房的血量大增，因而使左心房内的压力超过右心房，迫使第一隔把卵圆孔遮盖，大约在出生后一年左右，因房间隔的结缔组织增生，在结构上才得以完全封闭，仅在房间隔的右心房面留有一卵圆形的凹陷即形成卵圆窝。

（3）脐动脉：近侧段成为髂内动脉，远侧段闭锁成韧带。

（4）脐静脉：变为肝圆韧带，连于脐与肝门之间。

（5）静脉导管：变为静脉韧带。

六、填图题

图1：①透明带　②滋养层　③内细胞群　④胚泡腔

图2：①壁蜕膜　②包蜕膜　③基蜕膜　④子宫腔

图3：①羊膜　②胚盘　③卵黄囊　④胚外中胚层　⑤胚外体腔

图4：①内胚层　②外胚层　③中胚层　④原沟　⑤内陷的中胚层　⑥原条　⑦羊膜　⑧卵黄囊壁

图5：①羊膜　②绒毛膜　③羊膜腔　④尿囊　⑤体蒂　⑥卵黄囊　⑦胚外体腔

图6：①壁蜕膜　②包蜕膜　③丛密绒毛膜　④羊膜　⑤胚外体腔　⑥平滑绒毛膜　⑦基蜕膜

图7：①脐带　②脐静脉　③脐动脉　④羊膜　⑤胎盘胎儿面　⑥胎盘母体面

（张冬初）

第二篇　人体生理学

第一章 绪 论

一、名词解释题

1. 生理学
2. 新陈代谢
3. 内环境
4. 稳态
5. 神经调节
6. 反射
7. 体液调节
8. 反馈
9. 负反馈

二、单选题

1. 生理学的研究任务是阐明（　　）
   A. 正常人体功能活动规律　　B. 人体细胞的功能
   C. 人体与环境的关系　　D. 人体结构与功能的关系
2. 机体内环境是指（　　）
   A. 血液　　B. 细胞内液　　C. 细胞外液　　D. 组织液
3. 人体内最重要的调节机制是（　　）
   A. 体液调节　　B. 神经调节　　C. 自身调节　　D. 正反馈调节
4. 神经调节的基本方式（　　）
   A. 反应　　B. 反射弧　　C. 反馈　　D. 反射
5. 破坏中枢神经系统，将使下列何种现象消失（　　）
   A. 反馈　　B. 反射　　C. 兴奋　　D. 反应
6. 维持机体稳态的主要调节过程属于（　　）
   A. 正反馈调节　　B. 负反馈调节　　C. 神经调节　　D. 体液调节
7. 体液调节中起主要作用的是（　　）
   A. 血液　　B. 细胞　　C. 激素　　D. 神经纤维
8. 下列哪项不是神经调节的特点（　　）
   A. 调节的灵敏性高　　B. 相对准确　　C. 范围较窄　　D. 持续时间长

9. 体液调节的特点是（　　）

A. 作用广泛而持久　　B. 反应迅速而准确

C. 调节幅度大　　D. 调节的敏感性强

10. 下列各项叙述，哪项不属于非条件反射（　　）

A. 食物入口引起唾液分泌

B. 见到美味食物引起唾液分泌

C. 吸入气中氧浓度降低引起呼吸加深加快

D. 受到伤害刺激的肢体出现屈曲

11. 血压在一定范围内变化时，肾血流量保持相对稳定属于（　　）

A. 神经调节　　B. 体液调节

C. 神经-体液调节　　D. 自身调节

12. 进食时引起唾液分泌属于（　　）

A. 自身调节　B. 体液调节　C. 神经调节　D. 神经-体液调节

13. 正反馈调节的作用是使（　　）

A. 体内激素水平不致过高

B. 内环境的理化性质保持相对稳定

C. 血压保持相对稳定

D. 人体某些功能一旦发动，就逐渐加强直到完成

14. 负反馈描述错误的是（　　）

A. 反馈信息使控制信息加大　　B. 使生理功能相对稳定

C. 在机体调节中作用突出　　D. 是反馈调节的一种

二、多选题

1. 关于条件反射的论述，正确的是（　　）

A. 可以提高机体生存能力　　B. 是一种高级的神经活动

C. 反射弧固定　　D. 后天生活中学习得到的，数量无限

E. 一旦建立后比较恒定，不易消退

2. 神经调节的特点是（　　）

A. 作用迅速　　B. 定位准确

C. 作用广泛　　D. 持续时间长

E. 作用短暂

3. 关于体液调节，论述不正确的是（　　）

A. 主要由内分泌腺分泌的激素来完成

B. 作用广泛、持续、缓慢

C. 从属于神经调节，不能独立发挥作用

D. 组织代谢产物的作用不属于体液调节

E. 调节代谢、生殖，但不影响发育

4. 有关反射的论述，正确的是（　　）
A. 反射即是反应　B. 反射是神经调节的基本方式
C. 反射包括非条件反射和条件反射　D. 反射的完成，必须有大脑皮层参加
E. 完成反射必须有完整的反射弧

5. 人体功能活动的调节方式主要包括（　　）
A. 负反馈调节　B. 液-气调节
C. 神经调节　D. 体液调节
E. 自身调节

6. 下列情况，属于正反馈的是（　　）
A. 血液凝固的过程
B. 排尿反射
C. 通过减压反射对血压的调节
D. 心室肌细胞动作电位 0 期去极时的 Na^+ 内流
E. 分娩过程

7. 自身调节的特点是（　　）
A. 调节范围较局限　B. 调节效果是保持生理功能稳定
C. 调节不够灵敏　D. 调节幅度较小
E. 调节没有意义

四、填空题

1. 生理学是研究________的科学，一般从________、________、________三个不同水平研究。

2. 人类生命活动的基本特征包括________、________、________和________。

3. 机体生理功能的调节方式有________、________、________，其中________起主导作用。

4. 神经调节的基本方式是________，其结构基础是________。

5. 反射包括________和________两大类。

6. 反射弧是由________、________、________、________、________五部分组成。

7. 反馈按性质和作用分为________和________两类。

8. 体液调节保持机体的________稳态具有重要意义。

五、问答题

1. 机体对生理功能活动的调节方式主要有哪些？各有何特点？
2. 人体功能活动的调节中，神经调节是如何进行的？并举一例说明其特点。
3. 什么是反馈调节？分类有哪些？并说明其意义。

参考答案

一、名词解释题

1. 生理学：是生物学科的分支，其研究对象是机体的各种生命活动规律。

2. 新陈代谢：指机体与环境之间的物质交换和能量转换基础上的自我更新过程。

3. 内环境：组织液、血浆等细胞外液是细胞直接生活的场所，特称其为机体内环境。

4. 稳态：细胞外液化学成分和理化特性保持相对稳定的状态。

5. 神经调节：指通过中枢神经系统的活动，经周围神经纤维对人体功能发挥的调节作用。

6. 反射：指在中枢神经系统的参与下，机体对内外环境的刺激作出的有适应意义的规律性反应。

7. 体液调节：指能传递信息的化学物质，经过体液的运送，对人体功能进行的调节作用。

8. 反馈：是受控部分的反馈信息调整控制部分活动的作用。

9. 负反馈：指受控部分发出的反馈信息反过来抑制或减弱控制部分活动的调节方式。

二、单选题

1. A　2. C　3. B　4. D　5. B　6. B　7. C　8. D　9. A　10. B　11. D　12. C　13. D　14. A

三、多选题

1. ABD　2. ABE　3. CDE　4. BCE　5. CDE　6. ABDE　7. ABCD

四、填空题

1. 人体正常生命活动规律　整体水平　器官和系统水平　细胞和分子水平
2. 新陈代谢　兴奋性　适应性　生殖
3. 神经调节　体液调节　自身调节　神经调节
4. 反射　反射弧
5. 非条件反射　条件反射
6. 感受器　传入神经　神经中枢　传出神经　效应器
7. 负反馈　正反馈
8. 内环境

五、问答题

1. 答：机体生理功能活动的调节主要有神经调节、体液调节和自身调节。神经调节的特点是作用迅速、持续时间短、作用范围精确、调节灵敏性高；体液调节的特点是作用缓慢、持续时间持久、作用范围广泛、调节精确性差；自身调节的特点是局限性较大、灵敏性和稳定性较差。

2. 答：神经调节是通过反射而影响机体生理功能的，反射的结构基础是反射弧，反射活动的完成有赖于反射弧结构和功能的完整。例如：当手碰到火焰（伤害性刺激）时，一方面，受伤的肢体立即回缩；如果疼痛较为剧烈，还会伴有一些姿势动作的调整，甚至引起循环、呼吸等方面的变化。这是由于痛觉感受器发出的信号沿传入神经传向中枢神经，中枢神经分析处理后，信息沿各传出神经输送到有关的骨骼肌和内脏器官。这一过程过程短暂，反应迅速、准确。

3. 答：受控部分不断有信息返回给控制部分，并改变控制部分的活动称为反馈。根据反馈信息的作用效果分为正反馈和负反馈两类。正反馈是受控部分发出的信息反过来加强控制部分活动的调节，其意义在于促使某一生理活动过程不断加强，尽快完成该状态。负反馈是指受控部分发出的信息反过来减弱控制部分活动的调节，其生理意义是维持机体生理功能的相对稳定。

（伍爱荣）

第二章　细胞的基本功能

一、名词解释题

1. 单纯扩散
2. 易化扩散
3. 主动转运
4. 出胞
5. 入胞
6. 受体
7. 兴奋性
8. 刺激
9. 反应
10. 兴奋
11. 抑制
12. 阈强度
13. 静息电位
14. 极化
15. 去极化
16. 超极化
17. 反极化
18. 复极化
19. 动作电位
20. 阈电位
21. 局部电位
22. 肌小节
23. 兴奋-收缩耦联
24. 三联体
25. 等长收缩
26. 等张收缩
27. 强直收缩
28. 前负荷

二、单选题

1. 人体内 O_2、CO_2 进出细胞膜是通过（　　）
   A. 单纯扩散　B. 易化扩散
   C. 主动转运　D. 胞吞和胞吐作用
2. 葡萄糖进入一般细胞，属于（　　）
   A. 单纯扩散　B. 易化扩散
   C. 主动转运　D. 胞吞
3. K^+ 顺浓度梯度和电位梯度进行跨膜转运属于（　　）
   A. 单纯扩散　B. 以载体蛋白为中介的易化扩散
   C. 以通道蛋白为中介的易化扩散　D. 主动转运
4. 主动转运与被动转运的根本区别是（　　）
   A. 被动转运需消耗能量　B. 主动转运依靠膜上的特殊蛋白质
   C. 被动转运不依靠膜上的特殊蛋白质　D. 主动转运需消耗能量
5. 安静状态下，细胞膜内的 K^+ 向膜外移动属于（　　）
   A. 单纯扩散　B. 载体易化扩散
   C. 通道易化扩散　D. 被动转运
6. 白细胞吞噬细菌的过程属于（　　）
   A. 单纯扩散　B. 易化扩散
   C. 入胞　D. 出胞
7. 激素的分泌属于（　　）
   A. 单纯扩散　B. 易化扩散
   C. 入胞　D. 出胞
8. 钠泵的化学本质是（　　）
   A. Na^+-K^+ 依赖式 ATP 酶　B. 糖蛋白
   C. 载体蛋白　D. 受体蛋白
9. Na^+ 泵在主动转运过程中所需能量来自（　　）
   A. 膜内外离子浓度差　B. 细胞内糖的氧化
   C. ATP 的分解　D. 细胞膜上物质氧化
10. 膜受体存在于（　　）
    A. 细胞浆　B. 细胞膜或细胞内
    C. 细胞膜　D. 细胞核
11. 细胞外液中的阳离子主要是（　　）
    A. Mg^{2+}　B. Na^+
    C. K^+　D. Ca^+
12. 细胞内高 K^+、细胞外高 Na^+ 的维持有赖于（　　）
    A. 单纯扩散的结果　B. 易化扩散的结果
    C. Na^+-K^+ 泵主动转运的结果　D. 细胞膜对 Na^+、K^+ 的通透性不同

13. 对细胞静息电位的描述，正确的是（ ）

A. 这种电位差可用测量电极在细胞表面测出

B. 是细胞内的 Na^+ 外移形成的

C. 正常数值的电位差，表明细胞处于去极化状态

D. 是细胞安静时存在于细胞内外两侧的电位差

14. 神经细胞的静息电位能够维持在 $-70mV$ 的原因是（ ）

A. 促使 Na^+ 内流的力量与阻止 Na^+ 内流的力量相等

B. 促使 K^+ 外流的力量与阻止 K^+ 外流的力量相等

C. 细胞内外 Na^+ 浓度相等

D. 细胞内外 K^+ 浓度相等

15. 当细胞的静息电位由 $-70mV$ 变为 $-40mV$ 时，说明细胞处于（ ）

A. 复极化　　B. 反极化

C. 去极化　　D. 超极化

16. 神经细胞动作电位的去极化阶段产生的机制是（ ）

A. Mg^{2+} 内流　　B. Na^+ 内流

C. K^+ 外流　　D. Ca^+ 外流

17. 神经细胞动作电位的复极化阶段产生的机制是（ ）

A. Mg^{2+} 内流　　B. Na^+ 内流

C. K^+ 外流　　D. Ca^+ 外流

18. 可兴奋细胞兴奋时，共有的特征性是产生（ ）

A. 神经冲动　　B. 静息电位

C. 局部的动作电位　　D. 可扩布的动作电位

19. 衡量组织兴奋性高低的指标是（ ）

A. 反应时间　　B. 阈值

C. 反应强度　　D. 动作电位

20. 关于动作电位的叙述，正确是的（ ）

A. 各种可兴奋细胞动作电位幅度和持续时间可各不相同

B. 动作电位幅度随刺激强度增大而增大

C. 动作电位传导时，随传导距离增加而降低

D. 刺激强度小于阈值，出现低幅度的动作电位

21. 细胞受到阈下刺激时，将产生（ ）

A. 动作电位　　B. 阈电位

C. 静息电位　　D. 局部电位

22. 神经细胞静息电位接近于（ ）

A. 钾离子平衡电位　　B. 钠离子平衡电位

C. 钾离子平衡电位与钠平衡电位之和　　D. 钾离子平衡电位与钠离子平衡电位之差

23. 兴奋性叙述中，不正确的是（ ）

A. 同一组织在不同情况下，可引起兴奋性的改变

B. 阈强度越大，组织兴奋性越高

C. 不同组织兴奋性高低不同

D. 所有活组织都有兴奋性

24. 接受阈下刺激后，细胞立即发生（　　）

A. 超极化　　B. 去极化　　C. 极化　　D. 复极化

25. 关于局部电位的特征，下列描述错误的是（　　）

A. 可以总和

B. 以电紧张形式扩布

C. 反应幅度随刺激强度的增大而增大

D. 有“全”或“无”现象

26. 下列关于同一细胞兴奋传导的叙述，错误的是（　　）

A. 动作电位的幅度随传导距离增加而减小

B. 传导机制是通过局部电流实现的

C. 在有髓神经纤维是跳跃式传导

D. 动作电位可沿细胞膜传导到整个细胞

27. 神经冲动在神经纤维上传导的机制是（　　）

A. 局部电流学说　　B. 膜的离子流学说

C. 全或无学说　　D. 跳跃式传导学说

28. 神经-肌接头兴奋传递的化学递质是（　　）

A. 5-羟色胺　　B. Ach　　C. 多巴胺　　D. 去甲肾上腺素

29. 神经-肌接头传导兴奋时，递质与受体结合使终板膜（　　）

A. 对 K^+ 通透性增加，发生超极化

B. 对 Ca^{2+} 通透性增加，发生去极化

C. 对 Na^+ 通透性增加，发生去极化

D. 对 K^+、Na^+ 通透性增加，发生超极化

30. 有机磷农药中毒时，骨骼肌出现痉挛的原因是（　　）

A. 终板膜受体功能障碍　　B. 胆碱酯酶活性降低

C. 乙酰胆碱释放减少　　D. 乙酰胆碱释放增多

31. 骨骼肌收缩和舒张的最小功能单位是（　　）

A. 肌纤维　　B. 肌丝　　C. 肌原纤维　　D. 肌小节

32. 兴奋-收缩耦联的耦联因子是（　　）

A. Na^+　　B. Cl^-　　C. Ca^{2+}　　D. Mg^{2+}

33. 强直收缩中，肌肉的动作电位（　　）

A. 频率变低　　B. 幅度变大　　C. 幅度变小　　D. 不发生叠加或总和

34. 正常体内，骨骼肌的收缩形式属于（　　）

A. 完全强直收缩　　B. 不完全强直收缩

C. 单收缩　　D. 混合性收缩

35. 肌肉的初长度取决于（　　）

A. 被动张力　B. 前负荷　C. 后负荷　D. 单收缩

三、多选题

1. 某物质能通过单纯扩散的方式进出细胞膜的决定因素是（　　）

A. 细胞膜两侧的浓度差

B. 细胞膜对该物质的通透性

C. 需要消耗能量

D. 需通道蛋白的帮助

E. 需载体蛋白的帮助

2. 以载体蛋白为中介的易化扩散的特点有（　　）

A. 需要 Ca^{2+}　B. 有饱和现象

C. 高度特异性　D. 有竞争性抑制

E. 需要消耗 ATP

3. 以下物质能以单纯扩散的方式进出细胞膜的有（　　）

A. O_2　B. CO_2

C. N_2　D. 乙醇

E. 尿素

4. 细胞膜上可以参与物质转运的蛋白质有（　　）

A. 酶蛋白　B. 载体蛋白

C. 通道蛋白　D. 泵蛋白

E. 受体蛋白

5. 控制细胞膜上通道开闭的主要因素有（　　）

A. 电压　B. 渗透压

C. 温度　D. pH 值

E. 某些化学物质

6. 受体的基本功能包括（　　）

A. 转运物质　B. 识别、结合配体

C. 转导信号　D. 分解 ATP

E. 释放化学递质

7. 下列属于主动转运过程的是（　　）

A. 静电电位的产生

B. 细胞膜两侧不均衡的离子分布

C. 动作电位的复极化过程

D. 肌浆中 Ca^{2+} 回收到终末池

E. 动作电位后，细胞内外的离子浓度的恢复

8. 静息电位产生的机制（　　）

A. Mg^{2+} 内流　B. K^+ 外流

C. 少量 Na^+ 内流

D. Ca^+ 外流

E. 钠泵的生电作用

9. 钠泵活动的生理意义（　　）

A. 维持组织细胞的兴奋性

B. 维持正常细胞的体积

C. 建立势能贮备

D. 维持细胞外高钠

E. 维持细胞内高钾

10. 刺激三要素（　　）

A. 刺激强度

B. 刺激持续时间

C. 刺激的强度时间变化率

D. 细胞内外离子分布

E. 阈值

11. 关于生物电的叙述，正确的是（　　）

A. 生物电产生的前提条件是膜内外离子分布和不同离子膜通透性不同

B. 跨细胞的生物电有两种表现形式为动作电位和静息电位

C. 静息电位即 Na^+ 平衡电位

D. 跨膜电位的产生是离子的跨膜移动所致

E. 膜静息电位即是静息电位

12. 可兴奋细胞主要指（　　）

A. 腺细胞

B. 骨细胞

C. 血细胞

D. 肌细胞

E. 神经细胞

13. 动作电位的特点（　　）

A. 全或无现象

B. 不衰减传导

C. 图形呈脉冲式

D. 幅度与刺激的大小有关

E. 可以加和

14. 局部电位的特点有（　　）

A. 可以远距离传导

B. 可以总和

C. 呈电紧张性扩布

D. 幅度与刺激强度呈正比

E. 具有“全”或“无”现象

15. 兴奋在同一细胞传导的特点是（　　）

A. 不衰减传导

B. 神经纤维上是双向传导

C. 全或无现象

D. 有髓神经纤维呈跳跃式传导

E. 与电线导电相同

16. 能影响神经-肌接头兴奋传递的因素是（　　）

A. 有机磷农药

B. 阿托品

C. 细胞外液 Ca^{2+} 浓度

D. 细胞外液的 pH 值

E. 美洲筒箭毒

17. 有关横桥的生理特性正确的是（ ）
A. 可与肌纤蛋白呈可逆结合
B. 使原肌凝蛋白分子构型发生改变
C. 可与肌钙蛋白发生不可逆结合
D. 具有 ATP 酶的活性
E. 可与肌浆中 Ca^{2+} 呈可逆结合

18. 兴奋-收缩耦联的步骤有（ ）
A. 肌质网回收 Ca^{2+}
B. 收缩蛋白结构变化
C. 兴奋通过横管传向细胞深处
D. 终末池 Ca^{2+} 释放
E. Ca^{2+} 触发肌丝滑行

19. 肌肉的收缩形式有（ ）
A. 完全强直收缩
B. 单收缩
C. 不完全强直收缩
D. 等长收缩
E. 等张收缩

20. 终池的组成部分（ ）
A. 横贯　B. 纵管　C. 横管两边的终池
D. 肌动蛋白　E. 肌球蛋白

四、填空题

1. 物质转运中属于被动转运的是＿＿＿＿＿＿和＿＿＿＿＿＿。

2. 根据细胞膜上转运蛋白的不同，易化扩散可分为＿＿＿＿＿＿和＿＿＿＿＿＿两种方式。

3. 细胞膜进行物质转运的形式有＿＿＿＿＿＿、＿＿＿＿＿＿、＿＿＿＿＿＿和＿＿＿＿＿＿。

4. 以载体蛋白为中介的易化扩散的特点有：＿＿＿＿＿＿、＿＿＿＿＿＿和＿＿＿＿＿＿。

5. 钠泵的化学本质是＿＿＿＿＿＿，钠泵每分解一分子 ATP 所释放的能量，可将＿＿＿＿＿＿个 Na^+ 转运到膜外，同时＿＿＿＿＿＿个 K^+ 转运到膜内。

6. 从有无能量消耗角度看，细胞膜的物质转运功能分为＿＿＿＿＿＿和＿＿＿＿＿＿两种方式。

7. 静息电位主要是＿＿＿＿＿＿外流形成的电-化学平衡电位，动作电位的上升支是＿＿＿＿＿＿内流形成的。

8. 细胞受到刺激爆发动作电位的条件是膜电位去极化达＿＿＿＿＿＿水平。

9. 可兴奋细胞受到刺激发生反应，表现出＿＿＿＿＿＿和＿＿＿＿＿＿形式。

10. 局部电位的特点有＿＿＿＿＿＿、＿＿＿＿＿＿和＿＿＿＿＿＿。

11. 组织的兴奋性用＿＿＿＿＿＿来衡量，两者呈＿＿＿＿＿＿关系。

12. 兴奋-收缩耦联的结构基础是＿＿＿＿＿＿，耦联因子是＿＿＿＿＿＿。

13. 组成细肌丝的三种蛋白质是＿＿＿＿＿＿、＿＿＿＿＿＿和＿＿＿＿＿＿。

14. 有后负荷的骨骼肌，收缩时先出现＿＿＿＿＿＿收缩，然后出现＿＿＿＿＿＿收缩。

五、问答题

1. 比较主动转运和被动转运的特点。
2. 试述静息电位产生的机制。
3. 简述动作电位传导的机制和特点。
4. 试述局部电位的特点及其与动作电位的区别和关系。
5. 什么是兴奋-收缩耦联，说出有哪些主要过程。

参考答案

一、名词解释题

1. 单纯扩散：指某些脂溶性的小分子物质从膜的高浓度一侧向低浓度一侧扩散的过程。

2. 易化扩散：非脂溶性或脂溶性很小的小分子物质，借助于细胞膜上的载体蛋白或通道蛋白的帮助，顺浓度梯度或电位梯度通过细胞膜的过程。

3. 主动转运：小分子物质在膜上泵蛋白的作用下，从低浓度一侧向高浓度一侧并且消耗能量的跨膜转运过程。

4. 出胞：大分子物质从细胞内排出的过程。

5. 入胞：大分子物质进入细胞内的过程。

6. 受体：是细胞膜上的一类蛋白质，能选择性地与某些化学物质结合，引发细胞的生理效应。

7. 兴奋性：指机体或细胞对刺激发生反应的能力，是机体生命的基本特征之一。

8. 刺激：能引起机体或细胞发生反应的环境变化。

9. 反应：机体或细胞受到刺激后所发生的功能活动的变化。

10. 兴奋：指机体或组织、细胞受到刺激后，由相对静止变为活动状态，或活动增强的反应。

11. 抑制：指机体或组织、细胞受到刺激后，由活动变为相对静止的反应。

12. 阈强度：引起组织细胞产生兴奋的最小刺激强度。

13. 静息电位：是指细胞未受刺激时存在于细胞膜两侧的电位差。

14. 极化：细胞安静时存在于细胞膜两侧稳定的外正内负的状态。

15. 去极化：膜内负电位减小。

16. 超极化：膜内负电位增大。

17. 反极化：膜内电位变为外负内正。

18. 复极化：细胞发生去极化后，膜内电位又恢复到极化状态的过程。

19. 动作电位：指细胞受刺激而兴奋时，在膜两侧所产生的快速的、可逆的、可扩布性的电位变化。

20. 阈电位：能够引起膜上的 Na^+ 通道突然大量开放的临界膜电位。

21. 局部电位：细胞受到阈下刺激时，细胞膜产生的较小的局部去极化。

22. 肌小节：两相邻 Z 线之间的一段肌原纤维。
23. 兴奋-收缩耦联：把肌细胞的兴奋和肌细胞的收缩联系起来的中介过程。
24. 三联体：横管和两侧的终池。
25. 等长收缩：肌肉收缩时表现为张力增加而长度不变的收缩形式。
26. 等张收缩：肌肉收缩表现为长度缩短而张力不增加的收缩形式。
27. 强直收缩：肌肉受到连续有效刺激时出现的强而持久的收缩。
28. 前负荷：肌肉开始收缩之前所承受的负荷。

二、单选题

1. A 2. B 3. C 4. D 5. D 6. C 7. D 8. A 9. C 10. C 11. B 12. C 13. D 14. B 15. C 16. B 17. C 18. D 19. B 20. A 21. D 22. C 23. B 24. B 25. D 26. A 27. A 28. B 29. C 30. B 31. D 32. C 33. D 34. A 35. B

三、多选题

1. AB 2. BCD 3. ABCDE 4. BCD 5. AE 6. BC 7. BDE 8. BCE 9. ABCDE 10. ABC 11. ABDE 12. ADE 13. ABC 14. BCD 15. ABCD 16. ACDE 17. AD 18. ACDE 19. ABCDE 20. AC

四、填空题

1. 单纯扩散　易化扩散
2. 以载体蛋白为中介　以通道蛋白为中介
3. 主动转运　被动转运　出胞　入胞
4. 饱和性　特异性　竞争性抑制
5. Na^+-K^+依赖式 ATP 酶　3　2
6. 被动转运　主动转运
7. K^+　Na^+
8. 阈电位
9. 抑制　兴奋
10. 全或无现象　不衰减传导　脉冲式
11. 阈值　反变
12. 三联体　Ca^{2+}
13. 肌动蛋白　原肌凝蛋白　肌钙蛋白
14. 等长收缩　等张收缩

五、问答题

1. 答：主动转运的特点：逆浓度梯度，消耗能量；被动转运的特点：顺浓度梯度，不消耗能量。

2. 答：细胞处于静息状态时，膜上 K^+通道处于开放状态，因为细胞内的 K^+浓度高于细胞外，浓度差成为K^+顺浓度梯度从膜内流向膜外的动力，使细胞膜形成外正内负的电位梯度，这种电位梯度又成为阻止K^+外流的阻力，当动力等于阻力时，K^+外流停止，细胞膜内外的电位差稳定于某一数值，故静息电位主要是K^+外流形成的。

3. 答：机制：发生动作电位的兴奋部位，膜两侧的电位暂时呈反极化，呈外负内正，而相邻的静息膜电位仍处于外正内负的状态。于是，兴奋部位与未兴奋部位之间因出现电位差而有电荷的移动，形成局部电流。局部电流使得相邻未兴奋部位的细胞膜去极化，当去极化达到阈电位水平时爆发动作电位，从而动作电位可以在整个细胞膜上一次形式传导。

特点：（1）不衰减传导；（2）全或无现象；（3）双向性；（4）完整性；（5）绝缘性；（6）相对不疲劳性。

4. 答：局部电位的特点：（1）幅度与刺激强度呈正比；（2）不能远传；（3）可以总和。

局部电位与动作电位的区别：动作电位是细胞受到阈刺激或阈上刺激所引起的一次快速的、可逆的膜电位的倒转和复原；局部兴奋是细胞受到阈下刺激时出现的局部膜电位的较小去极化。

局部电位与动作电位的关系：给予细胞单独的阈下刺激不能产生动作电位，如果给予多个阈下刺激加和达到了阈电位的水平可以产生动作电位。

5. 答：肌细胞兴奋后可产生收缩，把肌细胞的兴奋和肌细胞的收缩联系起来的中介过程，称为兴奋-收缩耦联。

步骤：（1）电兴奋从横管传向肌细胞的深处。（2）三联体分析兴奋信号。（3）终池释放Ca^{2+}，Ca^{2+}触发肌丝滑行。

（陈　勇）

第三章　血　液

一、名词解释题

1. 血细胞比容
2. 血浆渗透压
3. 等渗溶液
4. 红细胞渗透脆性
5. 悬浮稳定性
6. 血沉
7. 红细胞叠连
8. 生理性止血
9. 血液凝固
10. 内源性凝血
11. 外源性凝血
12. 血清
13. 血型

二、单选题

1. 血浆与组织液各种成分浓度的主要区别是（　　）
   A. 有机酸　B. 蛋白质　C. K^+　D. Na^+
2. 最能反映内环境稳态的体液部分是（　　）
   A. 血浆　B. 淋巴液　C. 组织液　D. 细胞内液
3. 血细胞比容是指（　　）
   A. 红细胞与白细胞容积之比　B. 红细胞在全血中所占容积百分比
   C. 红细胞与血浆容量之比　D. 红细胞与血管容积之比
4. 低温贮存较久的血液，血浆中哪种离子浓度升高（　　）
   A. Cl^-　B. Ca^{2+}　C. Na^+　D. K^+
5. 血浆晶体渗透压主要来自于（　　）
   A. 白蛋白　B. K^+　C. Na^+　D. 葡萄糖
6. 血浆胶体渗透压主要来自于（　　）
   A. 无机盐　B. 白蛋白　C. 球蛋白　D. 纤维蛋白原

7. 血浆胶体渗透压的主要生理作用（　　）

A. 维持红细胞正常形态　　B. 维持正常的血容量

C. 调节细胞内外水平衡　　D. 维持血管内外电解质的含量

8. 静脉输入 0.9% NaCl 溶液可使（　　）

A. 血浆渗透压下降　　B. 血浆渗透压升高

C. 红细胞体积不变　　D. 红细胞体积变小

9. 下列哪项不是血浆蛋白的作用（　　）

A. 运输 O_2　　B. 缓冲功能

C. 维持血浆胶体渗透压　　D. 免疫功能

10. 血浆蛋白浓度下降可导致水肿，其原因是（　　）

A. 组织液胶体渗透压升高　　B. 毛细血管血压升高

C. 毛细血管通透性增大　　D. 血浆胶体渗透压下降

11. 成年女性血液检查的正常参考值，错误的是（　　）

A. 血小板约（100～300）$\times 10^9$/L　　B. 血红蛋白约 120～160g/L

C. 红细胞约（3.6～4.6）$\times 10^{12}$/L　　D. 白细胞约（4.0～10.0）$\times 10^9$/L

12. 当红细胞渗透脆性增加时（　　）

A. 对低渗溶液抵抗力降低　　B. 对低渗溶液抵抗力增强

C. 对高渗溶液抵抗力降低　　D. 对高渗溶液抵抗力增强

13. 红细胞沉降率加快的主要原因是（　　）

A. 红细胞体积增大　　B. 血浆白蛋白含量增多

C. 血浆球蛋白含量增多　　D. 血浆纤维蛋白原含量减少

14. 红细胞的主要功能是（　　）

A. 运输营养物质　　B. 缓冲稳度

C. 运输铁　　D. 运输氧气和二氧化碳

15. 能引起小细胞低色素性贫血的是（　　）

A. 缺蛋白质和铁　　B. 缺铁和维生素 B_{12}

C. 缺蛋白质和钙　　D. 缺叶酸和维生素 B_{12}

16. 促进红细胞成熟的因子（　　）

A. 叶酸和维生素 B_{12}　　B. 促红细胞生成素

C. 内因子　　D. 蛋白质和铁

17. 有关血红蛋白的叙述，错误的是（　　）

A. 血红蛋白有运输 O_2 和 CO_2 的作用

B. 血红蛋白有缓冲作用

C. 红细胞破裂后，血红蛋白作用消失

D. 血红蛋白与 O_2 结合需酶催化

18. 人体主要造血原料是（　　）

A. 维生素 B_{12} 和叶酸　　B. 维生素 B_{12}、铁、叶酸

C. 蛋白质和铁　　D. 铁

19. 有关红细胞生成的调节中，错误的是（　　）

A. 促红细胞生成素是由肾脏产生

B. 雌激素可直接刺激骨髓造血

C. 有爆式促进因子和促红细胞生成素两种调节因子

D. 缺 O_2 可刺激红细胞生成增多

20. 中性粒细胞的主要功能是（　　）

A. 吞噬异物　　B. 参与止血

C. 释放组胺　　D. 产生抗体

21. 下列吞噬能力最强的细胞是（　　）

A. 嗜酸性粒细胞　　B. 中性粒细胞

C. 淋巴细胞　　D. 单核巨噬细胞

22. 急性感染时，明显增多的白细胞是（　　）

A. 嗜酸性粒细胞　　B. 中性粒细胞

C. 淋巴细胞　　D. 单核巨噬细胞

23. 患某些寄生虫疾病的人血液中哪种血细胞增多（　　）

A. 嗜碱性粒细胞　　B. 淋巴细胞

C. 嗜酸性粒细胞　　D. 中性粒细胞

24. 白细胞中的免疫细胞是（　　）

A. 嗜酸性粒细胞　　B. 单核细胞

C. 嗜碱性粒细胞　　D. 淋巴细胞

25. 血液凝固的本质是（　　）

A. 纤维蛋白原变为纤维蛋白　　B. 纤维蛋白溶解

C. 血小板聚集　　D. 红细胞叠连

26. 血清与血浆的主要区别在于血清中缺乏（　　）

A. 纤维蛋白原　　B. 纤维蛋白

C. 血小板　　D. Ca^{2+}

27. 血小板减少可导致皮肤出现出血斑点，主要原因是血小板（　　）

A. 释放的活性物质减少　　B. 血液凝固中的作用减弱

C. 不易聚积成团　　D. 不能修复内皮细胞与保持血管壁完整

28. 肝素的抗凝机制（　　）

A. 抑制血小板凝集　　B. 抑制凝血酶原的激活

C. 促进纤维蛋白吸附凝血酶　　D. 增强抗凝血酶Ⅲ的活性

29. 凝血因子中，除了（　　）外，其他的都是蛋白质

A. Ⅱ因子　　B. Ⅳ因子

C. Ⅶ因子　　D. Ⅷ因子

30. 内源性凝血一般开始于（　　）

A. 激活Ⅱ因子　　B. 凝血酶原激活物形成Ⅳ因子

C. Ⅻ因子　　D. 接触激活因子

31. 纤溶酶的主要作用是（　　）

A. 抑制激肽系统　　B. 水解凝血酶
C. 水解纤维蛋白原和纤维蛋白　　D. 激活激肽系统

32. 机体中最重要的抗凝物质是（　　）

A. 抗凝血酶Ⅱ　　B. 尿激酶
C. 纤溶酶　　D. 抗凝血酶Ⅲ

33. 月经血不凝的原因是子宫内膜释放了哪种物质所致（　　）

A. 纤溶酶原激活物　　B. 抗凝血酶
C. 激肽释放酶　　D. 纤溶酶

34. 枸橼酸钠的抗凝机制是（　　）

A. 与血浆中 Ca^{2+} 结合而沉淀　　B. 与血浆中 Ca^{2+} 结合去除血浆中 Ca^{2+}
C. 激活纤溶酶原　　D. 去掉血浆中的纤维蛋白原

35. 肝硬化病人易发生出血倾向，原因是（　　）

A. 血中抗凝物质增多　　B. 组织因子缺乏
C. 血小板生成减少　　D. 某些凝血因子合成减少

36. 下列哪种功能活动不利于生理性止血（　　）

A. 纤溶活动亢进　　B. 纤维蛋白形成
C. 血小板黏附、聚集　　D. 血管损伤后痉挛

37. 维生素 K 作为止血药是因为（　　）

A. 促进血小板生成　　B. 对抗纤溶系统
C. 促进某些凝血因子合成　　D. 引起血管收缩

38. 通常所指的血型是（　　）

A. 红细胞表面特异性抗原的类型　　B. 血浆中特异性抗原的类型
C. 血浆中特异性抗体的类型　　D. 红细胞上受体的类型

39. 一般情况下，输血主要考虑供血者（　　）

A. 血清不被受血者的血清所凝集　　B. 红细胞不被受血者的血清所凝集
C. 血清不被受血者的红细胞所凝集　　D. 红细胞不被受血者的血细胞所凝集

40. 新生儿溶血性贫血可发生于（　　）

A. Rh 阳性母亲所生 Rh 阳性婴儿　　B. Rh 阳性母亲所生 Rh 阴性婴儿
C. Rh 阴性母亲所生 Rh 阳性婴儿　　D. Rh 阴性母亲所生 Rh 阴性婴儿

三、多选题

1. 血液的主要成分有（　　）

A. 无机盐　　B. ATP
C. 血浆蛋白　　D. 血细胞
E. 水

2. 血液的基本功能有（　　）

A. 保持内环境稳态　　B. 防御

C. 参加凝血和止血　　D. 运输
E. 缓冲

3. 关于渗透压叙述正确的是（　　）
A. 渗透压的大小取决溶质的颗粒大小
B. 血浆渗透压分为血浆晶体渗透压和血浆胶体渗透压
C. 渗透压的单位是渗透克分子
D. 血浆渗透压值接近于血浆胶体渗透压
E. 是渗透过程的动力

4. 血浆蛋白的主要生理功能有（　　）
A. 参与免疫反应　　B. 参与止血
C. 维持血浆晶体渗透压　　D. 缓冲功能
E. 多种代谢物质的运输

5. 临床常用的等渗溶液是（　　）
A. 5% 葡萄糖　　B. 蒸馏水
C. 1.0% NaCl　　D. 10% 葡萄糖
E. 0.9% NaCl

6. 中性粒细胞（　　）
A. 具有吞噬能力　　B. 具有运动变形能力
C. 具有趋化性　　D. 将细胞包围在局部消灭
E. 清除细菌

7. 血小板的基本功能是（　　）
A. 参与机体免疫　　B. 参与物质运输
C. 维持血管内皮的完整性　　D. 参与生理止血
E. 参与血液凝固

8. 血液凝固中有重要作用的是（　　）
A. 红细胞　　B. 血小板
C. 白细胞　　D. 钙离子
E. 纤维蛋白原

9. 外源性凝血过程（　　）
A. 包括三个基本步骤　　B. 不需血小板因子Ⅲ
C. 需要 Ca^{2+}　　D. 需要因子Ⅷ
E. 由因子Ⅲ发动

10. 正常机体血管内血液不凝固的原因是（　　）
A. 血液中有纤溶系统　　B. 血流速度较快
C. 血管内膜完整光滑　　D. 血液中缺乏组织因子
E. 血液中有抗凝物质存在

11. 血液中重要的抗凝物质是（　　）
A. 抗凝血酶Ⅲ　　B. 肝素

C. 枸橼酸钠
D. 柠檬酸盐
E. 抗凝血酶Ⅰ

12. 纤溶的生理意义（　　）
A. 具有运输功能
B. 防止血栓形成
C. 使血液保持液态
D. 限制血凝发生
E. 促进血液凝固

13. 小血管损伤后，生理止血包括（　　）
A. 受损部位发生血液凝固
B. 血小板黏附聚集
C. 出现生理性抗凝血活动和纤溶活动
D. 受损小血管收缩
E. 血管壁修复

14. 关于输血和血型的叙述，正确的是（　　）
A. 异型血之间不能输血
B. 某人血清中含抗体 A 凝集素，其血型为 B 型
C. O 型血的人，不能接受其他血型的人献血
D. 异型血之间遵循一定原则也可输血
E. 同是 A 型血，输血前也需要做交叉配血实验

15. A 型给血者的血液与受血者血液做交叉配血实验的结果是主侧凝集，受血者可能是（　　）
A. A 型
B. B 型
C. O 型
D. AB 型
E. A_2B 型

16. 违反输血原则将发生（　　）
A. 红细胞叠连加速
B. 血管内大量溶血
C. 危及生命
D. 血液凝固
E. 红细胞发生凝集反应

四、填空题

1. 正常人血液 pH 值是＿＿＿＿＿＿，其中主要的缓冲对是＿＿＿＿＿＿。

2. 血浆蛋白中发挥免疫功能的是＿＿＿＿＿＿，形成血浆胶体渗透压的是＿＿＿＿＿＿，参与血液凝固过程的是＿＿＿＿＿＿。

3. 红细胞成熟过程不可缺少的因子是＿＿＿＿＿＿和＿＿＿＿＿＿，合成的基本原料是＿＿＿＿＿＿和＿＿＿＿＿＿。

4. 正常成人红细胞数目男性为＿＿＿＿＿＿，女性为＿＿＿＿＿＿；血红蛋白的含量男性为＿＿＿＿＿＿，女性为＿＿＿＿＿＿；正常成人白细胞总数为＿＿＿＿＿＿。

5. 红细胞对低渗溶液的抵抗力越大，说明红细胞的脆性＿＿＿＿＿＿，越＿＿＿＿＿＿破裂。

6. 调节红细胞生成的因素有____________和____________。

7. 白细胞中与过敏反应有关的是____________，吞噬能力最强的是____________，与机体免疫功能关系密切的是____________，与蠕虫的免疫有关的是____________。

8. 启动内源性凝血途径的起始因子是____________，启动外源性凝血途径的起始因子是____________。

9. 凝血因子中除____________外，其他都是蛋白质；除____________因子外其他的存在于血浆中；大多数凝血因子是在____________合成，其中因子____________、____________、____________、____________是维生素 K 依赖因子。

10. 血液凝固的三个基本步骤是：________________________、____________________、____________________。

11. 血液凝固过程是一种____________反应，提高温度可使凝固过程____________。

12. 依据____________特异性抗原的不同，将血液分为不同血型，较常见且临床意义较大是____________和____________血型系统。

13. 某血清中既含有抗 A 凝集素又含有抗 B 凝集素，那么此人是____________血型；如果血清中有抗 B 凝集素，则其可能是____________血型或____________血型

14. 交叉配血实验的主侧反应是指____，次侧反应是指____。

五、问答题

1. 试述血浆渗透压的组成及其生理作用。
2. 试述白细胞的分类及其生理作用。
3. 什么是贫血？贫血的原因有哪些？
4. 血小板的生理作用有哪些？
5. 什么是内源性凝血途径？什么是外源性凝血途径？两者的区别与联系是什么？
6. 什么是交叉配血？如何对待交叉配血试验的结果？

参考答案

一、名词解释题

1. 血细胞比容：红细胞在全血中所占容积百分比。
2. 血浆渗透压：血浆中小分子晶体物质和高分子胶体物质形成的渗透压。
3. 等渗溶液：与血浆渗透压相等或相近的溶液。
4. 红细胞渗透脆性：红细胞在低渗溶液中发生膨胀破裂的特性。
5. 悬浮稳定性：红细胞在血浆中能保持悬浮状态而不易下沉的特性。
6. 血沉：将抗凝血静置在沉降管中，以红细胞在 1h 末下沉的毫米数来表示红细胞沉降的速度。
7. 红细胞叠连：在某些疾病时，红细胞彼此之间能较快地以凹面相贴，形成叠连，导

致血沉加快。

8. 生理性止血：小血管破裂出血后，通常经数分钟后出血自然停止，称为生理性止血。

9. 血液凝固：血液从破损的血管内流出，数分钟后变为不能流动的胶东状血凝块，这一过程称为血液凝固。

10. 内源性凝血：血管内膜受损时，完全依靠血浆中的凝血因子，由Ⅻ因子激活而导致因子X激活的凝血过程。

11. 外源性凝血：当组织损伤、血管破裂时，血管外组织释放的因子Ⅲ，Ⅲ因子释放入血而导致因子X激活的凝血过程。

12. 血清：血液凝固1~2h后，血凝块回缩并析出的淡黄色透明液体。

13. 血型：是指红细胞膜上特异性抗原的类型。

二、单选题

1. B 2. A 3. B 4. D 5. C 6. B 7. B 8. C 9. A 10. D 11. B 12. A 13. C 14. D 15. A 16. A 17. D 18. C 19. B 20. A 21. D 22. B 23. C 24. D 25. A 26. A 27. B 28. D 29. B 30. C 31. C 32. D 33. A 34. B 35. D 36. A 37. C 38. A 39. B 40. C

三、多选题

1. ACDE 2. ABCDE 3. BCE 4. ABDE 5. AE 6. ABCDE 7. CDE 8. BDE 9. ACE 10. ABCDE 11. AB 12. BCD 13. ABCD 14. CDE 15. BC 16. BCE

四、填空题

1. 7.35~7.45　$NaHCO_3/H_2CO_3$

2. 球蛋白　白蛋白　纤维蛋白原

3. 叶酸　维生素B_{12}　蛋白质　铁

4. $4.5\sim5.5\times10^{12}/L$　$3.8\sim4.6\times10^{12}/L$　$120\sim160g/L$　$110\sim140g/L$　$4.0\sim10.0\times10^{9}/L$

5. 越小　不容易

6. 促红细胞生成素　雄激素

7. 嗜碱性粒细胞　单核巨噬细胞　淋巴细胞　嗜酸性粒细胞

8. Ⅻ　Ⅲ

9. Ⅳ　Ⅲ　肝脏　Ⅱ　Ⅶ　Ⅸ　Ⅹ

10. 凝血酶原复合物的形成　凝血酶的形成　纤维蛋白的形成

11. 酶促反应　加快

12. 红细胞表面　ABO　Rh

13. AB　A　O

14. 供血者的红细胞与受血者的血清相混合　供血者的血清与受血者的红细胞相混合

五、问答题

1. 答：血浆渗透压包括晶体渗透压和胶体渗透压。晶体渗透压是由血浆中的晶体物质形成的，其中主要为 NaCl。晶体渗透压的生理作用主要是调节细胞内外水分的正常交换和分布，保持细胞正常形态。胶体渗透压是由血浆蛋白形成的，主要是白蛋白。胶体渗透压的生理作用在于调节血管内外水分的交换及促使组织液中的水分进入毛细血管以维持血容量。

2. 答：根据细胞中有无特殊嗜色颗粒，将白细胞分为有粒白细胞和无粒白细胞。有粒白细胞包括：中性粒细胞、嗜碱性粒细胞、嗜酸性粒细胞。无粒白细胞包括单核细胞、淋巴细胞。中性粒细胞主要功能是吞噬细菌和异物。嗜碱性粒细胞主要产生组胺、过敏性慢反应物质和肝素，引起机体的过敏反应。嗜酸性粒细胞主要作用是限制嗜碱性粒细胞在过敏反应中的作用，及在某些寄生虫免疫中发挥免疫杀伤作用。单核细胞进入组织后，转变为巨噬细胞，吞噬细菌、异物、体内衰老和损伤的细胞。淋巴细胞包括 T 淋巴细胞和 B 淋巴细胞，主要参与特异性免疫功能。

3. 答：外周血中红细胞数量或血红蛋白含量低于正常值，称为贫血。

产生的原因有：(1) 骨髓造血功能受到放射线、药物等因素的抑制，引起再生障碍性贫血。(2) 饮食中蛋白质缺乏，引起营养性贫血。(3) 机体中铁的缺乏，引起缺铁性贫血。(4) 缺乏叶酸和维生素 B_{12} 时导致红细胞成熟障碍，产生巨幼红细胞性贫血。(5) 脾功能亢进将导致红细胞破坏过多，出现脾性贫血。(6) 肾病患者，促红细胞生成素生成减少，引起肾性贫血。

4. 答：血小板的生理作用主要是维持血管内皮的完整性，参与生理性止血及血液凝固的过程。当小血管损伤后，损伤性刺激反射性引起局部血管收缩和血小板释放缩血管物质，引起受损血管收缩，封闭伤口。然后，血小板黏附、聚集，形成松软的血栓，填塞血管伤口；最后，在血小板参与下促进血液凝固形成血凝块，并使血块回缩形成坚实的血栓，达到有效止血。

5. 答：内源性凝血：血管内膜受损时，完全依靠血浆中的凝血因子，由Ⅻ因子激活而导致因子 X 激活的凝血过程。外源性凝血：当组织损伤、血管破裂时，血管外组织释放的因子Ⅲ，Ⅲ因子释放入血而导致因子 X 激活的凝血过程。

区别：(1) 凝血酶原复合物形成的途径不同。内源性凝血是由血管内膜损伤暴露的胶原纤维激活因子Ⅻ，由Ⅻa 导致因子 X 的激活。外源性凝血是组织损伤释放因子Ⅲ入血，激活因子 X。(2) 步骤和速度不同，外源性凝血途径反应步骤少，速度快；(3) 两者的凝血因子数量和来源不同，前者所需因子全部来源于血浆中，后者所需因子Ⅲ存在于组织中。

联系：两条途径是可以相互促进的，并不是相互孤立的。

6. 答：将供血者的红细胞与受血者的血清相混合（为主侧），受血者的红细胞与供血者的血清相混合（为次侧），观察有无凝集反应，此试验称为交叉配血试验。

如果主侧和次侧都没有发生凝集反应，为配血相合，可以输血；如果主侧凝集，为配血不合，绝对不能输血；如主侧没凝集，次侧发生凝集，只能在紧急情况下少量缓慢输血。

（雷建华）

第四章　血液循环

一、名词解释题

1. 自律性
2. 窦性心律
3. 正常起搏点
4. 潜在起搏点
5. 有效不应期
6. 期前收缩
7. 代偿间歇
8. 房室延搁
9. 心率
10. 心动周期
11. 每搏输出量
12. 射血分数
13. 心指数
14. 心输出量
15. 心力储备
16. 血压
17. 动脉血压
18. 收缩压
19. 舒张压
20. 脉压
21. 平均动脉压
22. 中心静脉压
23. 微循环

二、单选题

1. 心室肌细胞动作电位的 2 期复极的离子基础是（　　）

A. K^+外流　Cl^-内流　　B. Na^+内流　K^+外流

C. K^+外流　Ca^{2+}内流　　D. Na^+外流　K^+内流

2. 心室肌细胞 0 期去极化的离子基础主要是（　　）

A. Cl^-内流　　B. Na^+内流　　C. Ca^{2+}内流　　D. K^+外流

3. 心室肌细胞区别于神经细胞动作电位的主要时期是（　　）

A. 0 期　　B. 1 期　　C. 2 期　　D. 3 期

4. 窦房结 P 细胞动作电位 0 期去极化的离子基础（　　）

A. Ca^{2+}内流　　B. Na^+内流　　C. K^+内流　　D. Ca^{2+}外流

5. 窦房结作为心脏正常起搏点是因为（　　）

A. 没有明显平台期　　B. 4 期自动去极化速度最快

C. 静息电位水平低　　D. 0 期去极化速度快

6. 心肌不会产生强直收缩，是因为心肌（　　）

A. 呈“全或无”式收缩　　B. 是功能上的合胞体

C. 有效不应期长　　D. 能产生自律性收缩

7. 下列细胞中传导最慢的是（　　）

A. 心房肌　　B. 结区　　C. 心室肌　　D. 浦肯野细胞

8. 房室延搁的生理意义是（　　）

A. 使心室肌有效不应期延长　　B. 使心室肌不会发生完全强直收缩

C. 使心房、心室不会同时收缩　　D. 使心室肌动作电位幅度增加

9. 关于心肌的特点，错误的是（　　）

A. 不发生强直收缩　　B. 心房及心室为同步收缩

C. 依赖细胞外液的 Ca^{2+}　　D. 收缩力与刺激强弱成正比

10. 心动周期中，心室血液充盈主要是由于（　　）

A. 胸内负压促进回流　　B. 心房收缩的挤压作用

C. 心室舒张的抽吸作用　　D. 骨骼肌的挤压作用

11. 关于心动周期的论述，以下哪项是错误的（　　）

A. 房室有共同收缩的时期　　B. 心动周期的长短与心率有关

C. 舒张期大于收缩期　　D. 通常指心室的活动周期

12. 心动周期中占时最长的是（　　）

A. 射血期　　B. 充盈期　　C. 等容舒张期　　D. 等容收缩期

13. 心动周期中，左心室内压力升高速度最快的时期是（　　）

A. 等容收缩期　　B. 快速射血期　　C. 快速充盈期　　D. 心房收缩期

14. 心室肌的后负荷是指（　　）

A. 心室舒张期心室内压　　B. 心室收缩期心室内压

C. 心房压力　　D. 大动脉血压

15. 心输出量是指（　　）

A. 一次心跳两侧心室同时射血的血量　　B. 每分钟由一侧心房发射的血量

C. 每分钟由一侧心室射出的血量　　D. 每分钟由左、右心室射血的血量之和

16. 有关心力贮备，以下哪项说法是错误的（　　）

A. 收缩期贮备大于舒张期贮备

B. 心力贮备也称泵功能贮备

C. 健康者与某种心脏病人若在静息时心输出量无差异，则他们的心力贮备也应一致

D. 心力贮备能力取决于心率及搏出量

17. 心室肌的前负荷可以用下列哪项来间接表示（　　）

A. 等容舒张期容积或压力　　B. 收缩末期容积或压力

C. 舒张末期动脉压　　D. 舒张末期容积或压力

18. 射血分数是每搏输出量与（　　）的百分比

A. 心输出量　　B. 舒张末期容积

C. 回心血量　　D. 体表面积

19. 房室瓣开放见于（　　）

A. 等容舒张期初　　B. 等容收缩期初

C. 等容收缩期末　　D. 等容舒张期末

20. 第一心音的产生，主要是由于（　　）

A. 房室瓣关闭　　B. 房室瓣开放　　C. 半月瓣开放　　D. 半月瓣关闭

21. 心肌的等长自身调节，通过改变下列哪个因素来调节心脏的泵血功能（　　）

A. 心室舒张末期容积　　B. 肌小节的初长度

C. 心肌收缩力　　D. 心肌初长度

22. 第二心音的产生主要是由于（　　）

A. 心室舒张，半月瓣迅速关闭时振动产生

B. 心室收缩，半月瓣突然开放时的振动

C. 心室收缩时，血液冲击半月瓣引起的振动

D. 心室舒张时，动脉管壁弹性回缩引起的振动

23. 主动脉瓣关闭见于（　　）

A. 等容收缩期开始　　B. 快速充盈期开始

C. 减慢充盈期开始　　D. 等容舒张期开始

24. 关于心电图的描述，下列哪一项是错误的（　　）

A. 心电图与单个心肌细胞生物电变化曲线有明显区别

B. 电极放置的位置不同，记录出来的心电图基本相同

C. 心电图与心脏的机械收缩活动无直接关系

D. 心电图反映心脏兴奋的产生、传导和恢复过程中的生物电变化

25. 下列关于正常心电图的描述哪项是错误的（　　）

A. QRS 三个波可见于心电图各个导联中　　B. ST 段表明心室各部分之间没有电位差

C. QRS 波代表两心室去极化　　D. P 波代表两心房去极化

26. 在正常心电图中偶尔出现的波是（　　）

A. Q 波　　B. R 波　　C. T 波　　D. u 波

27. 主动脉在维持舒张压中起重要作用，主要是由于主动脉（　　）

A. 血流速度快　　B. 管壁厚

C. 管壁弹性及可扩张性大　　D. 口径大

28. 老年人主动脉弹性减退伴小动脉硬化，血压的变化是（　　）
A. 收缩压和舒张压均升高　B. 收缩压变化不大，舒张压升高
C. 收缩压变化不大，舒张压降低　D. 收缩压降低，舒张压升高
29. 心室肌的有效不应期较长，从收缩期开始一直持续到（　　）
A. 收缩期晚期　B. 舒张早期　C. 舒张中期　D. 舒张晚期
30. 下列关于窦房结细胞动作电位的描述，哪项是错误的（　　）
A. 阈电位为 -40mV　B. 无明显的复极 1 期和平台期
C. 0 期除极时程比浦肯野细胞短得多　D. 最大复极电位为 -60mV
31. 当血流通过下列哪一部位时，血压的降落最大（　　）
A. 小动脉和微动脉　B. 微静脉和小静脉
C. 主动脉和大动脉　D. 毛细血管
32. 关于动脉血压形成的机制，下列哪项是错误的（　　）
A. 左心室的射血是间断性的，动脉血流是连续的
B. 在每个心动周期中，左心室内压与主动脉压的变化幅度相同
C. 动脉血压的形成与心室射血和外周阻力两个因素都有关
D. 心室收缩时可释放两部分能量，即动能和势能
33. 血液在血管中流动时，血流阻力与血管半径的（　　）
A. 平方成反比　B. 平方成正比　C. 四次方成反比　D. 四次方成正比
34. 影响正常人舒张压的主要因素是（　　）
A. 血液黏滞性　B. 阻力血管的口径　C. 大动脉弹性　D. 心输出量
35. 下列关于各类血管功能特点的叙述，哪一项是正确的（　　）
A. 微静脉口径不变时，微动脉舒张有利于组织液进入血液
B. 静脉的舒缩活动是促进静脉血回流入心脏的主要动力
C. 毛细血管分支多，总的截面积大，容纳了循环血量的 60% 以上
D. 主动脉和大动脉有弹性贮器作用，使血液能在血管内连续流动
36. 真毛细血管交替开放，主要受哪种因素控制（　　）
A. 局部代谢产物　B. 肾上腺素　C. 乙酰胆碱　D. 缩血管神经冲动
37. 影响外周阻力的主要因素是（　　）
A. 血管长度　B. 小动脉口径　C. 红细胞数　D. 血液黏滞性
38. 下列关于微循环直捷通路的叙述，哪一项是错误的（　　）
A. 血流速度较快
B. 在皮肤中较多见
C. 经常处于开放状态
D. 主要功能是使一部分血液迅速通过微循环而进入静脉
39. 关于影响动脉血压的因素，下面叙述错误的是（　　）
A. 舒张压的高低主要反映外周阻力的大小
B. 老年人动脉管壁硬化可导致脉压增大
C. 心率减慢时，脉压减小

D. 心脏每搏输出量增大，收缩期动脉血压升高更明显

40. 推动血液在血管内流动的直接动力是（　　）

A. 动脉压与静脉压之间的压差　　B. 左心室与右心室之间的压差

C. 主动脉压与中心静脉压之间的压差　　D. 收缩压与舒张压之间的压差

41. 下列叙述哪项不属于影响心输出量的因素（　　）

A. 大动脉管壁弹性　　B. 心肌收缩力与心率

C. 动脉血压　　D. 心室舒张末期充盈血量

42. 促进静脉血液回流的因素是（　　）

A. 深呼气时　　B. 由直立转为平卧时

C. 动脉血压降低时　　D. 心迷走神经兴奋时

43. 心肌收缩力增加将使得静脉回心血量增加的原因是（　　）

A. 静脉血流阻力下降　　B. 动脉血压升高

C. 血流速度快　　D. 心舒期心室内压力降低

44. 心肌状态和大动脉内压力相对恒定时，一定范围内增加静脉回心血量可增加心室肌的（　　）

A. 博功　　B. 代谢率　　C. 前负荷　　D. 后负荷

45. 生成组织液的有效滤过压等于（　　）

A. （毛细管血压 + 血浆胶体渗透压） − （组织液胶体渗透压 + 组织液静水压）

B. （毛细管血压 + 组织液静水压） − （血浆胶体渗透压 + 组织液胶体渗透压）

C. 毛细管血压 + 组织液胶体渗透压 − 血浆胶体渗透压 + 组织液静水压

D. （毛细管血压 + 组织液胶体渗透压） − （血浆胶体渗透压 + 组织液静水压）

46. 下列不会引起组织水肿的是（　　）

A. 血浆胶体渗透压升高　　B. 静脉回流受阻

C. 淋巴回流受阻　　D. 毛细血管血压升高

47. 组织液表现为生成还是回流取决于（　　）

A. 静脉血压　　B. 动脉血压

C. 组织液静水压　　D. 有效滤过压

48. 下列哪种情况可使心输出量增加（　　）

A. 心率加快，超过 180 次/分　　B. 颈动脉窦内压降低

C. 刺激迷走神经传出纤维　　D. 由平卧位转为直立位

49. 降压反射的最终效应是（　　）

A. 升高动脉血压　　B. 减弱心血管活动

C. 维持动脉血压相对稳定　　D. 降低动脉血压

50. 心交感神经对心脏的作用，下列叙述哪一项是错误的（　　）

A. 心肌细胞膜上的受体是 β 受体　　B. 使心室舒张期末容积增大

C. 使心室搏出的血量增多　　D. 末梢释放的递质是去甲肾上腺素

51. 人体从卧位到直立时，维持动脉血压稳定的原因是（　　）

A. 静脉回流增加　　B. 静脉回流减少　　C. 降压反射减弱　　D. 心率减慢

52. 肾上腺素不具有下述哪一种作用（　　）

A. 内脏和皮肤血管收缩　　B. 使组织液生成减少

C. 使骨骼肌血管舒张　　D. 心肌收缩力增强

53. 去甲肾上腺素对心血管系统的最主要生理作用是（　　）

A. 使心率加快　　B. 使心输出量增加

C. 使外周阻力增加　　D. 使心肌收缩力增强

54. 正常机体内调节心血管活动的主要全身性体液因素是（　　）

A. 缓激肽和组织胺　　B. 去甲肾上腺素和肾上腺素

C. 组织代谢产物　　D. 肾素和血管紧张素

55. 平时维持交感缩血管纤维紧张性活动的基本中枢位于（　　）

A. 延髓　　B. 大脑　　C. 下丘脑　　D. 中脑和脑桥

56. 交感神经舒血管纤维末梢释放的递质是（　　）

A. 去甲肾上腺素　　B. 肾上腺素　　C. 组织胺　　D. 乙酰胆碱

57. 肾上腺素可以大幅度调节搏出量的原因是（　　）

A. 心肌收缩能力变化　　B. 静脉回流血量变化

C. 心室舒张末期压力变化　　D. 心室舒张末期容量变化

58. 减压反射的生理意义（　　）

A. 升高动脉血压　　B. 维持动脉血压相对稳定

C. 加强心血管活动　　D. 减弱心血管活动

59. 心交感神经兴奋时末梢释放的神经递质是（　　）

A. 组胺　　B. 去甲肾上腺素　　C. 乙酰胆碱　　D. 肾上腺素

60. 下列关于肾上腺素和去甲肾上腺素叙述错误的是（　　）

A. 去甲肾上腺素会使心率加快

B. 肾上腺素可使心输出量增加

C. 去甲肾上腺素可使血压升高

D. 小剂量肾上腺素可使骨骼肌血管舒张

三、多选题

1. 在一个心动周期中，房室瓣和半月瓣均处于关闭状态的时期是（　　）

A. 等容舒张期　　B. 全心舒张期

C. 等容收缩期　　D. 充盈期

E. 射血期

2. 正常心动周期中（　　）

A. 全心舒张期是指心房心室舒张　　B. 心房收缩处在心室舒张期内

C. 心房舒张处在心室收缩期内　　D. 心室收缩处在心房舒张期内

E. 心室舒张处于心房收缩期内

3. 心室肌收缩活动的特点是（　　）

A. 为“全或无”式收缩　　B. 不发生完全强直收缩

C. 易受细胞外液中 Ca^{2+} 浓度变化的影响　　D. 常为节律性收缩
E. 不受意识控制

4. 影响心输出量的因素有（　　）
A. 心肌收缩能力　　B. 心室舒张末期容积　　C. 静脉回心血量
D. 血管阻力　　E. 动脉血压

5. 全心舒张期由下列哪几期组成（　　）
A. 减慢充盈期　　B. 心房收缩期　　C. 快速充盈期
D. 等容舒张期　　E. 心房舒张期

6. 窦房结起搏细胞动作电位的特点有（　　）
A. 0 期去极时程长　　B. 超射明显　　C. 0 期去极化速度慢
D. 4 期自动去极速度快　　E. 复极 1、2 期不明显

7. 心房肌的生理特点有（　　）
A. 有分泌功能　　B. 有收缩性　　C. 有兴奋性
D. 有自律性　　E. 有传导性

8. 心脏内有自律性的组织有（　　）
A. 左、右束支　　B. 心房肌和心室肌　　C. 房室束
D. 浦肯野细胞　　E. 窦房结

9. 心脏自律性的特点有（　　）
A. 其他自律组织为潜在起搏点　　B. 4 期自动去极化
C. 潜在起搏点不受窦房结控制　　D. 窦房结自律性最高
E. 窦房结是正常起搏点

10. 心脏传导性的特点有（　　）
A. 心室内传导快　　B. 细胞之间有直接电耦联　　C. 按一定顺序传导兴奋
D. 房室分界传导慢　　E. 有特殊传导组织

11. 在心室收缩能力和前负荷不变的条件下，增加心肌的后负荷，可使（　　）
A. 射血速度减慢　　B. 搏出量减少　　C. 等容收缩期延长
D. 心室充盈期延长　　E. 射血期缩短

12. 心室肌动作电位平台期的形成，主要是由于（　　）
A. Ca^{2+} 内流　　B. K^+ 外流　　C. Ca^{2+} 外流
D. Cl^- 内流　　E. Na^+ 内流

13. 心室肌动作电位平台期的长短决定了（　　）
A. 超常期的长短　　B. 动作电位时程的长短　　C. 局部反应期的长短
D. 相对不应期的长短　　E. 有效不应期的长短

14. 窦房结细胞动作电位主要是由下列哪些离子的跨膜流动所引起（　　）
A. Na^+　　B. Cl^-　　C. Ca^{2+}
D. A^-　　E. K^+

15. 心室肌的生理特性是（　　）
A. 有收缩性　　B. 有兴奋性　　C. 有自律性

D. 有特异性　　E. 有传导性

16. 在典型的心电图中（　　）

A. P－R 间期是指从 P 波起点到 QRS 波终止之间的时程

B. P 波反应两心房的去极化过程

C. T 波代表两心房复极化过程

D. 在不同导联中 QRS 三个波不一定都出现

E. QRS 波反应两心室复极过程

17. 影响动脉血压的因素有（　　）

A. 大动脉弹性　　B. 搏出量　　C. 心率

D. 血管容积　　E. 外周阻力

18. 使中心静脉压升高的因素包括（　　）

A. 输血或输液过多　　B. 微动脉收缩　　C. 静脉回心血量减少

D. 容量血管收缩　　E. 心脏射血能力减弱

19. 促进静脉回流的因素有（　　）

A. 呼气时　　B. 吸气时　　C. 容量血管收缩

D. 心肌收缩力加强　　E. 骨骼肌的节律性舒缩

20. 促进组织液生成的因素有（　　）

A. 毛细血管压下降　　B. 组织液静水压升高　　C. 微动脉扩张

D. 血浆胶体渗透压升高　　E. 组织液胶体渗透压升高

21. 刺激迷走神经可引起（　　）

A. 心房肌不应期延长　　B. 自律性升高　　C. 心房肌收缩力减弱

D. 房室传导速度减慢　　E. 心率减慢

22. 减压反射的特点（　　）

A. 颈动脉窦较主动脉弓压力感受器更为敏感

B. 它的生理意义在于使动脉血压保持相对稳定

C. 在平时不起作用

D. 是一种正反馈调节机制

E. 当动脉血压下降时，压力感受器传入冲动增多

23. 血管紧张素Ⅱ的作用是（　　）

A. 使肾素释放减少

B. 降低交感缩血管中枢紧张性

C. 使交感神经末梢释放去甲肾上腺素增多

D. 使全身微动脉收缩

E. 促进醛固酮释放

24. 关于肾上腺素和去甲肾上腺素，说法正确的是（　　）

A. 去甲肾上腺素可用作升压药　　B. 两者化学物质均属于儿茶酚胺类物质

C. 去甲肾上腺素只与 α 受体结合　　D. 主要由肾上腺皮质释放

E. 肾上腺素可与 α、β 两类受体结合

25. 关于冠脉循环，说法正确的是（　　）

A. 腺苷是冠状动脉舒张的最重要物质

B. 冠状动脉在心肌收缩时易于受到压迫

C. 冠状动脉侧支丰富，当阻塞时容易建立侧支循环

D. 冠状动脉的舒缩主要受神经和体液的调节

E. 心肌缺氧时冠状动脉舒张

26. 淋巴回流的生理意义有（　　）

A. 调节血浆与组织液平衡　　B. 清除组织中的红细胞及其他微粒

C. 运输脂肪等物质　　D. 参与防御功能

E. 回收蛋白质

27. 下列实验能使家兔动脉血压降低的有（　　）

A. 夹闭颈总动脉　　B. 电刺激减压神经传入端　　C. 电刺激迷走神经传出端

D. 注射乙酰胆碱　　E. 牵拉颈总动脉

28. 能使局部血管舒张的物质有（　　）

A. 缓激肽　　B. 腺苷　　C. 组胺

D. 前列腺素　　E. 乳酸

四、填空题

1. 心室肌细胞动作电位特有的时期是__________，窦房结细胞具有自律性的原因是动作电位 4 期会发生__________。

2. 心肌细胞的电生理特征有__________、__________、__________，机械生理特征是__________。

3. 心室肌细胞动作电位 2 期平台期产生的机制是__________的外流、__________的内流。

4. 窦房结 P 细胞动作电位 0 期去极化是__________的内流形成的。

5. 心脏的正常起搏点是__________，产生的节律称为__________节律，其他自律细胞统称为__________，产生的是__________节律。

6. 心肌细胞不产生强直收缩的原因是__________。

7. 心室肌细胞的兴奋周期可分为__________、__________和超常期。

8. 兴奋在心脏内传导速度最慢的部位是__________，兴奋通过此处占时较长、传导速度变慢，这种现象称为__________。

9. 心肌细胞对细胞外液中的 Ca^{2+} 浓度依赖性大，因而 Ca^{2+} 浓度__________时，心肌收缩力减弱；Ca^{2+} 浓度__________时，心肌收缩力增强。

10. 心动周期与心率的快慢呈__________关系，心率加快会导致心动周期__________。

11. 心室舒张的前 0.4s 期间，心房也处于舒张期，这一时期称为__________。

12. 正常成人心率为__________次/分、平均__________次/分。

13. 心动周期包括了__________、__________、__________、__________四个

过程。

14. 第一心音产生的主要原因是__________，标志着__________。

15. 第二心音产生的主要原因是__________，标志着__________。

16. 心肌收缩的前负荷是__________________，后负荷是__________。

17. 如果在一定范围内增加心肌收缩的前负荷，心肌纤维初长度将__________，心肌收缩力将__________。

18. 心房与心室内的压力梯度是血液从心房流入心室的动力，这种压力梯度的形成主要不是来自__________收缩，而是依靠__________的舒张。

19. 心电图中，P 波反映________________；QRS 波群反映________________。

20. 心室的收缩射血是__________性的，而动脉血流是__________性的。

21. 收缩压的高低主要反映__________的多少，舒张压的高低主要反映__________的大小。

22. 动脉血压形成的前提是__________，根本因素是__________和__________相互作用的结果。

23. 中心静脉压主要是指__________的血压，其正常范围是__________，中心静脉压数值高低主要取决于__________和__________。

24. 当右心衰竭时，中心静脉压__________，静脉的回心血量__________。

25. 微循环是指__________与__________之间的血液循环。

26. 微循环中，迂回通路的作用是__________，直捷通路作用是________________________，动-静脉短路作用是__________。

27. 肝脏疾病时，白蛋白的合成减少，血浆胶体渗透压__________，使得毛细血管中有效滤过压__________，组织液生成__________。

28. 减压反射属于__________反馈调节机制，其生理意义是__________。

29. 心交感神经兴奋时，末梢释放的递质是__________，与心肌细胞膜上的__________结合，产生兴奋作用；交感缩血管神经兴奋时，末梢释放的递质是__________；交感舒血管神经兴奋时，其末梢释放的递质是__________。

30. 临床上，常把肾上腺素作为_____________药使用，把去甲肾上腺素当作__________药使用。

五、问答题

1. 简述心脏兴奋传导的途径、优势传导及房室延搁的意义。
2. 试比较第一心音和第二心音。
3. 简述影响心输出量的因素及其机制。
4. 简述动脉血压是如何形成的?
5. 简述微循环的通路及作用。
6. 简述组织液形成和回流的机制及影响因素。
7. 试比较肾上腺素和去甲肾上腺对心血管的作用。

参考答案

一、名词解释题

1. 自律性：指心脏在没有任何外来刺激的作用下，能自动发生节律性兴奋的特性。

2. 窦性心律：以窦房结为起搏点的心跳节律。

3. 正常起搏点：正常情况下，由于窦房结自律性最高，主导着整个心脏的兴奋和节律，称为心脏正常起搏点。

4. 潜在起搏点：其他自律细胞的自律性低于窦房结，所以自律性不能表现出来，称为潜在起搏点。

5. 有效不应期：心肌细胞受到刺激产生兴奋，从0期去极化开始至3期复极到－55mV期间，给予任何刺激都不能使膜再次产生去极化，兴奋性丧失，称为有效不应期。

6. 期前收缩：在心室有效不应期之后，下次窦房结兴奋传来之前，受到一次人工刺激或异位起搏点传来的额外刺激，心室可以对这一提前刺激产生一次兴奋和收缩，称为期前收缩。

7. 代偿间歇：期前收缩之后，出现一个较长的心室舒张期称为代偿间歇。

8. 房室延搁：房室交界是正常兴奋由心房传至心室的必经途径，而房室交界尤其是结区传导速度最慢，导致心室兴奋比心房兴奋延后，称为房室延搁。

9. 心率：每分钟心脏跳动的次数。

10. 心动周期：心房或心室收缩和舒张一次。

11. 每搏输出量：心脏每搏动一次，由一侧心室所射出的血量。

12. 射血分数：每博输出量占心室舒张末期容积的百分比。

13. 心指数：正常人安静时的心输出量与体表面积成正比，每平方米体表面积的心输出量称为心指数。

14. 心输出量：每分钟由一侧心室射出的血量。

15. 心力储备：心输出量随机体代谢需要而增加的能力。

16. 血压：指血管内流动的血液对于单位面积血管壁的侧压力。

17. 动脉血压：指动脉血管内流动的血液对于单位面积动脉管壁的侧压力。

18. 收缩压：心动周期中，心室收缩，动脉血压升高到的最高值。

19. 舒张压：心动周期中，心室舒张，动脉血压下降到的最低值。

20. 脉压：收缩压和舒张压之差。

21. 平均动脉压：一个心动周期中动脉血压的平均值。

22. 中心静脉压：腔静脉或右心房内的血压。

23. 微循环：微动脉与微静脉之间的血液循环。

二、单选题

1. C　2. B　3. C　4. A　5. B　6. C　7. B　8. C　9. B　10. C　11. A　12. B　13. A

14. D　15. C　16. C　17. D　18. B　19. D　20. A　21. C　22. A　23. D　24. B　25. A　26. D　27. C　28. A　29. B　30. C　31. A　32. B　33. C　34. B　35. D　36. A　37. B　38. B　39. C　40. C　41. A　42. B　43. D　44. C　45. D　46. A　47. D　48. B　49. C　50. B　51. C　52. B　53. C　54. B　55. A　56. D　57. A　58. B　59. B　60. A

三、多选题

1. AC　2. ABD　3. ABCDE　4. ABCDE　5. ACD　6. ACDE　7. ABCE　8. ACDE　9. ABDE　10. ABCDE　11. ABCE　12. AB　13. BE　14. CE　15. ABE　16. BD　17. ABCDE　18. ADE　19. BCDE　20. CE　21. CDE　22. AB　23. ACDE　24. ABE　25. ABE　26. ABCDE　27. BCDE　28. ABCDE

四、填空题

1. 2 期平台期　自动去极化
2. 自律性　兴奋性　传导性　收缩性
3. K^+　Ca^{2+}
4. Ca^{2+}
5. 窦房结　窦性　潜在起搏点　异位
6. 有效不应期特别长
7. 有效不应期　相对不应期
8. 结区　房室延搁
9. 降低　升高
10. 反变　缩短
11. 全心舒张期
12. 60～100　75
13. 心房收缩　心房舒张　心室收缩　心室舒张
14. 房室瓣关闭　心室开始收缩
15. 半月瓣关闭　心室开始舒张
16. 心室舒张末期容积　动脉血管压力
17. 增加　加强
18. 心房　心室
19. 心房去极化过程　心室去极化过程
20. 不连续　连续
21. 每搏输出量　外周阻力
22. 足量的血液充盈　心室收缩射血　外周阻力
23. 腔静脉或右心房　6～10cmH_2O　心室射血能力　静脉回心血量
24. 升高　减少
25. 微动脉　微静脉
26. 物质交换　使部分血液迅速通过微循环及时回心　参与调解体温

27. 降低　降低　增多

28. 负　维持血压稳定

29. 去甲肾上腺素　肾上腺素能受体　去甲肾上腺素　乙酰胆碱

30. 强心　升压

五、问答题

→优势传导通路→

1. 答：传导途径：兴奋在窦房结产生→心房肌→房室交界（结区）→房室束→左右束支→浦肯野纤维→心室肌。

两个优势传导：兴奋在窦房结产生后，在心房内传导速度较快，迅速到达两心房，保证两心房同时收缩；兴奋在浦肯野纤维网传导速度最快，迅速到达两心室，保证两心室同时收缩。

房室延搁：是指兴奋在房室交界区的传导速度很慢，又以结区的传播速度最慢，因此兴奋在房室交界区出现了延迟。房室延搁的意义在于：保证心室的兴奋和收缩在心房兴奋收缩完毕之后才开始，不致出现心房心室同时收缩，有利于心室的充盈与射血。

2. 答：第一心音和第二心音的区别见下表：

心音	第一心音	第二心音
产生原因	主要是房室瓣关闭引起	主要是动脉瓣关闭产生
标志	心室收缩开始	心室舒张开始
音调	较低	较高
持续时间	较长	较短

3. 答：心输出量是由一侧心室每分钟射入动脉的血液量，所以心输出量主要取决于搏出量和心率，凡是影响搏出量和心率的都可以对心输出量产生影响。

（1）前负荷：是指心室舒张末期充盈量。在一定范围内，静脉回心血量增加，心室舒张末期充盈量增加，心肌前负荷增加，心室容积随之增大，心肌纤维初长度增长，心肌收缩力增强，搏出量增多；相反，则搏出量减少。如果静脉回心速度过快，量过多，可造成心肌前负荷过大，心肌过度舒张，超过了心肌最适初长度，心肌收缩力减弱，使得搏出量减少。

（2）后负荷：指动脉血压。动脉血压升高时，心肌后负荷增大，心室收缩受到的阻力增大，半月瓣开放延迟，等容收缩期延长，射血速度减慢，搏出量减少。如果动脉血压长期升高，心室肌长期处于过度收缩状态而出现代偿性肥大，进一步发展会导致心力衰竭。

（3）心肌收缩力：心肌保持一定初长度的前提下，心肌收缩能力增强，则搏出量增加；心肌收缩力减弱，则搏出量减少。

（4）心率：在一定范围之内，心率增加则心输出量增加；但是如果心率过快，超过一定限度，则心舒期明显缩短，导致心室充盈量显著减少，引起心输出量减少。心率过慢，也会导致心输量明显减少。

4. 答：（1）动脉血压形成的前提条件是：封闭的心血管系统内有足量的血液充盈。

（2）动脉血压形成的两个基本因素是心室收缩射血和外周阻力的相互作用。左心室收缩射血时所释放的能量，一部分作为动能推动血液射入动脉，并向前流动，由于外周阻力的作用，尚有一部分储存于主动脉和大动脉内，另一部分形成对血管壁的侧压力，使血管壁扩张。心室舒张时，主动脉瓣关闭停止射血，被扩张的主动脉和大动脉管壁发生弹性回缩，把心缩期内储存的能量转化为动能，推动血液继续向外周流动，并维持一定水平的舒张压。大动脉管壁弹性则起缓冲收缩压、维持舒张压之作用。并将心室间断射血变为血液在动脉内连续流动。

5. 答：微循环是指微动脉与微静脉之间的血液循环。典型的微循环由微动脉、后微动脉、毛细血管前括约肌、真毛细血管、通毛细血管、动-静脉吻合支七部分组成。

血液流经微循环的通路有三条：

（1）迂回通路：血液依次流经微动脉、后微动脉、毛细血管前括约肌、真毛细血管、微静脉。真毛细血管管壁薄、通透性好，是进行物质交换的主要场所，故又称“营养通路”。

（2）直捷通路：血液依次流经微动脉→后微动脉→通血毛细血管→微静脉。该通路经常处于开放状态，血流速度快，主要生理意义是使一部分血液迅速通过微循环及时回心。

（3）动-静脉短路：血液通过微动脉、动-静脉吻合支进入微静脉。其生理意义是调节体温。

6. 答：（1）机制：组织液生成与回流主要取决于有效滤过压的大小，有效滤过压 =（毛细血管血压 + 组织胶体渗透压） -（血浆胶体渗透压 + 组织液静水压），有效滤过压大于零时，表现为组织液生成，有效滤过压小于零时，表现为组织液回流。根据计算，在毛细血管动脉段的有效滤过压是10mmHg，表现为组织液生成；在毛细血管静脉端，有效滤过压为 -8mmHg，表现为组织液回流。大部分的组织液在毛细血管静脉端回流，剩余的进入毛细淋巴管，经淋巴系统回流到静脉。

（2）有效滤过压中各因素的变化，都可以影响组织液的生成与回流：

①毛细血管血压：当静脉回流障碍时，引起毛细血管血压升高，有效滤过压升高，组织液生成增多，表现为水肿。

②血浆胶体渗透压：肝脏疾病时，肝功能障碍，白蛋白合成减少，血浆胶体渗透压下降，有效率过压升高，组织液生成增多，引起全身水肿。

③淋巴回流：当淋巴回流受阻时，组织液回流减少，组织液的生成与回流失去平衡，表现为水肿。

④毛细血管壁通透性：炎症时，炎症因子引起毛细血管壁通透性增加，部分血浆蛋白渗出，血浆胶体渗透压降低，而组织液胶体渗透压升高，组织液生成增多，出现局部水肿。

7. 答：（1）肾上腺素：可与细胞膜上的 α、β 受体结合，与心肌细胞上的 β^1 受体结合产生正性的作用，即心肌收缩能力增强，房室传导加快，心率加快，最终引起心输出量增加，故常作升压药。与平滑肌细胞膜上的 α 受体，使皮肤、肾、胃肠的血管收缩；与骨骼肌血管和肝血管的 β^2 受体结合后，小剂量常引起血管舒张，大剂量则使血管收缩。

（2）去甲肾上腺素：与心肌 β^1 受体结合产生正性的作用，使心率加快，心肌收缩力增强。与血管平滑肌 α 受体结合，使全身阻力血管收缩，动脉血压升高，故临床上常用作升压药。但在机体静脉注射去甲肾上腺素后，心率会减慢，原因是血压升高时，减压反射使心率减慢，掩盖了去甲肾上腺素对心脏的直接作用。

（伍爱荣）

第五章　呼　吸

一、名词解释题

1. 内呼吸
2. 呼吸
3. 肺通气
4. 肺换气
5. 肺内压
6. 胸膜腔负压
7. 顺应性
8. 肺活量
9. 用力呼气量
10. 肺泡通气量
11. 肺通气/血流比值
12. 发绀
13. 血氧饱和度
14. 氧离曲线
15. 肺牵张反射

二、单选题

1. 呼吸一般是指（　　）
   A. 气体进出组织细胞的过程
   B. 机体与环境之间的气体交换过程
   C. 气体进出肺的过程
   D. 呼气和吸气的总和
2. 肺通气是指（　　）
   A. 外界与气道间的气体交换
   B. 组织与血液的气体交换
   C. 肺与外环境间的气体交换
   D. 肺与血液之间的气体交换
3. 肺通气的原动力是（　　）
   A. 呼吸肌的舒缩活动
   B. 肺内压的变化
   C. 气体的分压差
   D. 肺本身的舒缩活动
4. 外呼吸是指（　　）
   A. 肺泡与血液间进行气体交换
   B. 肺与外环境之间的气体交换
   C. 组织细胞与血液之间的气体交换
   D. 肺通气与肺换气

5. 平静呼吸时，肺内压在下列哪一个时相中低于大气压（　　）
A. 呼气末　B. 呼气初　C. 吸气初　D. 吸气末
6. 在下列哪个时相中，肺内压高于大气压（　　）
A. 吸气末　B. 呼气末　C. 吸气初　D. 呼气初
7. 胸内压是由下列哪个因素形成的（　　）
A. 大气压 - 肺回缩力　B. 大气压 + 弹性阻力
C. 大气压 - 弹性阻力　D. 大气压 - 非弹性阻力
8. 维持胸内负压的必要条件是（　　）
A. 胸廓扩张　B. 胸膜腔密闭　C. 吸气肌收缩　D. 呼气肌收缩
9. 平静呼气末胸膜腔内压（　　）
A. 低于大气压　B. 高于肺内压　C. 等于大气压　D. 高于大气压
10. 有关肺通气阻力的叙述，下列哪项是错误的（　　）
A. 弹性组织在外力作用下变形时，具在对抗变形和回位的倾向，称为弹性阻力
B. 肺通气阻力可分为弹性阻力和非弹性阻力
C. 弹性阻力包括肺和胸廓的弹性阻力
D. 平静呼吸时，非弹性阻力是主要因素，约占总阻力的70%
11. 肺回缩力来自（　　）
A. 肺弹性纤维　B. 肺泡表面活性物质
C. 肺弹性纤维和肺泡表面张力　D. 肺泡表面活性物质和肺弹性纤维
12. 肺的有效通气量是指（　　）
A. 每分肺泡通气量　B. 肺活量　C. 补呼气量　D. 每分通气量
13. 尽力吸气后再作最大呼气能呼出的气量称为（　　）
A. 补呼气量　B. 肺活量　C. 潮气量　D. 最大通气量
14. 反映肺通气功能潜力大小的指标是（　　）
A. 最大通气量　B. 深吸气量　C. 用力呼气量　D. 肺泡通气量
15. 决定肺泡气体交换方向的主要因素是（　　）
A. 温度差　B. 呼吸膜厚度　C. 气体分压差　D. 气体分子量
16. 维持呼吸中枢正常兴奋性的生理刺激是（　　）
A. 血中 H^+ 浓度的增减　B. 肺牵张感受器传入冲动
C. 血中一定程度的缺 O_2　D. 血中一定浓度的 CO_2
17. 维持呼吸节律的基本中枢位于（　　）
A. 大脑皮层　B. 延髓　C. 脑桥　D. 下丘脑
18. 血中氧分压降低导致呼吸加强的原因是兴奋（　　）
A. 外周化学感受器　B. 中枢化学感受器
C. 肺牵张感受器传入冲动　D. 延髓呼吸中枢
19. 血液中 H^+ 浓度增加，引起呼吸运动变化主要通过（　　）
A. 呼吸中枢本身　B. 颈动脉窦、主动脉弓
C. 中枢化学感受器　D. 颈动脉体、主动脉体

20. 关于血液中氧的运输，错误的是（　　）

A. HbO_2 呈鲜红色　　B. O_2 与 Hb 的结合是可逆的

C. Hb 与 O_2 的结合，在肺部比在组织少　　D. 主要方式是 HbO_2

21. 体内 CO_2 分压最高的是（　　）

A. 组织液　　B. 细胞内液　　C. 动脉血液　　D. 静脉血液

22. 正常成人安静时，通气/血流比值的正常值是（　　）

A. 8.4　　B. 0.84　　C. 0.64　　D. 0.48

23. 气体在血液中运输的叙述，下列哪项是错误的（　　）

A. O_2 与 Hb 的结合反应快、可逆、需要酶的催化

B. CO_2 主要以 HCO_3^- 形式来运输

C. O_2 结合形式是 HbO_2

D. O_2 和 CO_2 都以物理溶解和化学结合两种形式存在于血液

24. CO_2 在血液中运输的主要形式是（　　）

A. 和 H_2O 结合形成 H_2CO_3　　B. 形成 HbNHCOOH

C. 物理溶解　　D. 形成 HCO_3^-

25. 切断家兔颈部双侧迷走神经后，使呼吸（　　）

A. 变浅变慢　　B. 变深变慢　　C. 变浅变快　　D. 变深变快

26. 中枢化学感受器最敏感的刺激物是（　　）

A. 血液中 H^+　　B. 脑脊液中的 CO_2　　C. 脑脊液中的 H^+　　D. 血液中 CO_2

27. 缺氧对呼吸中枢的直接作用是（　　）

A. 抑制低于兴奋　　B. 抑制高于兴奋　　C. 兴奋　　D. 抑制

28. 关于肺牵张反射的叙述，下列哪一项是正确的（　　）

A. 平静呼吸时参与人的呼吸调节　　B. 感受器位于肺泡壁

C. 有种族差异，兔的最强，人的最弱　　D. 肺扩张与肺缩小反射的感受器相同

29. 血液中 CO_2 浓度对呼吸的调节主要通过（　　）

A. 刺激脑桥调整中枢　　B. 刺激延髓腹外侧浅表部位

C. 牵张反射　　D. 直接刺激呼吸中枢

30. 每分通气量与每分肺泡通气量之差为（　　）

A. 潮气量×呼吸频率　　B. 残气量×呼吸频率

C. 死腔量×呼吸频率　　D. 功能残气量×呼吸频率

31. 评价肺通气功能，下列哪个指标较好（　　）

A. 肺活量　　B. 时间肺活量　　C. 补吸气量　　D. 潮气量

32. 平静呼吸时胸内压变化的叙述，正确的是（　　）

A. 吸气和呼气时均低于大气压　　B. 吸气和呼气时均高于大气压

C. 吸气时高于大气压　　D. 呼气时高于大气压

33. 通气/血流比值减小的结果是（　　）

A. 肺血流量减少　　B. 肺泡无效腔增大

C. 发生功能性动-静脉短路　　D. 肺泡通气量增加

三、多选题

1. 呼吸膜的结构包括（　　）
   A. 毛细血管基膜
   B. 弹力纤维和胶原纤维组成的间隙层
   C. 含表面活性物质的液体分子层
   D. 肺泡上皮与上皮基膜
   E. 毛细血管内皮细胞
2. 平静呼吸时，肺内压 = 大气压的时相有（　　）
   A. 吸气末　B. 呼气末　C. 吸气初　D. 呼气初　E. 呼气过程中
3. 肺通气动力是（　　）
   A. 呼吸肌的舒缩活动　B. 呼吸道阻力
   C. 肺内压　D. 胸膜腔内压
   E. 肺弹性纤维的回缩力
4. 胸内负压的生理意义有（　　）
   A. 有利于淋巴回流　B. 降低气道阻力
   C. 使肺能随胸廓的张缩而张缩　D. 有利于静脉回流
   E. 维持肺的扩张状态
5. 有关表面活性物质的叙述，正确的是（　　）
   A. 有降低表面张力的作用　B. 维持大小肺泡的稳定性
   C. 新生儿呼吸窘迫综合征的出现与此物质有关　D. 由肺泡Ⅱ型细胞合成并释放
   E. 主要成分是二棕榈酰卵磷脂
6. 关于平静呼吸的叙述，正确的是（　　）
   A. 吸气过程是由膈肌和肋间外肌收缩引起
   B. 呼气过程是由膈肌和肋间内肌收缩引起
   C. 吸气与呼气过程均为主动
   D. 吸气过程是由膈肌和肋间内肌收缩引起
   E. 吸气过程为主动，呼气过程为被动
7. 顺应性是指（　　）
   A. 与弹性阻力成正变关系　B. 容积变化/压力变化　C. 肺容积变化/跨肺压
   D. 与弹性阻力成反变关系　E. 外力作用下弹性组织的可扩展性
8. 肺回缩力的来源包括（　　）
   A. 惯性阻力　B. 肺组织的黏滞阻力
   C. 肺泡内液-气界面表面张力形成的回缩力　D. 气道阻力
   E. 肺弹性纤维的回缩力
9. 有关时间肺活量的叙述，正确的是（　　）
   A. 也称用力呼气量　B. 正常人在一秒呼出肺活量的80%
   C. 反映一定时间内所能呼出的气量　D. 正常人在三秒内呼出肺活量的98%

E. 是评价肺通气功能的较好指标

10. 影响肺换气的因素有（　　）

A. 通气/血流比值　　B. 呼吸膜厚度　　C. 气体分压差

D. 呼吸膜通透性　　E. 呼吸膜面积

11. 肺换气时，气体的扩散方向和速度取决于气体的（　　）

A. 温度　　B. 分子量　　C. 分压差　　D. 扩散距离　　E. 溶解度

12. 使氧解离曲线右移的因素有（　　）

A. H^+浓度增加　　B. pH 升高　　C. PCO_2 升高　　D. PO_2 降低　　E. 温度升高

13. 中枢化学感受器（　　）

A. 不感受缺 O_2 刺激　　B. 分为头、中、尾三区

C. 对血中氢离子浓度变化非常敏感　　D. 生理刺激是 CO_2 本身

E. 存在于延髓背外侧浅表部位

14. 肺牵张反射（　　）

A. 平静呼吸时，参与人的呼吸调节

B. 有种属差异

C. 其传入纤维在迷走神经中上行入脑

D. 其感受器存在于支气管和细支气管的平滑肌层

E. 其作用在于使吸气及时转为呼气

15. 关于 CO_2 对呼吸的调节正确的叙述是（　　）

A. 在血中 PCO_2 降低时，使呼吸运动减弱

B. 可通过中枢和外周两条途径兴奋呼吸中枢

C. 外周途径的作用大于中枢途径

D. CO_2 是调节呼吸的最重要的生理性体液因素

E. 动脉血中 PCO_2 愈多，加强呼吸的作用愈强

四、填空题

1. 呼吸过程由____________，____________和____________三个环节组成。

2. 外呼吸包含了____________，____________。

3. 呼吸的生理意义是维持内环境____________和____________的相对稳定。

4. 肺通气的原动力是____________，直接动力是____________。

5. 胸膜腔内压是指____________内的压力，吸气和呼气的过程中，胸膜腔内压一直是____________，故称为____________。

6. 胸式呼吸主要以____________舒缩为主，腹式呼吸主要以____________舒缩为主。

7. 吸气过程中，肺内压____________大气压，胸膜腔内压____________大气压。

8. 肺通气的阻力主要包括____________和____________。

9. 肺泡通气量 =（____________ - ____________）× ____________。

10. 正常人肺通气/血流比值为____________，若该数值增大，相当于____________，若该数值减小，相当于产生____________。

11. 气体交换的动力是____________。

12. 肺泡表面活性物质的作用是____________肺泡表面张力，其减少时，肺回缩力____________。

13. 肺的顺应性减小表示肺弹性阻力____________。

14. 在血液运输中，O_2 主要以____________运输，CO_2 主要以____________运输。

15. 肺牵张反射的感受器主要分布在____________和____________的平滑肌中，该反射的传入神经是________________________。

16. 肺活量是指____________、____________与____________之和。

17. 调节呼吸运动的外周化学感受器是指____________和____________。

18. 当交感神经兴奋时，支气管平滑肌____________，气道阻力____________。

19. 动脉血中 CO_2 浓度____________，氧分压____________时，均可使呼吸运动加强。

20. 调节呼吸运动的基本中枢是____________，调整中枢是____________。

五、问答题

1. 简述肺泡表面张力对肺的影响；肺泡表面活性物质的生理作用？

2. 肺换气与组织换气的形成过程。

3. 胸膜内负压是如何形成的？在呼吸过程中有什么变化？及其生理意义？

4. 增大无效腔后呼吸运动会有什么改变？为什么？

5. 试述血液中 CO_2 分压升高、氧分压下降以及 H^+ 浓度升高对呼吸的影响及作用途径。

参考答案

一、名词解释题

1. 内呼吸：血液与组织细胞之间的气体交换。

2. 呼吸：机体与环境之间氧气和二氧化碳气体交换的过程。

3. 肺通气：肺泡与外界环境之间气体交换的过程。

4. 肺换气：肺泡与肺毛细血管之间氧气和二氧化碳气体交换的过程。

5. 肺内压：是指肺泡内的压力。

6. 胸膜腔负压：胸膜腔内的压力，一般低于大气压。

7. 顺应性：是在外力作用下弹性组织的可扩张性。

8. 肺活量：最大吸气后再尽力呼气所能呼出的最大气量。

9. 用力呼气量：受试者做最大吸气后以最快的速度尽力呼气，分别记录第 1、2、3 秒末所呼出的气体量，各占肺活量的百分数表示。

10. 肺泡通气量：每分钟吸入肺泡能与血液进行气体交换的新鲜空气量。

11. 肺通气/血流比值：指肺泡通气量与每分肺血流量的比值。

12. 发绀：当毛细血管中游离 Hb 含量达 5g/L 时，黏膜或甲床等部分可呈青紫色，又称为紫绀。

13. 血氧饱和度：是指氧含量占氧容量的百分比。

14. 氧离曲线：氧分压与血氧饱和度关系的曲线，呈S型。

15. 肺牵张反射：肺扩张引起吸气被抑制和肺缩小引起吸气的反射，包括肺扩张反射和肺缩小反射。

二、单选题

1. B　2. C　3. A　4. D　5. C　6. D　7. A　8. B　9. A　10. D　11. C　12. A　13. B　14. A　15. C　16. D　17. B　18. A　19. D　20. C　21. B　22. B　23. A　24. D　25. B　26. C　27. D　28. C　29. B　30. C　31. B　32. A　33. C

三、多选题

1. ABCDE　2. AB　3. ACD　4. ABCDE　5. ABCDE　6. AE　7. BCDE　8. CE　9. ACE　10. ABCDE　11. ABCDE　12. ACDE　13. AB　14. BCDE　15. BD

四、填空题

1. 外呼吸　血液运输　组织换气
2. 肺通气　肺换气
3. 氧气　二氧化碳
4. 呼吸肌的舒缩　肺内压与大气压之差
5. 胸膜腔　低于大气压　胸膜腔负压
6. 肋间肌　膈肌
7. 低于　低于
8. 弹性阻力　非弹性阻力
9. 潮气量　无效腔气量　呼吸频率
10. 0.84　肺泡无效腔增大　动-静脉短路
11. 生物膜两侧的气体分压差
12. 降低　增大
13. 增大
14. 氧合血红蛋白　碳酸氢盐
15. 支气管　细支气管　迷走的有髓鞘的A类纤维
16. 潮气量　补呼气量　补吸气量
17. 颈动脉体　主动脉体
18. 舒张　减小
19. 升高　降低
20. 延髓　脑桥

五、问答题

1. 答：（1）肺泡表面张力对肺的影响：①是形成肺弹性阻力的主要来源；②由于P =

2T/r，因此，如果表面张力相同，大肺泡内的压力低于小肺泡内的压力，使得大小肺泡容量不稳定；③促进肺组织间隙及肺毛细血管内的液体渗入肺泡内。

（2）肺泡表面活性物质的生理作用：①降低表面张力，防止大小肺泡融合；②维持肺泡稳定；③防止肺组织间隙及肺毛细血管内的液体渗入肺泡内。

2. 答：（1）肺换气的形成：肺泡内的氧分压高于肺毛细血管内的，而二氧化碳分压低于肺毛细血管中的，所以，氧气从肺扩散入肺毛细血管，而二氧化碳从肺毛细血管扩散入肺泡，静脉血变成动脉血。

（2）组织换气的形成：由于组织代谢消耗氧气产生二氧化碳，所以组织间隙中的氧分压低于组织毛细血管中的，二氧化碳分压高于组织毛细血管中的，因此，氧气从毛细血管扩散入组织间隙，二氧化碳从组织间隙扩散入组织毛细血管，动脉血变成静脉血。

气体的分压差、气体扩散速率、肺泡膜的面积、呼吸膜的厚度等因素都可以影响肺换气。

3. 答：（1）胸膜内负压的形成因素：

肺内压和肺的回缩力两种力量都可以通过胸膜腔脏层而作用于胸膜腔，其中肺内压，是使肺泡扩张的力量；而肺的回缩力，使肺泡缩小。因此，胸膜腔内压力实际上是这两个力量共同作用的结果，即：胸膜腔内压 = 肺内压 - 肺回缩力。

（2）在吸气末和呼气末，肺内压 = 大气压，假设大气压为零，则：胸膜腔内压 = 肺内压 - 肺回缩力，吸气时，肺的扩张程度增大，肺回缩力增大，胸膜腔负压增大；呼气时，肺扩张程度减小，回缩力减小，胸膜腔负压减小。

（3）胸膜腔负压的生理意义有：①维持肺的扩张状态，保证肺不至于塌陷；②降低心房、腔静脉和胸导管内的压力，促进静脉血和淋巴液的回流。

4. 答：增大无效腔后呼吸加深加快，原因如下：

无效腔增大后使肺泡通气量减少，导致肺泡气更新率下降，使肺泡气的 $PO_2\downarrow$，$PCO_2\uparrow$，肺泡与肺毛细血管血液之间的氧气和二氧化碳的分压差减小，氧气的摄入和二氧化碳的排出减少，动脉血氧分压降低，二氧化碳分压增高。低 O_2 会刺激外周化学感受器，CO_2 分压增高既可以刺激中枢化学感受器（为主），又可刺激外周化学感受器，使呼吸中枢兴奋，呼吸运动加深加快。

5. 答：（1）CO_2：血液中一定浓度的 CO_2 是维护呼吸和呼吸中枢正常兴奋性所不可缺少的条件。

CO_2 浓度升高，呼吸加深加快，肺通气量增加。当吸入 CO_2 超过一定浓度时，CO_2 堆积，对呼吸中枢的活动产生抑制作用。

作用途径两条：CO_2 对呼吸的调节是通过刺激中枢化学感受器和外周化学感受器两条途径实现的，以中枢化学感受器为主。CO_2 对中枢化学感受器的刺激主要是通过血脑屏障，进入脑脊液后，与 H_2O 生成 H_2CO_3，H_2CO_3 解离出的 H^+ 发挥作用。

（2）缺 O_2：缺 O_2 一般使呼吸加深加快，肺通气量增加；缺 O_2 对呼吸中枢的直接作用是抑制。

作用途径：通过刺激外周化学感受器而兴奋呼吸中枢。在一般情况下，缺 O_2 对呼吸中枢的抑制作用常被通过外周化学感受器反射性兴奋呼吸中枢的作用所掩盖，只有在严重缺

O_2 时才表现为对呼吸运动的抑制。

（3）H^+：血液中 H^+ 升高，呼吸加深加快，肺通气量增加。

作用途径：主要作用于外周化学感受器。

（张庆丽）

第六章　消化和吸收

一、名词解释题

1. 消化
2. 吸收
3. 机械性消化
4. 化学性消化
5. 胃黏膜屏障
6. 胃排空
7. 分节运动
8. 胆盐的肠-肝循环
9. 胃肠激素

二、单选题

1. 消化腺细胞分泌消化液的形式是（　　）
   A. 出胞作用　B. 易化扩散　C. 单纯扩散　D. 主动转运
2. 对胃肠道运动的叙述，错误的是（　　）
   A. 是机械消化的动力　B. 蠕动是胃肠道共有的运动形式
   C. 可抑制化学消化　D. 通过消化道平滑肌舒缩活动完成
3. 下列哪一项不是促胰液素的作用（　　）
   A. 促进肝细胞分泌胆汁　B. 促进胃酸的分泌
   C. 促进小肠液的分泌　D. 促进胰液中水和 HCO_3^- 的大量分泌
4. 胃排空的主要动力是（　　）
   A. 幽门舒张　B. 胃紧张性收缩
   C. 胃蠕动　D. 胃容受性舒张
5. 人唾液中除含有唾液淀粉酶外，还含有（　　）
   A. 肽酶　B. 蛋白水解酶　C. 麦芽糖酶　D. 溶菌酶
6. 胃蛋白酶原转变为胃蛋白酶的激活物是（　　）
   A. Na^+　B. 内因子　C. Cl^-　D. HCl^-
7. 胃黏膜表面的黏液层可与黏膜上皮细胞分泌的下列哪种离子构成对胃有保护作用的屏障（　　）
   A. Ca^{2+}　B. HCO_3^-　C. Na^+　D. K^+

8. 能促进胆盐分泌的机制是（　　）

A. 肝肠循环　B. 乳化脂肪　C. 加速脂肪分解　D. 形成混合微胶粒

9. 有关胃蛋白酶的叙述，正确的是（　　）

A. 能水解蛋白质为氨基酸

B. 只有在强酸环境中才能发挥对蛋白质的消化作用

C. 初分泌时就有活性

D. 由壁细胞分泌

10. 关于胃液分泌的描述，哪一项是错误的（　　）

A. 幽门腺与贲门腺分泌黏液　B. 壁细胞分泌盐酸

C. 主细胞分泌内因子　D. 主细胞分泌胃蛋白酶原

11. 胃液成分中与红细胞生成有关的物质是（　　）

A. 黏液　B. HCl^-　C. 胃蛋白酶　D. 内因子

12. 由胃排空的物质，其速度由快到慢依次是（　　）

A. 蛋白质、脂肪、糖　B. 糖、蛋白质、脂肪

C. 糖和蛋白质的混合物　D. 脂肪、糖、蛋白质

13. 消化能力最强的消化液是（　　）

A. 胰液　B. 胆汁　C. 小肠液　D. 胃液

14. 胰液中不含有（　　）

A. 胰蛋白酶原　B. 淀粉酶和脂肪酶　C. HCO_3^-　D. 肠激活酶

15. 胰液中的无机物含量最高的是（　　）

A. K^+　B. HCO_3^-　C. Cl^-　D. Na^+

16. pH 值最低的消化液是（　　）

A. 胆汁　B. 小肠液　C. 胃液　D. 胰液

17. 使糜蛋白酶原激活的物质是（　　）

A. 胰蛋白酶　B. 肠激活酶　C. 组胺　D. 糜蛋白酶

18. 胆汁中与消化有关的成分是（　　）

A. 胆色素　B. 胆固醇　C. 卵磷脂　D. 胆盐

19. 胆盐可以协助下列哪一种酶消化食物（　　）

A. 胰淀粉酶　B. 肠激活酶　C. 胰脂肪酶　D. 胰蛋白酶

20. 胆汁中不含有（　　）

A. 消化酶　B. 胆色素　C. 胆固醇　D. 胆盐

21. 下列哪种不属于小肠的运动类型（　　）

A. 蠕动　B. 集团蠕动　C. 分节运动　D. 紧张性收缩

22. 食物吸收的主要部位在（　　）

A. 直肠　B. 胃　C. 小肠　D. 结肠

23. 维生素 C 促进吸收的无机离子是（　　）

A. Na^+　B. Ca^{2+}　C. K^+　D. Fe^{2+}

24. 水分及营养物质吸收的主要部位是（　　）

A. 十二指肠与空肠　　B. 大肠　　C. 回肠　　D. 十二指肠

25. 维生素 B_{12} 的主要吸收部位在（　　）

A. 胃　　B. 回肠　　C. 空肠上部　　D. 十二指肠上部

26. 糖吸收的分子形式是（　　）

A. 麦芽糖　　B. 淀粉　　C. 单糖　　D. 多糖

27. 铁吸收最快的部位是（　　）

A. 大肠　　B. 回肠　　C. 空肠　　D. 十二指肠

28. 糖的吸收与下列哪种离子有密切关系（　　）

A. Na^+　　B. Cl^-　　C. K^+　　D. Ca^{2+}

29. 下列物质除哪种外均可促进钙的吸收（　　）

A. 磷酸盐　　B. 脂肪酸　　C. 甲状旁腺素　　D. 乳酸

30. 长期大量使用肠道抗菌药可导致缺乏的维生素是（　　）

A. B 族维生素和维生素 D　　B. B 族维生素和维生素 K

C. B 族维生素和维生素 E　　D. B 族维生素和维生素 A

31. 促胃液素不具有下列哪项作用（　　）

A. 促进胃蛋白酶原分泌　　B. 促进胃酸分泌

C. 对胃黏膜具有营养作用　　D. 抑制胆囊收缩

32. 促胰液素能促进胰腺分泌（　　）

A. 大量的水和 HCO_3^-，酶含量很丰富

B. 大量的水和 HCO_3^-，而酶的含量很少

C. 少量的水分和 HCO_3^-，酶的含量很少

D. 少量的水分和 HCO_3^-，酶的含量很丰富

33. 下列哪一个激素不属于胃肠激素（　　）

A. 肾上腺素　　B. 促胰液素　　C. 促胃液素　　D. 缩胆囊素

34. 关于消化器官神经支配的叙述，正确的是（　　）

A. 内在神经丛存在于黏膜下和平滑肌间

B. 去除外来神经后，仍能完成局部反射

C. 交感神经节后纤维释放乙酰胆碱

D. 所有副交感神经节后纤维均以乙酰胆碱为递质

35. 刺激支配唾液腺的副交感神经可引起唾液腺分泌（　　）

A. 量多，固体成分多的唾液　　B. 量少，固体成分少的唾液

C. 量多，固体成分少的唾液　　D. 量少，固体成分多的唾液

三、多选题

1. 下列哪些是消化液的生理作用（　　）

A. 保护消化道黏膜　　B. 稀释食物，使其渗透压与血浆相近

C. 水解食物中的大分子　　D. 有时会损伤消化道黏膜

E. 为消化酶提供适宜的 pH 环境

2. 下列哪些是唾液的生理作用（　　）

A. 杀灭食物中的细菌　B. 清洁和保护口腔　C. 湿润与溶解食物

D. 部分消化淀粉　E. 部分消化蛋白质

3. 胃肠激素的生理作用是（　　）

A. 主体仅存于胃肠道　B. 均为肽类激素

C. 促进消化道的生长　D. 调节其他激素的释放

E. 调节消化道运动和消化腺的分泌

4. 下列哪些是胃酸的生理作用（　　）

A. 杀死进入胃内的细菌　B. 促进胰液和胆汁的分泌

C. 促进维生素 B_{12} 的吸收　D. 促进铁和钙的吸收

E. 激活胃蛋白酶原，并为胃蛋白酶提供一个酸性环境

5. 胃黏膜屏障的主要作用（　　）

A. 防止 H^+ 侵入胃黏膜　B. 防止 Na^+ 从黏膜向胃腔扩散

C. 保护维生素 B_{12} 不被水解　D. 防止胃蛋白酶对黏膜的侵蚀

E. 防止食物对黏膜的机械损伤

6. 胃液的主要成分是（　　）

A. 胃蛋白酶原　B. 黏液　C. 内因子

D. 淀粉酶　E. 盐酸

7. 胃的运动形式包括（　　）

A. 蠕动冲　B. 蠕动　C. 分节运动

D. 容受性舒张　E. 紧张性收缩

8. 胰液中的消化酶主要有（　　）

A. 胰蛋白酶抑制因子　B. 糜蛋白酶　C. 胰淀粉酶

D. 胰脂肪酶　E. 肠激活酶

9. 有关胃排空的叙述，正确的是（　　）

A. 胃排空是持续性的过程　B. 胃排空主要取决于幽门两侧的压力差

C. 排空速度与食物性状、成分有关　D. 指食物由胃进入十二指肠的过程

E. 一般在食物进入胃约 5 分钟后开始

10. 激活胰蛋白酶原的物质有（　　）

A. 糜蛋白酶　B. 组织液　C. 盐酸

D. 肠激活酶　E. 胰蛋白酶

11. 小肠是营养物质吸收主要部位的原因是（　　）

A. 小肠绒毛中血液、淋巴循环丰富　B. 小肠的吸收面积大

C. 食物主要在小肠内消化　D. 小肠内有促进营养物质吸收的酶

E. 食物在小肠内停留的时间较长

12. 胆汁的成分（　　）

A. 胆盐　B. 脂肪酶　C. 卵磷脂

D. 胆固醇　E. 胆色素

13. 脂肪被消化后主要形式为（　　）

A. 甘油　　B. 脂肪酶　　C. 甘油一酯

D. 脂肪酸　　E. 胆盐

14. 大肠的主要功能是（　　）

A. 储存食物残渣　　B. 大肠中的细菌可合成维生素 B、维生素 K

C. 吸收胆盐　　D. 吸收水分

E. 形成粪便

15. 大肠内细菌活动的作用是（　　）

A. 能合成维生素 K 和 B 族维生素

B. 促进大肠吸收无机盐

C. 腐败酵解食物残渣

D. 促进大肠吸收水分

E. 刺激大肠的运动

16. 关于营养物质吸收的叙述，正确的是（　　）

A. 铁是以 Fe^{3+} 的形式被吸收

B. 糖、蛋白质和脂肪的吸收均与 Na^{+} 的主动转运有关

C. 糖以单糖的形式吸收入血

D. 脂肪吸收的主要途径是进入淋巴

E. 蛋白质以氨基酸的形式吸收入血

17. 进食动作可引起（　　）

A. 胃容受性舒张　　B. 胃运动加强　　C. 胃液、胰液、胆汁分泌

D. 唾液的分泌　　E. 以上均正确

18. 与 Na^{+} 吸收相耦联的营养物质有（　　）

A. 氨基酸　　B. 葡萄糖　　C. 脂溶性维生素

D. 脂肪　　E. 甘油

19. 参与蛋白质消化的消化液有（　　）

A. 胆汁　　B. 小肠液　　C. 唾液

D. 胃液　　E. 胰液

20. 消化系统的非条件反射有（　　）

A. 看到精美食物引起的唾液分泌　　B. 胃内容物进入十二指肠引起胃运动抑制

C. 食物入口引起的唾液分泌　　D. 望梅止渴

E. 咀嚼吞咽引起的胃容受性舒张

四、填空题

1. 消化的方式可分为__________和__________两种。

2. 唾液的消化作用主要是__________对__________的初步水解。

3. 内因子是由__________细胞分泌的，内因子的作用是促进__________的吸收。

4. 胃蛋白酶原主要是由__________细胞分泌，在__________的作用下可转变为有

活性的胃蛋白酶。

5. 胃的运动形式包括____________、____________和____________。

6. 胃排空的动力是____________，胃排空的直接原因是取决于____________。

7. 食物对胃的扩张和化学刺激可____________胃的排空，而食物对十二指肠的扩张和化学刺激可____________胃的排空。

8. 胃酸缺乏不利于____________和____________的吸收。

9. 胆汁的主要作用是____________，其主要消化作用依赖于其中的____________。

10. 胃内有食物充盈后，紧张性收缩逐渐加强，蠕动____________，胃液分泌____________。

11. 大肠内某些细菌可利用一些简单物质合成____________和____________。

12. 在排便反射过程中，盆神经兴奋可____________排便，阴部神经兴奋可____________排便。

13. 小肠的运动形式有____________、____________和____________。

14. 糖被吸收的主要形式是____________，其吸收的主要方式是____________。

15. 回肠能主动吸收____________和____________。

16. 消化道的内在神经丛包括____________神经丛和____________神经丛。

17. 支配消化道的迷走神经节后纤维释放的递质主要为____________，可使消化道活动____________。

五、问答题

1. 简述消化道平滑肌的生理特征有哪些？

2. 什么是胃排空？间断性胃排空发生机制是什么？

3. 胃肠激素的生理作用有哪些？

4. 为什么说小肠是吸收的主要部位？

5. 三大营养物质吸收的形式、机制、途径如何？

参考答案

一、名词解释题

1. 消化：指食物在消化道内被加工、分解为可吸收的小分子物质的过程。

2. 吸收：被消化后的小分子营养物质、水、无机盐等，透过消化道黏膜进入血液和淋巴的过程。

3. 机械性消化：通过消化道肌肉的舒缩活动，将食物磨碎，与消化液充分混合，并向消化道下段推送的过程。

4. 化学性消化：消化液中含有各种消化酶，能对蛋白质、脂肪和糖类进行化学分解，使其变为结构简单的小分子物质的过程。

5. 胃黏膜屏障：胃黏膜上皮细胞膜和相邻细胞间紧密连接的致密结缔组织共同形成一

层脂蛋白，能防止胃腔内的H^+腐蚀胃黏膜，称为胃黏膜屏障。

6. 胃排空：胃内容物被排入十二指肠的过程。

7. 分节运动：是一种以小肠壁环形肌舒缩为主的节律运动。

8. 胆盐的肠-肝循环：肝脏分泌的胆盐大部分在回肠被重吸收，并经门静脉回到肝脏，被肝细胞重新合成并分泌出来进入小肠。这一过程称胆盐的肠-肝循环。

9. 胃肠激素：是指胃肠道黏膜中的多种内分泌细胞所分泌的肽类激素。

二、单选题

1. A　2. C　3. B　4. C　5. D　6. D　7. B　8. A　9. B　10. C　11. D　12. B　13. A　14. D　15. B　16. C　17. A　18. D　19. C　20. A　21. B　22. C　23. D　24. A　25. B　26. C　27. D　28. A　29. A　30. B　31. D　32. B　33. A　34. B　35. C

三、多选题

1. ABCE　2. ABCD　3. BCDE　4. ABDE　5. AB　6. ABCE　7. BDE　8. BCD　9. BCDE　10. BCDE　11. ABCE　12. ACDE　13. ACD　14. ABDE　15. AC　16. CDE　17. ABCDE　18. AB　19. BDE　20. BCE

四、填空题

1. 机械性消化　化学性消化
2. 唾液淀粉酶　淀粉
3. 壁　维生素B_{12}
4. 主　盐酸
5. 容受性舒张　蠕动　紧张性收缩
6. 胃的运动　胃内压与十二指肠内压之差
7. 促进　抑制
8. 铁　钙
9. 促进脂肪消化和吸收　胆盐的作用
10. 加强　增加
11. B族维生素　维生素K
12. 促进　抑制
13. 分节运动　蠕动　紧张性收缩
14. 单糖　继发性主动转运
15. 维生素B_{12}　胆盐
16. 肌间　黏膜下
17. 乙酰胆碱　加强

五、问答题

1. 答：（1）节律性：消化道平滑肌能自动产生节律性收缩，但收缩比较缓慢，节律性比较低；（2）伸展性：消化道平滑肌具有很大伸展性，以适应实际需要；（3）兴奋性较低：较骨骼肌低；（4）紧张性：消化道平滑肌经常保持一定的收缩性，以保证消化道内的一定压力及正常位置；（5）敏感性：消化道平滑肌对电刺激不敏感，但对牵拉、温度和化学刺激比较敏感。

2. 答：食物由胃排入十二指肠的过程称为胃排空。间断性排空发生的机制有一下因素的作用：

（1）胃内容物促进排空，促进胃收缩的因素有：①胃内容物的量。胃内容物的机械扩张刺激，可通过迷走神经反射或壁内神经丛反射使胃的运动加强。②促胃液素。食物的扩张作用和蛋白质分解产物等化学成分，可促进促胃液素的分泌。促胃液素能刺激胃运动增强，提高幽门泵的活动，使幽门舒张，促进胃的排空。

（2）十二指肠因素抑制排空。能抑制排空的因素有：①肠-胃反射：食物进入十二指肠后，机械扩张、脂肪、盐酸及高渗溶液等因素刺激了肠壁上的机械和化学感受器，反射性地引起胃运动抑制。②十二指肠激素抑制胃排空。盐酸及脂肪可刺激促胰液素的释放，肠抑胃素（包括抑胃肽和缩胆囊素），均可抑制胃的排空。

随着小肠内食物被中和、消化产物被吸收，十二指肠抑制性的影响逐渐消失，胃运动逐渐增强，又出现胃排空。如此反复，形成胃排空的间断性，有利于十二指肠的消化吸收。

3. 答：（1）调节消化腺的分泌和消化道的运动；（2）调节其他激素的释放；（3）刺激消化道组织的生长、代谢。

4. 答：（1）小肠上皮有很多微绒毛，增大了小肠吸收面积，吸收力强；（2）食物在小肠内停留的时间较长（3～8h），可以进行充分的消化吸收；（3）食物在小肠内已被消化成适于吸收的小分子物质；（4）小肠绒毛内含有丰富的毛细血管和毛细淋巴管，有利于吸收。

5. 答：（1）糖必须以单糖的形式吸收，主要是葡萄糖。其机制是通过载体主动转运吸收。途径是通过毛细血管进入血液。

（2）蛋白质分解为氨基酸后才能被吸收。氨基酸吸收机制是主动转运吸收，途径是通过毛细血管进入血液。

（3）脂肪被消化为甘油、脂肪酸、甘油一酯吸收。甘油溶于水，可直接进入血液吸收。不溶于水的脂肪酸和甘油一酯则重新合成甘油三酯，并与载体蛋白合成乳糜微粒，经毛细淋巴管入血。

（陈　勇）

第七章　能量代谢和体温

一、名词解释题

1. 能量代谢
2. 食物的热价
3. 食物的氧热价
4. 呼吸商
5. 基础代谢率
6. 体温
7. 蒸发散热
8. 调定点

二、单选题

1. 影响机体能量代谢最主要的因素是（　　）
   A. 肌肉活动　　B. 食物的特殊动力作用
   C. 环境温度　　D. 精神紧张
2. 机体生命活动的直接供能物质是（　　）
   A. 葡萄糖　　B. ATP　　C. 脂肪　　D. ADP
3. 我国人群所摄取的能量主要来自（　　）
   A. 脂肪　　B. 维生素和矿物质　　C. 糖　　D. 蛋白质
4. 食物的特殊动力作用最显著的是（　　）
   A. 脂肪　　B. 淀粉　　C. 纤维素　　D. 蛋白质
5. 能量代谢率与下列哪项具有比例关系（　　）
   A. 环境温度　　B. 体表面积　　C. 体重　　D. 身高
6. 食物的氧热价是指（　　）
   A. 氧化 1g 食物消耗 1L 氧时所释放的能量　　B. 体外燃烧 1g 食物所释放的能量
   C. 食物氧化时消耗 1L 氧时所释放的能量　　D. 1g 食物氧化时所释放的能量
7. 基础代谢率相对值的正常范围是（　　）
   A. ±10% ~ ±15%　　B. ±20% ~ ±25%　　C. ±20% ~ ±30%　　D. 30% ~40%
8. 下列哪种疾病会导致基础代谢率明显升高（　　）
   A. 甲状腺功能亢进　　B. 甲状腺功能低下
   C. 糖尿病　　D. 呆小症

9. 有关基础代谢率叙述，错误的是（　　）

A. 甲状腺功能低下　　B. 通常用 KJ/（m^2·h）表示

C. 是基础条件下测定的　　D. 是机体最低的代谢水平

10. 运动或体力劳动时，机体的产热器官主要是（　　）

A. 心脏　　B. 骨骼肌　　C. 肾脏　　D. 肝脏

11. 机体主要的散热器官是（　　）

A. 消化道　　B. 肺　　C. 肾脏　　D. 皮肤

12. 测定基础代谢率最稳定的环境温度（　　）

A. 30℃～35℃　　B. 37℃　　C. 20℃～25℃　　D. 10℃～20℃

13. 与女性体温随月经周期变化有关的激素是（　　）

A. 雌激素　　B. 雄激素　　C. 黄体生成素　　D. 孕激素

14. 当外界温度高于皮肤温度时，机体的散热形式是（　　）

A. 传导　　B. 蒸发　　C. 辐射和对流　　D. 辐射

15. 关于体温的正常波动，下列哪项是错误的（　　）

A. 运动和情绪紧张时，体温可暂时升高

B. 儿童体温略高于成年人

C. 新生儿体温易波动

D. 女性体温比男性体温略高，排卵日最高

16. 常温下，皮肤散热速度主要决定于（　　）

A. 皮肤和环境温度差　　B. 风速　　C. 环境温度　　D. 皮肤温度

17. 高热病人给予酒精擦浴是为了增加（　　）

A. 对流散热　　B. 辐射散热　　C. 蒸发散热　　D. 传导散热

18. 汗腺的神经支配是（　　）

A. 副交感神经节后纤维　　B. 双重支配

C. 交感神经节后纤维　　D. 交感神经节前纤维

19. 有关调定点下列哪项错误（　　）

A. 发热时，体温调节功能并无障碍，调定点上移

B. 发热时不影响调定点数值

C. 位于视前区-下丘脑前部

D. 规定数值一般为37℃

20. 体温调节的基本中枢位于（　　）

A. 下丘脑　　B. 中脑　　C. 脊髓　　D. 延髓

三、多选题

1. 能量代谢是指能量的（　　）

A. 产生　　B. 贮存　　C. 利用　　D. 转移　　E. 释放

2. 当环境温度低于皮肤温度时，机体的散热形式有（　　）

A. 对流散热　　B. 发汗　　C. 辐射散热

D. 不感蒸发　　E. 传导散热

3. 测定人体的基础代谢率，必须控制的条件是（　　）

A. 静卧半小时以上　　B. 清晨起床后

C. 室温在37℃　　D. 清醒，尽量避免精神紧张

E. 清晨进餐以前

4. 可使体温降低的因素是（　　）

A. 酒精擦浴　　B. 吹风扇　　C. 精神紧张

D. 出汗　　E. 皮肤血管扩张

5. 大量出汗后，可能引起（　　）

A. 血量减少　　B. 机体失盐　　C. 血浆渗透压升高

D. 机体失水　　E. 抗利尿激素分泌减少

6. 关于体温的叙述，正确的是（　　）

A. 各年龄组体温相等　　B. 测试体温常用腋窝、口腔、直肠三个部位

C. 指机体深部的平均温度　　D. 口腔温度 > 直肠温度 > 腋窝温度

E. 人和高等动物的体温都能保持相对恒定

7. 关于散热，正确的是（　　）

A. 环境温度升高时，蒸发散热增加　　B. 皮肤动-静脉短路开放时，散热增加

C. 通风可增加辐射散热　　D. 劳动和运动时，散热减少

E. 放置冰袋可增加传导散热

8. 精神性出汗的特点是（　　）

A. 常发生在情绪激动时　　B. 散热作用小　　C. 是体温调节的方式

D. 主要见于手掌、足底、前额等局部　　E. 出汗量与劳动强度有关

9. 生理性体温调节包括（　　）

A. 增减衣服　　B. 寒冷时蜷曲身体　　C. 增加皮肤血流量

D. 发汗　　E. 肌肉寒战

10. 女子体温的特点（　　）

A. 主要与雌激素有关　　B. 比男性体温低　　C. 排卵后较高

D. 随月经周期有规律波动　　E. 排卵日最高

四、填空题

1. 能量代谢是指机体内伴随物质代谢而发生的能量________、________、________和________过程。

2. 供给机体能量的三大营养物质是________、________和________。

3. 机体内的直接供能物质是________。

4. 机体安静时的主要产热器官是________，产热量最多的是________，运动或劳动时主要产热器官是________。

5. 测量体温常用________、________和________3个部位。

6. 皮肤的散热方式包括________、________、________和________。

7. 调节体温的基本中枢位于____________，温度感受器按其分布部位可分为____________和____________。

8. 处于寒冷环境中时，皮肤血管____________，血流量____________，温度____________，热量散失____________。

9. 支配人体小汗腺的神经纤维属____________，其末梢释放____________递质。

五、问答题

1. 什么是基础代谢率？临床测量时需注意什么？

2. 简述机体的主要散热方式。根据散热原理，如何给高热病人降温？

参考答案

一、名词解释题

1. 能量代谢：物质代谢过程中所伴随的能量释放、转移、贮存和利用过程。

2. 食物的热价：指1克营养物质氧化分解时所释放出的热量。

3. 食物的氧热价：营养物质氧化时，消耗1L氧气所产生的热量。

4. 呼吸商：营养物质在体内氧化时，在同一时间内二氧化碳产生量与耗氧量的比值。

5. 基础代谢率：在基础状态下，单位时间内的基础代谢。

6. 体温：指人体深部的平均温度。

7. 蒸发散热：通过利用水分从体表蒸发而散热的一种散热方式。

8. 调定点：恒温动物有一确定的调节体温的数值，它存在于视前区/下丘脑前部，当体温偏离此数值时，信息传入视前区/下丘脑前部，改变温度敏感神经元的活动，体温恢复到调定点，从而维持体温相对恒定。

二、单选题

1. A　2. B　3. C　4. D　5. B　6. C　7. A　8. A　9. D　10. B　11. D　12. C　13. D　14. B　15. D　16. A　17. C　18. C　19. B　20. A

三、多选题

1. BCDE　2. ACDE　3. ADE　4. ABDE　5. ABCD　6. BCE　7. ABE　8. ABD　9. CDE　10. CD

四、填空题

1. 释放　转移　贮存　利用

2. 糖　脂肪　蛋白质

3. ATP

4. 内脏器官　肝脏　骨骼肌

5. 腋窝　口腔　直肠
6. 辐射　传导　对流　蒸发
7. 下丘脑　外周温度感受器　中枢温度感受器
8. 收缩　减少　降低　减少
9. 交感神经　乙酰胆碱

五、问答题

1. 答：（1）基础代谢率是基础状态下，单位时间内的能量代谢。

（2）基础代谢率测定时应注意以下几项：①清醒，静卧 30min 以上，平卧，全身肌肉放松，排除肌肉活动影响；②空腹 12h ~ 14h，前一餐最好是清淡饮食，切忌过饱，排除食物特殊动力作用的影响；③室温 20℃ ~25℃，排除环境温度的影响；④精神安宁，排除精神活动的影响。

2. 答：（1）机体的主要散热方式有：辐射散热、传导散热、对流散热、蒸发散热。

（2）降温方法有：①利用传导散热原理，可用冰帽、冰袋等降温。②利用对流散热原理，可注意通风、降低室内温度、减少衣着等。③利用蒸发散热原理，可用酒精或水擦浴降温。④利用某些药物，使体温调定点下降至正常水平，如阿司匹林等。

（雷建华）

第八章　尿的生成和排出

一、名词解释题

1. 排泄
2. 肾小球滤过率
3. 肾单位
4. 肾糖阈
5. 滤过分数
6. 肾小球有效滤过压
7. 渗透性利尿
8. 水利尿
9. 球-管平衡
10. 尿失禁
11. 肾血流量自身调节

二、单选题

1. 下列哪种物质在正常情况下不能通过滤过膜（　　）
   A. 血浆白蛋白　　B. 氨基酸　　C. 无机盐　　D. 葡萄糖
2. 动脉血压在 80～180mmHg 范围波动时，肾血流量仍保持相对恒定，这是由于(　　)
   A. 体液调节　　B. 神经体液共同调节
   C. 肾脏的自身调节　　D. 神经调节
3. 肾小球毛细血管血压较高主要适应于（　　）
   A. 球-管平衡的需要　　B. 肾小球耗氧量较大
   C. 肾小球滤过作用　　D. 肾脏代谢需要
4. 关于肾小球滤过膜的描述，错误的是（　　）
   A. 由毛细血管的内皮细胞、基膜和肾小囊内层的上皮细胞三层组成
   B. 带负电的分子更易通过
   C. 基膜对滤过膜的通透性起主要作用
   D. 对物质分子大小有选择性
5. 关于肾小球滤过作用的描述，错误的是（　　）
   A. 血浆胶体渗透压是阻止滤过的力量
   B. 肾小球毛细血管血压是促进滤过的力量

C. 肾小囊内压升高时滤过减少

D. 正常情况下肾小球毛细血管的全段均有滤过

6. 形成原尿的有效滤过压等于（　　）

A. 肾小球毛细血管血压 +（血浆胶体渗透压 - 囊内压）

B. 肾小球毛细血管血压 +（血浆胶体渗透压 + 囊内压）

C. 肾小球毛细血管血压 -（血浆胶体渗透压 - 囊内压）

D. 肾小球毛细血管血压 -（血浆胶体渗透压 + 囊内压）

7. 肾小球滤过率是指（　　）

A. 每分钟一侧肾脏的血浆滤过量　　B. 两侧肾脏生成的原尿量

C. 每分钟两肾生成的滤液量　　D. 每分钟两侧肾脏生成的尿量

8. 促进肾小球内血浆滤出的直接动力是（　　）

A. 入球小动脉血压　　B. 出球小动脉血压

C. 肾动脉血压　　D. 肾小球毛细血管血压

9. 正常情况下，成人肾小球滤过率为（　　）

A. 660ml/min　　B. 250ml/min　　C. 100ml/min　　D. 125ml/min

10. 原尿中的葡萄糖含量（　　）

A. 与血浆相同　　B. 与肾小管液相同

C. 低于血浆　　D. 高于血浆

11. 原尿的成分（　　）

A. 比终尿多 Na^+、K^+　　B. 比终尿少葡萄糖

C. 比血浆少蛋白质　　D. 与终尿相似

12. 下列哪种情况会导致肾小球滤过率减少（　　）

A. 囊内压下降　　B. 肾小球毛细血管血压为 13.3kPa（100mmHg）

C. 血浆胶体渗透压下降　　D. 血浆胶体渗透压升高

13. 可主动重吸收 Cl^- 的部位是（　　）

A. 髓襻升支粗段　　B. 髓襻升支细段　　C. 远曲小管　　D. 近曲小管

14. 各段肾小管比较，重吸收量最多的部位是（　　）

A. 近曲小管　　B. 近球小管　　C. 远曲小管　　D. 集合管

15. 重吸收 Na^+ 最多的部位是（　　）

A. 远球小管　　B. 髓襻细段　　C. 近球小管　　D. 集合管

16. 重吸收 K^+ 的主要部位是（　　）

A. 集合管　　C. 近球小管　　C. 髓襻升支细段　　D. 远球小管

17. 肾糖阈数值为（　　）

A. 6 ~ 7mol/L　　B. 10.08 ~ 11.9mol/L

C. 7 ~ 8mol/L　　D. 8.96 ~ 10.08mol/L

18. 葡萄糖的吸收部位是（　　）

A. 远球小管　　B. 集合管　　C. 近球小管　　D. 髓襻细段

19. 调节性重吸收水的主要部位是（　　）

A. 远曲小管和集合管　　B. 近曲小管

C. 近球小管　　D. 髓襻细段

20. 氨基酸的重吸收常与哪种离子相伴随（　　）

A. Na^+　　B. Ca^{2+}　　C. K^+　　D. Cl^-

21. 近球小管对 Na^+ 的重吸收可促进下列哪一组物质的重吸收（　　）

A. 水、H^+、K^+　　B. 水、Cl^-、HCO_3^-

C. K^+、Cl^-　　D. H^+、HCO_3^-

22. 终尿中的 K^+ 主要是由（　　）

A. 近曲小管分泌的　　B. 髓襻降支分泌的

C. 肾小球滤过　　D. 远曲小管和集合管分泌的

23. 肾小管分泌 H^+ 需要哪种酶的催化（　　）

A. 羟化酸　　B. 碳酸酐酶　　C. 脱羧酸　　D. 磷酸化酶

24. 酸中毒时，常伴有高血钾，主要是因为（　　）

A. K^+-Na^+ 交换增强　　B. H^+-K^+ 交换增加

C. 肾小管重吸收 K^+ 增加　　D. H^+-Na^+ 交换增加

25. 形成肾脏内髓部渗透压的主要物质是（　　）

A. NaCl 和葡萄糖　　B. 尿素和 NaCl

C. NaCl 和 KCl　　D. KCl 和尿素

26. 抗利尿激素对肾脏最明显的作用是（　　）

A. 增加髓襻降支对水的通透性　　B. 增加髓襻升支对水的通透性

C. 增加近曲小管对水的通透性　　D. 增加远曲小管和集合管对水的通透性

27. 肾小管液的等渗性重吸收发生在（　　）

A. 髓襻升支细段　　B. 髓襻降支细段

C. 近球小管　　D. 集合管

28. 抗利尿激素主要由何处分泌（　　）

A. 肾脏　　B. 腺垂体　　C. 神经垂体　　D. 下丘脑视上核

29. 大量出汗时尿量减少，主要是由于（　　）

A. 血容量减少导致的肾小球滤过率下降

B. 血浆晶体渗透压升高引起的抗利尿激素分泌增多

C. 血容量减少引起的醛固酮分泌增多

D. 血浆胶体渗透压升高引起的抗利尿激素分泌增多

30. 远曲小管和集合管主动重吸收 Na^+ 的能力受何种激素的直接调节（　　）

A. 血管升压素　　B. 醛固酮　　C. 肾上腺素　　D. 血管紧张素

31. 糖尿病患者尿量增多的主要原因是（　　）

A. 抗利尿激素分泌减少　　B. 肾小管液渗透压增加

C. 血浆胶体渗透压降低　　D. 醛固酮分泌增多

32. 尿崩症的发生与下列哪种激素不足有关（　　）

A. 抗利尿激素　　B. 肾素　　C. 前列腺素　　D. 醛固酮

33. 饮用大量清水后，尿量增多的主要原因是（　　）
A. 尿液中溶质浓度降低　　B. 抗利尿激素分泌减少
C. 血浆胶体渗透压降低　　D. 醛固酮分泌增多
34. 醛固酮主要由下列哪一部位释放（　　）
A. 肾上腺皮质球状带　　B. 肾上腺皮质网状带
C. 肾上腺皮质束状带　　D. 肾上腺髓质
35. 血容量感受器兴奋可使（　　）
A. 醛固酮分泌增多　　B. 醛固酮分泌减少
C. 抗利尿激素分泌增多　　D. 抗利尿激素分泌减少
36. 使血管紧张素原转变为血管紧张素Ⅰ的是（　　）
A. 氨基肽酸　　B. 血管紧张素转换酶
C. 肾上腺素　　D. 肾素
37. 静脉注射甘露醇引起尿量增加是通过（　　）
A. 增加肾小管液中溶质的浓度　　B. 减少抗利尿激素的释放
C. 减少醛固酮的释放　　D. 增加肾小球滤过率
38. 高位截瘫病人排尿障碍表现为（　　）
A. 尿失禁　　B. 尿崩症　　C. 尿频　　D. 尿潴留
39. 对肾上腺皮质球状带分泌醛固酮刺激作用最强的是（　　）
A. 肾血管紧张素Ⅰ　　B. 肾素
C. 血管紧张素Ⅲ　　D. 血管紧张素Ⅱ
40. 无尿是指每昼夜的尿量不足（　　）
A. 1000ml　　B. 100ml　　C. 1500ml　　D. 500ml
41. 肾炎出现蛋白尿是由于（　　）
A. 囊内压降低　　B. 肾小球滤过率增高
C. 血浆胶体渗透压升高　　D. 滤过膜的糖蛋白减少或消失
42. 下列哪种情况尿量不会增加（　　）
A. 尿崩症　　B. 交感神经兴奋　　C. 输入甘露醇　　D. 糖尿病
43. 关于尿液的描述，正确的是（　　）
A. 正常人尿液中不能检测出蛋白质和红细胞
B. 正常人每昼夜尿量为 1500 ~ 3000ml
C. 正常人尿液中可检测出葡萄糖
D. 任何情况下尿液渗透压均高于血浆
44. 醛固酮的主要作用是（　　）
A. 排氢排钾　　B. 保钠排钾　　C. 保钾排钠　　D. 保钠保钾
45. 下列因素能导致渗透性利尿的是（　　）
A. 大量饮水　　B. 大量饮生理盐水
C. 静脉注射甘露醇　　D. 静脉注射 5% 葡萄糖溶液

三、多选题

1. 组成肾单位的结构是（　　）

A. 远曲小管　B. 肾小体　C. 髓襻

D. 集合管　E. 近曲小管

2. 肾脏的功能包括（　　）

A. 调节能量代谢　B. 维持内环境稳态　C. 造血功能

D. 内分泌功能　E. 排泄功能

3. 肾脏分泌的生物活性物质有（　　）

A. 前列腺素　B. 肾素　C. 促红细胞生成素

D. 激肽　E. 1、25－$(OH)_2D_3$

4. 尿液生成的基本过程包括（　　）

A. 肾小管和集合管的选择性重吸收　B. 集合管的浓缩和稀释

C. 肾小囊对原尿的选择性重吸收　D. 肾小管和集合管的分泌

E. 肾小球的滤过

5. 应急情况下肾血流量减少，是通过下列哪些调节机制实现的（　　）

A. 肾上腺髓质分泌儿茶酚胺类物质　B. 阴部神经活动加强

C. 交感神经系统活动加强　D. 副交感神经系统活动加强

E. 自身调节

6. 下列哪些情况可使肾小球有效滤过压增加（　　）

A. 全身动脉血压下降　B. 血浆胶体渗透压降低

C. 肾小球毛细血管血压增加　D. 囊内压升高

E. 肾小球血浆流量增大

7. 肾脏血液循环的特点包括（　　）

A. 血液流经肾脏时，通过两次毛细血管

B. 血压在一定范围内被波动时，肾血流量基本保持恒定

C. 肾髓质血流量较多

D. 肾血流量大

E. 一般情况下，肾血流量不受神经-体液调节

8. 下列哪些成分不存在于正常人尿液中（　　）

A. 葡萄糖　B. 红细胞　C. 电解质

D. 蛋白质　E. 尿素

9. 下列哪些物质可以通过滤过膜滤出（　　）

A. 葡萄糖　B. 血小板　C. 水

D. 蛋白质　E. 电解质

10. 下列哪些情况会使肾小球有效滤过压升高（　　）

A. 尿路因结石或肿瘤发生梗阻　B. 动脉血压升高到190mmHg

C. 快速大量注射生理盐水　D. 血浆蛋白质浓度降低

E. 静脉输入高渗葡萄糖液

11. 肾小管对 H^+ 的分泌增多，可促进（　　）

A. Cl^- 的重吸收　B. K^+ 的分泌　C. H_2O 的排出

D. HCO_3^- 的重吸收　E. NH_3 的分泌

12. 关于葡萄糖重吸收的叙述，正确的是（　　）

A. 近球小管重吸收葡萄糖能力有一定限度

B. 一般近球小管不能将肾小球滤出的糖全部吸收

C. 只有近球小管可以重吸收

D. 是一种主动转运过程

E. 与 Na^+ 的重吸收相耦联

13. 下列哪些因素使肾血管收缩（　　）

A. 升压素　B. 肾上腺素　C. 血管紧张素

D. 醛固酮　E. 去甲肾上腺素

14. 下列哪些情况可引起抗利尿激素分泌增多（　　）

A. 大量饮用清水　B. 血浆晶体渗透压升高　C. 血浆晶体渗透压降低

D. 循环血量减少　E. 大量出汗

15. 下列哪些部位对水的通透性受抗利尿激素的调节（　　）

A. 远曲小管　B. 集合管　C. 近曲小管

D. 髓襻降支细段　E. 髓襻升支细段

16. 关于 H^+ 分泌的描述，正确的是（　　）

A. 有利于 HCO_3^- 的重吸收　B. 近球小管、远曲小管和集合管均可分泌

C. H^+ 分泌增多时，K^+ 分泌减少　D. 分泌过程与 Na^+ 的重吸收有关

E. 可阻碍 NH_3 的分泌

17. 下列哪些情况引起渗透性利尿（　　）

A. 血糖浓度升至12mol/L　B. 大量饮用清水

C. 肾血流量显著升高　D. 大量快速注入生理盐水

E. 静脉注射甘露醇

18. “水利尿”是由下列哪些因素造成的（　　）

A. 血浆晶体渗透压降低　B. 抗利尿激素分泌减少　C. 抗利尿激素分泌增加

D. 饮大量清水　E. 静脉注射高渗葡萄糖

19. 机体在酸中毒的情况下（　　）

A. K^+-Na^+ 交换增强　B. K^+-Na^+ 交换减少　C. H^+-Na^+ 交换减少

D. 血钾升高　E. H^+-Na^+ 交换增强

20. 近球小管对下列哪些物质是主动重吸收（　　）

A. Cl^-　B. HCO_3^-　C. Na^+

D. 氨基酸　E. 葡萄糖

21. 以下哪些情况可使尿量增加（　　）

A. 血浆晶体渗透压降低　B. 血浆胶体渗透压升高　C. 有效滤过压升高

D. 血容量增加　　E. 囊内压升高

22. 参与排尿反射的神经是（　　）

A. 坐骨神经　　B. 盆神经　　C. 腹下神经

D. 阴部神经　　E. 肾交感神经

23. 关于抗利尿激素的作用叙述正确的是（　　）

A. 它是通过激活膜上的腺苷酸环化酶而起作用

B. 提高远曲小管和集合管对水的通透性

C. 大剂量可使血管收缩，血压升高

D. 降低血浆胶体渗透压

E. 使肾小球滤过率增加

四、填空题

1. 尿生成的过程包括是________、________和________。

2. 肾小管周围毛细血管压降低有利于________，肾小球毛细血管压升高有利于________。

3. 滤过膜的电化学屏障主要是阻止带________电荷的分子通过。

4. 肾脏功能的基本单位是________，是由________和________组成。

5. 动脉血压在________内变动时，肾血流量靠自身调节保持相对稳定。

6. 如果24h尿量长期超过________ml为多尿；24h尿量在________ml之间时称为少尿；24h尿量少于________ml称为无尿。

7. 机体失血、缺氧或休克时，引起________分泌增加，肾血管________。

8. 肾小球滤过的结构基础是________，促使肾小球滤过的动力是________。

9. 肾小球滤过率的影响因素有________，________和肾血浆流量。

10. 肾小球的有效滤过压等于________－（________＋________）。

11. 在急性肾小球性肾炎时，有效滤过面积________，滤过率________，导致少尿和无尿。

12. 肾小管堵塞或输尿管结石时，会导致囊内压________，引起尿量________。

13. 血浆胶体渗透压降低，会导致有效滤过压________，滤过率________。

14. 与血浆比较，原尿中不含有________，终尿中不含有________。

15. 肾小管和集合管重吸收的方式主要有________和________两种。

16. K^+大部分在近球小管经________重吸收，K^+主要在________分泌。

17. 水的重吸收包含________和________两种形式。

18. 酸中毒时，H^+分泌________，同时会导致血液中K^+浓度________。

19. 肾小管每分泌一个 H^+，同时可吸收一个__________和__________回血，有利于维持体内酸碱平衡。

20. 肾小管与集合管分泌的物质有__________、__________和__________。

21. 静脉注射甘露醇后尿量将__________，把这种利尿方式称为__________。

22. 影响肾小管重吸收的主要因素是小管液中的__________，当其增多时，小管液中的__________升高，使得__________的重吸收减少而导致尿量增多。

23. 葡萄糖主要在__________重吸收；通过__________方式重吸收。

24. 糖尿病患者出现的多尿属于__________利尿；饮 1000ml 清水后，尿量增多，属于__________利尿。

25. H^+ 在肾小管内的分泌，有利于分泌__________和重吸收__________。

26. 醛固酮的作用是__________，由__________分泌。

27. 能促进抗利尿激素释放的因素有__________和__________。

28. 抗利尿激素的作用，是使远曲小管和集合管对水的重吸收__________，导致尿量__________。

29. 外髓高渗梯度主要是髓袢__________段对__________离子的主动重吸收形成。

30. 排尿反射的初级中枢是在__________，高级中枢控制排尿是通过阴部神经影响尿道__________括约肌的活动。

31. 脊髓与高位中枢失去联系时，引起的排尿障碍是__________，支配膀胱的神经受损引起的排尿障碍为__________。

32. 正常成人，24h 大约有__________升原尿形成，但其终尿量为__________升。

33. 组成肾小球滤过膜的结构有__________、__________和__________。

34. 尿液排出是由__________神经兴奋，引起膀胱逼尿肌__________促进排尿。

35. 排尿反射的过程属于__________反馈。

五、问答题

1. 简述影响肾小球滤过的因素。
2. 调节肾小管和集合管重吸收的因素有哪些？机制是什么？
3. 糖尿病患者为何出现糖尿和多尿？
4. 比较大量饮清水与大量静脉注射生理盐水后，尿量有何变化？为什么？
5. 调节抗利尿激素释放的因素有哪些？
6. 分析多尿的原因有哪些？
7. 分析注射呋塞米和注射 40ml 50% 葡萄糖时，尿量的变化有何不同及其原因是什么？

参考答案

一、名词解释题

1. 排泄：指机体将代谢的终产物、体内过剩的物质及异物，经血液循环由排泄器官排出体外的过程。

2. 肾小球滤过率：单位时间内两侧肾脏所生成的原尿量。

3. 肾单位：是肾的基本结构和功能单位，由肾小体和肾小管构成。

4. 肾糖阈：是指尿液中不出现葡萄糖时的最高血糖浓度。

5. 滤过分数：指肾小球滤过率与肾血浆流量的比值。

6. 肾小球有效滤过压：促使原尿生成的动力。肾小球有效滤过压 = 肾小球毛细血管血压 -（血浆胶体渗透压 + 肾小囊囊内压）。

7. 渗透性利尿：由于小管液中溶质浓度升高，导致水重吸收减少而引起的尿量增多的现象。

8. 水利尿：指大量饮清水后引起的尿量增多现象。

9. 球-管平衡：指无论肾小球滤过率增多或减少，近端小管对原尿的重吸收始终占65% ~70% 的现象。

10. 尿失禁：是指当脊髓受损，初级脊髓排尿中枢与大脑皮质失去联系，排尿不受意识控制的现象。

11. 肾血流量自身调节：指当动脉血压在 80 ~ 180mmHg 范围内变动时，肾血流量的调节依靠自身调节保持相对稳定。其生理意义是保证肾脏活动在一定范围内受动脉血压变动影响较小，有利于维持肾脏的排泄功能。

二、单选题

1. A　2. C　3. C　4. B　5. D　6. D　7. C　8. D　9. D　10. A　11. C　12. D　13. A　14. B　15. C　16. C　17. D　18. C　19. A　20. A　21. B　22. D　23. B　24. D　25. B　26. D　27. C　28. D　29. B　30. B　31. B　32. A　33. B　34. A　35. D　36. D　37. A　38. A　39. C　40. B　41. D　42. B　43. A　44. B　45. C

三、多选题

1. ABCE　2. BDE　3. ABCDE　4. ADE　5. AC　6. BCE　7. ABDE　8. ABD　9. ACE　10. BCDE　11. ADE　12. ACDE　13. ABCE　14. BDE　15. AB　16. ABCD　17. AE　18. ABD　19. BDE　20. CDE　21. ACD　22. BCD　23. ABC

四、填空题

1. 肾小球虑过　肾小管和集合管的重吸收　肾小管和集合管的分泌

2. 重吸收　滤过

3. 负
4. 肾单位　肾小体　肾小管
5. 80～180mmHg
6. 2500　100～500　100
7. 肾上腺素和去甲肾上腺素　收缩
8. 肾小球滤过膜　有效滤过压
9. 有效滤过压　滤过膜通透性和面积
10. 肾小球毛细血管血压　血浆胶体渗透压　肾小囊内压
11. 减小　降低
12. 升高　减少
13. 升高　增加
14. 蛋白质　葡萄糖
15. 主动重吸收　被动重吸收
16. 主动　远曲小管与集合管
17. 调节性重吸收　必然性重吸收
18. 增加　升高
19. Na^+　HCO_3^-
20. H^+　K^+　NH_3
21. 增多　渗透性利尿
22. 溶质浓度　渗透压　水
23. 近球小管　继发性主动转运
24. 渗透性　水
25. NH_3　$NaHCO_3$
26. 保钠排钾　肾上腺皮质球状带
27. 血浆晶体渗透压升高　循环血量减少
28. 增加　减少
29. 升支粗　钠和氯
30. 脊髓腰骶段　外
31. 尿失禁　尿潴留
32. 180　1～2
33. 肾小球毛细血管内皮细胞　基膜　肾小囊脏层上皮细胞
34. 盆　收缩
35. 负

五、问答题

1. 答：（1）滤过膜的面积和滤过膜的通透性。滤过膜面积减少时，肾小球滤过率降低，使原尿生成减少，尿量减少。滤过膜通透性增大时，血浆蛋白滤到肾小囊，形成蛋白尿甚至血尿。（2）有效滤过压。肾小球毛细血管血压升高、血浆胶体渗透压降低、肾小囊内压降低等，凡是能够引起有效滤过压升高的因素，都可以使原尿生成增多，反之，原尿生成减少。(3) 肾血浆流量的改变也会对尿量的多少产生影响。

2. 答：(1) 当小管液中溶质浓度增高时，水的重吸收减少；小管液中溶质浓度降低时，水的重吸收增多。(2) 抗利尿激素释放增多时，远曲小管和集合管对水通透性增加，水的重吸收增加；抗利尿激素释放减少时，远曲小管和集合管对水的通透性减少，水的重吸收减少。(3) 醛固酮分泌增加，可促进远曲小管和集合管保钠排钾，从而促进水的重吸收；醛固酮分泌减少时，钠和水的重吸收减少。

3. 答：糖尿病患者血浆中的血糖浓度高，超过肾糖阈时，原尿中的葡萄糖不能被近球小管全部重吸收，而肾小管其他部位又不能重吸收葡萄糖，使得终尿中出现葡萄糖；且小管液中溶质浓度升高，渗透压升高，水的重吸收减少，生成增多，从而出现渗透性利尿现象，引起多尿。

4. 答：大量饮清水后，尿量增多。因为血浆晶体渗透压降低，对渗透压感受器的刺激减弱，导致神经垂体释放的抗利尿激素减少，远曲小管和集合管对水的通透性降低，水的重吸收减少，尿量增多。

静脉注射大量生理盐水后，尿量增多。因为血浆胶体渗透压降低，有效滤过压升高，且血容量增加，肾小球滤过率增高，及抗利尿激素释放减少，远端小管、集合管对水通透性减少，对水重吸收减少，最终引起尿量增多。

5. 答：(1) 血浆晶体渗透压升高，可刺激下丘脑渗透压感受器，使得抗利尿激素释放增多，反之，抗利尿激素释放减少。(2) 循环血量增加时，刺激左心房内的容量感受器，引起抗利尿激素分泌减少，反之，抗利尿激素释放增多。(3) 精神、疼痛等其他因素会引起抗利尿激素释放增多。

6. 答：(1) 肾小球滤过率增高：肾小管毛细血管血压升高、肾小管血浆胶体渗透压降低、肾小囊内压降低，都会引起有效滤过压升高，有效滤过压升高，尿量增多。(2) 肾小管和集合管的重吸收作用：小管液中的溶质浓度升高时，肾小管对水的重吸收减少，产生渗透性利尿。(3) 抗利尿激素的作用：抗利尿激素释放增多时，远曲小管和集合管对水的重吸收减少，引起尿量增多。

7. 答：都会引起尿量增多。原因是：

注射呋塞米后，髓襻升支粗段对钠离子、氯离子的主动重吸收减少，使得水的重吸收减少，尿量增加。注射 50% 葡萄糖后，血糖浓度升高，超过了肾糖阈，原尿中的葡萄糖超过了肾小管的重吸收能力，使得小管液中溶质浓度升高，水重吸收减少，产生渗透性利尿。

（张庆丽）

第九章　神经系统的功能

一、名词解释题

1. 突触
2. 神经递质
3. 兴奋性突触后电位
4. 突触延搁
5. 运动单位
6. 突触前抑制
7. 突触后抑制
8. 反射中枢
9. 特异性投射系统
10. 非特异性投射系统
11. 牵张反射
12. 肌紧张
13. 腱反射
14. 牵涉痛
15. 锥体系
16. 锥体外系
17. 脊休克
18. 去大脑僵直
19. 胆碱能纤维
20. 肾上腺素能纤维
21. 中枢抑制
22. 非条件反射
23. 条件反射
24. 强化
25. 第一信号系统
26. 第二信号系统

二、单选题

1. 突触前抑制是由于突触前膜（　　）

A. 不能去极化
B. 兴奋性递质释放减少
C. 释放抑制性递质
D. 超极化

2. 有髓纤维的传导速度（　　）
A. 比无髓纤维传导慢
B. 与刺激强度成正比
C. 与温度无关
D. 与直径成正比

3. 用普鲁卡因局麻镇痛，影响了神经纤维传导兴奋的哪项特征（　　）
A. 绝缘性
B. 生理完整性
C. 双向传导性
D. 相对不疲劳性

4. 冲动传到轴突末梢，由于哪种离子内流，导致递质释放（　　）
A. K^+　B. Cl^-　C. Na^+　D. Ca^{2+}

5. 关于细胞间兴奋的化学传递特点的叙述，以下哪项是错误的（　　）
A. 兴奋呈单向传递
B. 主要通过化学递质
C. 有时间延搁
D. 不需要 Ca^{2+} 参与

6. IPSP 的产生，是由于突触后膜提高了对下列哪种离子的通透性（　　）
A. Na^+、K^+、Cl^-，尤其是对 Na^+
B. K^+、Cl^-，尤其是对 Cl^-
C. Ca^{2+}、K^+、Cl^-，尤其是对 Ca^{2+}
D. Na^+、Cl^-、K^+，尤其是对 K^+

7. EPSP 的产生，是由于突触后膜提高了对于下列哪种离子的通透性（　　）
A. Ca^{2+}、K^+、Cl^-，尤其是对 Ca^{2+}
B. K^+、Cl^-，尤其是对 Cl^-
C. Na^+、K^+、Cl^-，尤其是对 Na^+
D. Na^+、K^+、Cl^-，尤其是对 K^+

8. 突触后电位与终板电位均属于（　　）
A. 局部电位　B. 静息电位　C. 动作电位　D. 阈电位

9. 传入侧支性抑制和回返性抑制都属于（　　）
A. 去极化抑制　B. 突触前抑制　C. 外周性抑制　D. 突触后抑制

10. 脊髓闰绍细胞构成的抑制称为（　　）
A. 去极化抑制　B. 回返性抑制　C. 侧支性抑制　D. 交互性抑制

11. 脑干网状结构损伤将导致（　　）
A. 昏睡状态　B. 保持清醒　C. 感觉过敏　D. 内脏活动增强

12. 巴比妥类药物的催眠作用可能是阻断了哪个系统（　　）
A. 网状结构上行激动系统
B. 锥体系统
C. 边缘系统
D. 锥体外系统

13. 有利于兴奋总和的中枢神经元联系的方式是（　　）
A. 环状联系
B. 链锁式联系
C. 辐射
D. 聚合

14. 右侧大脑皮质中央后回顶部受损，引起体表感觉障碍的部位是（　　）
A. 右半身　B. 左侧下肢　C. 左半身　D. 右侧头面部

15. 视觉的投射区位于（　　）
A. 枕叶皮层　B. 中央前回　C. 中央后回　D. 颞叶下肢

16. 脊髓灰质炎患者出现肢体肌肉萎缩，其主要原因是（　　）

A. 肌肉受到病毒的损害　　B. 失去了运动神经的营养作用
C. 失去了高位神经元对脊髓的营养作用　　D. 肌肉供血减少

17. 内脏痛的主要特点是（　　）
A. 必有牵涉痛　B. 定位不精确　C. 刺痛　D. 慢痛

18. 当 α 运动神经元传出冲动增加时，可使（　　）
A. 梭内肌收缩　　B. 梭外肌与梭内肌同时收缩
C. 肌梭传入冲动增加　　D. 梭外肌收缩

19. 腱反射是（　　）
A. 单突触反射　　B. 可由重力作用引起
C. 多突触反射　　D. 行为反射

20. 维持躯体姿势的最基本反射是（　　）
A. 屈肌反射　B. 腱反射　C. 对侧伸肌反射　D. 肌紧张反射

21. 人类小脑受损后可出现一些症状，下列哪一项是不会见到的（　　）
A. 出现平衡失调　　B. 运动共济失调
C. 安静时震颤，做精运动时消失　　D. 肌张力减弱

22. 黑质-纹状体束释放的主要递质是（　　）
A. 去甲肾上腺素　B. 甘氨酸　C. 多巴胺　D. 5-羟色胺

23. 帕金森病的主要症状是（　　）
A. 运动共济失调　B. 意向性震颤　C. 感觉迟钝　D. 肌张力增加

24. 下列哪项是小脑受损时所特有的症状（　　）
A. 偏瘫　B. 静止性震颤　C. 意向性震颤　D. 肌张力减低

25. 下列牵张反射的叙述，哪项是错误的（　　）
A. 在脊髓与高位中枢离断后，牵张反射即永远消失
B. 是维持姿势的基本反射
C. 感受器是肌梭
D. 在抗重力肌，牵张反射表现最为明显

26. 下列哪一项属于胆碱能受体（　　）
A. M、α 和 β　B. M、N_1 和 N_2　C. M、α　D. M、β

27. 下列关于上运动神经元损伤表现的叙述，哪项是错误的（　　）
A. 肌萎缩明显　B. 腱反射亢进　C. 肌张力增强　D. 巴宾斯基征阳性

28. 交感神经兴奋时可引起（　　）
A. 瞳孔缩小　　B. 消化道括约肌舒张
C. 有孕子宫收缩　　D. 逼尿肌收缩

29. 交感神经系统功能活动的意义在于（　　）
A. 加速排泄　B. 促进消化　C. 应付环境急骤变化　D. 保存能量

30. 交感神经节前纤维释放的递质是（　　）
A. 5-羟色胺　B. 去甲肾上腺素　C. 乙酰胆碱　D. 多巴胺

31. 交感神经节前纤维支配的效应器是（　　）

A. 肾上腺髓质　B. 性腺　C. 肾上腺皮质　D. 甲状腺

32. 副交感神经对代谢的影响是（　　）

A. 促进糖原分解　B. 促进甲状旁腺素分泌
C. 促进胰岛素分泌　D. 促进胰高血糖素分泌

33. 下列哪项属于副交感神经的作用?（　　）

A. 骨骼肌血管舒张　B. 糖原分解增加
C. 瞳孔扩大　D. 逼尿肌收缩

34. M 型胆碱受体的阻断剂是（　　）

A. 心得安（普萘洛尔）　B. 箭毒　C. 酚妥拉明　D. 阿托品

35. 下列何种效应与胆碱 M 样作用有关（　　）

A. 胃肠活动减弱　B. 心脏活动加强　C. 支气管痉挛　D. 瞳孔扩大

36. 下列关于优势半球的叙述，哪项是错误的（　　）

A. 成人“优势半球”受损，常有语言障碍
B. 主要是后天形成的
C. 往往集中在一侧大脑半球
D. 是人和动物共有的一种现象

37. 谈论梅子引起唾液分泌是（　　）

A. 副交感神经兴奋所致　B. 第一信号系统的活动
C. 第二信号系统的活动　D. 交感神经兴奋所致

38. 下列关于条件反射的生物学意义，哪项是错误的（　　）

A. 可脱离非条件反射独立形成
B. 条件反射建立的过程就是学习记忆的过程
C. 具有高度的适应性
D. 后天形成，数量无限

39. 人与动物区别的特征之一是（　　）

A. 具有第一信号系统和第二信号系统　B. 能形成条件反射
C. 具有第一信号系统　D. 具有较强的适应环境的能力

40. 儿茶酚胺与 α 受体结合后产生的效应中不包括下列哪项（　　）

A. 有孕子宫收缩　B. 扩瞳肌收缩　C. 血管收缩　D. 小肠平滑肌收缩

41. 以下活动不会出现在快波睡眠时相的是（　　）

A. 做梦　B. 眼球快速运动　C. 生长素分泌增多　D. 部分肢体抽动

42. 以下哪种感觉不经丘脑接替（　　）

A. 味觉　B. 视觉　C. 嗅觉　D. 本体感觉

43. 痛觉感受器可能属于（　　）

A. 温度感受器　B. 机械感受器　C. 化学感受器　D. 触压感受器

44. 下列关于肌紧张的叙述，错误的是（　　）

A. 是维持姿势的最基本反射活动　B. 是缓慢持久牵拉肌肉时发生的牵张反射
C. 主要表现为屈肌反应　D. 感受器为肌梭

45. 自主神经对下列哪种器官的作用是非拮抗的（　　）

A. 支气管平滑肌　　B. 心肌　　C. 小肠平滑肌　　D. 唾液腺

46. 对于锥体系的叙述，错误的是（　　）

A. 锥体系下传纤维与下运动神经元只发生单突触联系

B. 锥体系纤维可由皮质 4 区、6 区、3 - 1 - 2 区、5 区等区域发出

C. 锥体系由皮质脊髓束和皮质脑干束组成

D. 锥体系下传冲动与脊髓运动神经元都发生联系

47. 对第一体感区的叙述，错误的是（　　）

A. 中央后回为其所在部位

B. 四肢、躯干、头面部感觉纤维都投射到对侧

C. 投射区大小与体表感觉分辨力呈正比

D. 它主要是全身体表感觉投射区

48. 非特异投射系统的功能是（　　）

A. 维持睡眠状态　　B. 协调肌紧张

C. 维持和改变大脑皮质的兴奋状态　　D. 调节内脏功能

49. 关于条件反射的叙述，错误的是（　　）

A. 数量有限

B. 建立后可以发生消退

C. 使机体对外环境变化具有更大的适应性

D. 形成的基本条件是强化

50. 人类区别于动物的主要特征是（　　）

A. 具有建立条件反射的能力

B. 具有第一信号系统

C. 对环境变化具有更强大的适应性

D. 具有对抽象信号形成条件反射的能力

51. 与睡眠有关的神经递质是（　　）

A. 去甲肾上腺素和 5 -羟色胺

B. 乙酰胆碱和多巴胺

C. 去甲肾上腺素和多巴胺

D. 乙酰胆碱和 5 -羟色胺

52. 慢波睡眠的特征是（　　）

A. 生长素分泌减少

B. 对促进生长、恢复体力有利

C. 多梦

D. 心率、呼吸加快，血压升高

53. 对于遗忘的叙述，错误的是（　　）

A. 在学习后就开始

B. 遗忘的速率是先快后慢

C. 意味着记忆痕迹的消失

D. 是一种正常的生理现象

54. 防御反应是由下列哪项为中枢的（　　）

A. 低位脑干　　B. 脑桥　　C. 脊髓　　D. 下丘脑

55. 脊休克时反射消失的原因是（　　）

A. 缺血导致脊髓功能减退

B. 离断的脊髓突然失去了高位中枢的调节

C. 脊髓的反射中枢被破坏

D. 失去了脑干网状结构易化区的始动作用

三、多选题

1. 电突触的性质为（　　）

A. 一般为双向传递　　B. 无递质释放　　C. 突触延搁短

D. 连接部位的膜阻抗较低　　E. 突触前动作电位是突触传递的直接因素

2. 化学性突触传递的特点是（　　）

A. 对内环境变化及药物很敏感　　B. 单向传递　　C. 兴奋节律改变

D. 有突触延搁　　E. 有总和现象

3. 轴质运输（　　）

A. 既有顺向，也有逆向运输方式　　B. 运输速度不同

C. 是一种耗能过程　　D. 不断进行的过程

E. 快速顺向轴质运输含递质的囊泡

4. 抑制性突触后电位（　　）

A. 是超极化电位　　B. 是递质释放减少所致　　C. 具有“全或无”性质

D. 突触后膜主要对 Cl^- 通透性增加所致　　E. 有总和现象

5. 神经纤维传导速度与下列哪些因素有关（　　）

A. 有无髓鞘　　B. 纤维直径　　C. 运动进化程度

D. 纤维长度　　E. 温度

6. 中枢神经递质包括（　　）

A. 一氧化氮　　B. 乙酰胆碱　　C. 氨基酸类

D. 肽类　　E. 生物胺类

7. 属于局部反应（局部兴奋）的有（　　）

A. 感受器电位　　B. EPSP　　C. IPSP

D. 终板电位　　E. 由阈下刺激引起的电位变化

8. 中枢神经元的联系方式有（　　）

A. 聚合式　　B. 链锁式　　C. 环状式

D. 辐射式　　E. 单线式

9. 非特异性投射系统（　　）

A. 易受药物影响

B. 弥散投射到大脑皮质
C. 由丘脑感觉接替核发出
D. 维持皮质的兴奋水平，保持觉醒状态
E. 引起特定的感觉

10. 丘脑特异性投射系统（　　）
A. 激发大脑皮质发出传出神经冲动　B. 弥散投射到大脑皮质
C. 点对点投射到大脑皮质特定区域　D. 维持皮质的兴奋状态
E. 引起特定的感觉

11. 内脏痛的特征有（　　）
A. 可伴有牵涉痛　B. 对切割、烧灼不敏感
C. 对缺血、痉挛、炎症敏感　D. 对机械牵拉敏感
E. 缓慢、持久、定位不清

12. 致痛物质有（　　）
A. 5-羟色胺　B. K^+　C. H^+
D. 缓激肽　E. 组胺

13. 下运动神经元损伤时（　　）
A. 腱反射减弱或消失　B. 肌张力减弱　C. 肌萎缩明显
D. 浅反射减弱或消失　E. 巴宾斯基征阳性

14. 关于牵张反射的叙述，正确的是（　　）
A. 感受器和效应器在同一块肌肉中
B. 基本中枢在脊髓
C. 肌紧张属于牵张反射
D. 其感受器是肌梭
E. 腱反射属于牵张反射

15. 下列关于小脑的叙述，正确的是（　　）
A. 脊髓小脑参与调节随意运动
B. 皮质小脑参与随意运动的设计
C. 小脑损伤后机体的平衡、肌张力和随意运动调节均可出现障碍
D. 脊髓小脑调节肌肉的紧张度
E. 前庭小脑与调节身体平衡有关

16. 可受下丘脑调节的功能活动有（　　）
A. 情绪反应　B. 腺垂体激素的分泌　C. 生物节律
D. 体温　E. 摄食行为和水平衡

17. 条件反射的特点有（　　）
A. 极大的易变性　B. 后天形成　C. 数量无限
D. 有预见性，有高度精确的适应能力　E. 由条件刺激引起

18. 基底神经节的主要功能有（　　）
A. 控制肌紧张　B. 发动肌肉运动

C. 与本体感觉传入信息处理有关
D. 调节随意运动的稳定
E. 维持皮质兴奋状态

19. 副交感神经兴奋可引起（　　）
A. 瞳孔缩小
B. 支气管平滑肌收缩
C. 使逼尿肌收缩和括约肌舒张
D. 心率减慢
E. 胃肠运动及分泌增强

20. 交感神经的作用有（　　）
A. 胃肠运动和分泌减弱
B. 竖毛肌收缩，汗腺分泌
C. 瞳孔扩大
D. 支气管平滑肌舒张
E. 心跳加快加强

21. 外周神经中以乙酰胆碱为递质的有（　　）
A. 躯体运动神经
B. 小部分交感神经节后纤维
C. 交感神经节前纤维
D. 副交感神经节后纤维
E. 副交感神经节前纤维

22. 有关突触的叙述，正确的是（　　）
A. 突触是两个神经元间紧密接触的部位
B. 兴奋通过突触时速度减慢，出现时间延搁
C. 突触传递易受内环境变化的影响
D. 突触部位具有不易疲劳性
E. 突触传递是神经元之间信息传递的主要方式

23. 只有交感神经支配的器官有（　　）
A. 胃肠平滑肌
B. 竖毛肌
C. 一般的汗腺
D. 肾上腺髓质
E. 皮肤血管

24. M 样的作用有（　　）
A. 缩瞳肌收缩
B. 胃肠平滑肌收缩
C. 心跳加快加强
D. 扩瞳肌收缩
E. 支气管平滑肌舒张

25. 剧烈活动后，除心血管功能增强外，还将出现（　　）
A. 内脏血管收缩
B. 支气管扩张
C. 瞳孔扩大
D. 胃肠运动减弱
E. 汗腺分泌增加

四、填空题

1. 神经元的组成结构包括____________和____________。
2. 神经纤维兴奋传导的特征有____________、____________、____________和____________。
3. 神经对其所支配的组织具有____________和____________两方面作用。
4. 轴浆运输可分为____________运输和____________运输。
5. 根据信息传递方式不同，突触可分为____________和____________两类。
6. 突触后电位包括____________突触后电位和____________突触后电位两种。
7. 兴奋性突触后电位的形成主要是由于突触后膜对____________通透性增加的结果。
8. 抑制性突触后电位的形成主要是由于突触后膜对____________通透性增加的结果。
9. 经典的化学突触结构包括____________、____________和____________三部分。
10. 根据产生的机制和部位不同，中枢抑制可分____________和____________两种。
11. 听觉代表区主要位于____________和____________。
12. 脊髓和脑干的感觉传导通路中：____________传导路径是先交叉再上行，而____________传导路径是先上行再交叉。
13. 当伤害性刺激作用于皮肤时，首先出现的是____________，之后会出现____________。
14. 脊髓前角的运动神经元存在____________和____________两类。
15. 内脏痛的特征有____________及____________。
16. 牵张反射包含____________和____________两种。
17. 基底核病变按其临床表现可分为两类，一类是____________，另一类是____________。
18. 脑干网状结构存在的增强肌紧张的区域称为____________，减弱肌紧张的区域称____________。
19. 锥体系包括____________和____________，锥体外系包括____________。
20. 通过对睡眠过程的观察，睡眠分为____________和____________两个时相。
21. 外周神经递质主要有____________和____________两种。
22. 多数血管受____________神经支配，若此神经被阻断，引起血管____________。
23. 神经纤维的主要功能是____________，动作电位在神经纤维上的传导称为____________。
24. M受体阻断剂是____________，N受体阻断剂是____________，α受体阻断剂是____________，β受体阻断剂是____________。
25. 丘脑是感觉传导的____________，并可对感觉进行粗略的____________。
26. 神经冲动沿神经纤维传到轴突末梢后，使突触前膜对____________的通透性增加，引起____________内流，最终引起____________释放。
27. 特异投射系统以____________形式投射到大脑皮质的特定区域，主要功能是产生____________。
28. 自主神经系统按其结构和功能，分为____________和____________两部分。

29. 锥体系的神经元，下行纤维通过引起____________运动神经元兴奋，发动肌肉随意运动；也可以通过兴奋____________运动神经元，调节肌紧张，协调随意运动。

30. 自主神经的功能特点是____________、____________、____________及____________。

31. 交感神经兴奋时，引起膀胱逼尿肌____________，尿道内括约肌____________，支气管平滑肌____________。

32. 条件反射建立的基本条件是____________和____________在时间上的结合，该过程称为____________。

33. 记忆过程分为____________、____________、____________和____________四个过程。短时记忆包括____________和____________，长时记忆包括____________和____________。

34. 交感神经节后纤维释放的递质是____________，副交感神经节后纤维释放的递质是____________。

35. 第一信号系统是大脑皮质对____________信号发生的反应；第二信号系统是大脑皮质对____________信号发生的反应。

五、问答题

1. 叙述突触传递的过程。
2. 比较兴奋性突触和抑制性突触传递过程的不同。
3. 叙述突触前抑制的原理。
4. 什么是突触后抑制？其分类有哪些？各有什么生理意义？
5. 比较特异性投射系统和非特异性投射系统的结构和功能上的特点。
6. 内脏痛的特征有哪些？牵涉痛发生的机制是什么？
7. 什么是脊休克？主要临床变现和发生的原因是什么？
8. 什么是牵张反射？如何发生的？及其分类有哪些？
9. 小脑是如何调节机体的运动的？
10. 什么是去大脑僵直？临床表现有哪些及发生原因？
11. 什么是锥体系，各部分的主要功能是什么？
12. 交感和副交感神经有哪些功能特征？
13. 什么是胆碱能纤维？分类有哪些？什么是肾上腺素能纤维？分类有哪些？

参考答案

一、名词解释题

1. 突触：神经元之间相互接触并传递信息的部位称为突触。
2. 神经递质：是指由突触前神经元轴突末梢释放的传递信息的化学物质。
3. 兴奋性突触后电位：突触前膜释放的兴奋性递质，促进突触后膜提高对 Na^+ 的通透性，使得 Na^+ 内流，从而引起突触后膜产生的局部去极化。

4. 突触延搁：突触传递要经历电-化学-电 3 个环节，耽搁时间较长，又称为中枢延搁。

5. 运动单位：由一个运动神经元及其所支配的全部肌纤维组成的功能单位。

6. 突触前抑制：由兴奋性神经元的突触前膜，在另一个神经元突触末梢的作用下，发生了去极化，使随之传来的动作电位幅度减小，释放的兴奋性递质减少，突触后膜兴奋性突触后电位减小，突出后电位不易甚至不能产生兴奋，从而产生的抑制性效应。

7. 突触后抑制：由抑制性中间神经元释放的抑制性递质，使突触后膜产生超极化，从而产生突出后神经元抑制。

8. 反射中枢：是指中枢神经系统内调节某一个特定生理功能的神经细胞群。

9. 特异性投射系统：是指丘脑的第一、二类细胞群向大脑皮质的投射路径是专一的，与大脑皮质特定感觉区之间是点对点的投射关系，可以产生特定感觉，故称为特异性投射系统。

10. 非特异性投射系统：丘脑的第三类细胞群向大脑皮质的投射路径，弥散地投射到大脑皮层不呈点对点关系，不能产生特定感觉，称为非特异性投射系统。

11. 牵张反射：是指有神经支配的骨骼肌，受到外力牵拉而伸长时，反射性地引起该肌肉的收缩。

12. 肌紧张：是指缓慢而持久地牵拉肌肉时发生的牵张反射。

13. 腱反射：是指快速牵拉肌腱时引起的牵张反射，表现是被牵拉肌肉迅速而明显地收缩。

14. 牵涉痛：是指某些内脏疾病引起体表一定部位发生疼痛或痛觉过敏的现象。

15. 锥体系：锥体系是指起源于大脑皮层运动区，经内囊、延髓锥体而下行到脊髓的管理对侧躯体运动的传导束，即皮层脊髓束；及由皮层发出抵达脑干脑神经运动核的纤维，即皮层脑干束。

16. 锥体外系：是指锥体系以外的、起源于大脑皮层广泛区域的、与躯体运动有关的各种下行传导通路。

17. 脊休克：当脊髓与高位中枢突然离断后，断面以下的脊髓功能会暂时完全消失的现象。

18. 去大脑僵直：在动物中脑上、下丘之间切断脑干，动物会出现四肢伸直、头尾昂起、脊柱硬挺等伸肌过度紧张的现象。

19. 胆碱能纤维：是指末梢以释放乙酰胆碱作为递质的神经纤维。

20. 肾上腺素能纤维：是指末梢以释放去甲肾上腺素作为递质的神经纤维。

21. 中枢抑制：是指中枢神经系统的反射活动，表现为抑制的过程。

22. 非条件反射：是先天遗传的、生来就有的、比较固定的、简单的反射，是较低级的神经活动，无需大脑皮层参与的反射。

23. 条件反射：指个体在生活过程中，在非条件反射的基础上或是通过实验训练建立起来的反射。

24. 强化：条件反射建立的基本条件是无关刺激与非条件刺激在时间上的结合，这个过程称为强化。

25. 第一信号系统：对以客观存在的具体事物发生反应的大脑皮层功能系统。

26. 第二信号系统：对以语言和文字等抽象信息发挥作用的大脑皮层功能系统。

二、单选题

1. B 2. D 3. B 4. D 5. D 6. B 7. C 8. A 9. D 10. B 11. A 12. A 13. D 14. B 15. A 16. B 17. B 18. D 19. A 20. D 21. C 22. C 23. D 24. C 25. A 26. B 27. A 28. C 29. C 30. C 31. A 32. C 33. D 34. D 35. C 36. D 37. C 38. B 39. A 40. D 41. C 42. C 43. C 44. C 45. D 46. A 47. B 48. C 49. A 50. D 51. A 52. B 53. C 54. D 55. B

三、多选题

1. ABCDE 2. ABCDE 3. ABCDE 4. ADE 5. ABE 6. ABCDE 7. ABCDE 8. ABCD 9. ABD 10. ACE 11. ABCDE 12. ABCDE 13. ABCDE 14. ABCDE 15. ABCDE 16. ABCDE 17. ABCDE 18. ACD 19. ABCDE 20. ABCDE 21. ABCDE 22. ABCE 23. BCDE 24. AB 25. ABCDE

四、填空题

1. 胞体　突起
2. 双向性　绝缘性　完整性　相对不疲劳性
3. 功能性　营养性
4. 顺向　逆向
5. 化学突触　电突触
6. 兴奋性　抑制性
7. Na^+
8. Cl^-
9. 突触前膜　突触间隙　突触后膜
10. 突触后抑制　突触前抑制
11. 颞横回　颞上回
12. 浅感觉　深感觉
13. 快痛　慢痛
14. α　γ
15. 缓慢持续　定位不清
16. 肌紧张　腱反射
17. 运动过多而肌紧张降低　运动过少而肌紧张增强
18. 易化区　抑制区
19. 皮质脊髓束　皮质脑干束　所有锥体系以外的脑下行性纤维
20. 正相睡眠　异相睡眠
21. 去甲肾上腺素　乙酰胆碱

22. 交感缩血管　舒张
23. 传导兴奋　神经冲动
24. 阿托品　筒箭毒　酚妥拉明　普萘洛尔
25. 换元站　分析
26. Ca^{2+}　Ca^{2+}　神经递质
27. 点对点　特定感觉
28. 交感神经　副交感神经
29. α　γ
30. 双重支配　紧张性作用　与效应器功能状态有关　对整体生理功能具有调节意义
31. 舒张　收缩　舒张
32. 无关刺激　非条件刺激　强化
33. 感觉记忆　第一级记忆　第二级记忆　第三级记忆　感觉记忆　第一级记忆　第二级记忆　第三级记忆
34. 去甲肾上腺素　乙酰胆碱
35. 具体　抽象

五、问答题

1. 答：突触传递的过程为：兴奋以神经冲动的形式传导到神经末梢；突触前膜去除极化，引起电压门控 Ca^{2+} 通道开放，Ca^{2+} 内流；进入突触小体内的 Ca^{2+} 浓度升高，触发了突触小泡的出胞机制，递质释放进入突触间隙；递质与突触后膜上的受体结合；突触后膜发生去极化或超极化，引起相应生物学改变。

2. 答：如果突触前膜释放的是兴奋性递质，与突触后膜受体结合后，引起 Na^+ 内流，突触后膜发生去极化，产生兴奋性的突触后电位（EPSP），突触后电位加和达到阈电位的水平时爆发动作电位，产生兴奋。

如果突触前膜释放的是抑制性递质，与突触后膜上的受体结合后，导致 Cl^- 内流，突触后膜发生超极化，产生抑制性的突触后电位（IPSP），突触后神经元兴奋性降低。

3. 答：叙述突触前抑制是发生在突触前膜上的去极化抑制，主要通过轴突-轴突活动实现。兴奋性神经元的突触前膜，在另一个神经元突触末梢的作用下，发生了去极化，使随之传来的动作电位幅度减小，兴奋性递质释放减少，突触后膜兴奋性突触后电位减小，突出后电位不易甚至不能产生兴奋，从而产生的抑制性效应。

4. 答：突触后抑制是发生在突触后膜上的超极化抑制，主要通过轴突-轴突活动实现。包括传入侧支抑制和回返抑制。传入侧支抑制的意义是使不同中枢之间的活动协调起来。回返抑制的意义在于及时终止运动神经元的活动，或使同一中枢内许多神经元的活动同步化。

5. 答：

项目	特异性投射系统	非特异性投射系统
传入神经元接替	少	多次更换神经元
传导途径	有专门传导途径	无专门传导途径

续表

项目	特异性投射系统	非特异性投射系统
丘脑换元核	感觉接替核、联络核	髓板内核群
投射部位	大脑皮层特定区域存在有点对点的联系	弥散投射到大脑皮层广泛区域无点对点联系
作用	能产生特定的感觉	不能产生特定的感觉，但维持觉醒
相互关系	是非特异性传入冲动的来源	维持觉醒是产生特定感觉的基础

6. 答：内脏痛具有下列特征：（1）以缓慢、持续、定位不精确的慢痛为主；（2）对切割、烧灼等刺激不敏感，而对牵拉、痉挛、缺血、炎症等刺激敏感；（3）经常出现牵涉痛。

牵涉痛是指某些内脏疾病引起体表部位发生疼痛或痛觉过敏现象。牵涉痛产生的原因：可能是患病内脏与牵涉痛的皮肤部位的传入纤维，由同一后根传入脊髓后角换元。患病内脏的传入冲动，或提高了相应中枢的兴奋性并向周围扩散，与牵涉痛部位的传入冲动公用了一个中间神经元，大脑皮层误认为内脏的痛觉冲动来自皮肤，从而产生了牵涉痛。

7. 答：脊休克是脊髓与高位中枢突然离断后，断面以下的脊髓功能会暂时完全消失的现象。

临床表现：感觉及随意运动消失、外周血管扩张、出汗反射消失、粪尿潴留等。

原因：由于断面以下的脊髓突然失去了高位中枢的易化作用，导致其兴奋性极度降低的原因。

8. 答：牵张反射是指有神经支配的骨骼肌，受到外力牵拉而伸长时，反射性地引起该肌肉的收缩。

发生过程：牵张反射的感受器位于肌梭中央部分的螺旋状感受器，效应器是梭外肌纤维。肌肉受到牵拉时螺旋状感受器兴奋，神经冲动沿肌梭传入纤维传导脊髓，经 α 运动神经元传出，引起其支配的梭外肌纤维产生收缩。

牵张反射包含肌紧张和腱反射。

9. 答：小脑主要参与以下机体活动的调节：维持身体平衡、调节肌紧张、协调随意运动、参与随意运动和程序的编制。小脑包括：前庭小脑、脊髓小脑和皮层小脑。

（1）前庭小脑主要是指绒球小叶，主要功能是：控制身体平衡和眼球运动。

（2）脊髓小脑是由蚓部和半球中间部组成，主要功能是调节进行过程中的运动，协助大脑皮层对随意运动进行适时控制。

（3）皮层小脑指半球外侧部，主要功能是参与随意运动的设计和程序的编制。

10. 答：去大脑僵直是指在动物中脑上、下丘之间切断脑干，动物会出现伸肌过度紧张的现象。

临床表现有：四肢伸直、坚硬如柱、头尾昂起、脊柱硬挺。

原因：是因为切断了大脑皮层、纹状体等部位与脑干网状结构抑制区的联系，使得抑制区的活动减弱而易化区的活动加强，肌紧张亢进，出现僵直现象。

11. 答：锥体系指起源于大脑皮层运动区，经内囊、延髓锥体而下行到脊髓的管理对侧躯体运动的传导束，即皮层脊髓束；及由皮层发出抵达脑干脑神经运动核的纤维，即皮层脑干束。

主要功能：（1）传达大脑皮层运动区的指令，分别管理头面部、躯干、四肢的随意运动；（2）下传冲动引起 α 运动神经元兴奋，发动随意运动；（3）也可以兴奋 γ 运动神经元，调节肌紧张、协调随意运动、完成精细动作。

12. 答：功能特征：自主神经系统主要调节心肌、平滑肌和腺体的功能活动。多数内脏组织受交感和副交感神经双重支配，两者作用往往是对立统一的。交感神经系统活动比较广泛，常以整个系统参加反应，主要作用是促使机体迅速适应环境的急剧变化；副交感神经系统活动相对比较局限，主要特征是安静时活动较强，功能是保护机体，促进消化吸收，使机体获得更多能量。交感神经活动增强时，副交感神经的活动会减弱，表现为协调一致的作用。

13. 答：能够释放乙酰胆碱作为神经递质的神经纤维，称为胆碱能纤维。包括：自主神经节前纤维、副交感神经的节后纤维、躯体运动神经纤维和支配汗腺的交感神经节后纤维和交感舒血管纤维。

能够释放去甲肾上腺素作为神经递质的神经纤维，称为肾上腺素能纤维。主要是指除了支配汗腺的交感神经和骨骼肌舒血管神经外的其余所有交感神经节后纤维。

（伍爱荣）

第十章　感觉器官的功能

一、名词解释题

1. 感受器
2. 视力
3. 色盲
4. 瞳孔对光反射
5. 视觉
6. 近点
7. 明适应
8. 暗适应
9. 眼震颤
10. 视野

二、单选题

1. 当睫状肌收缩时，可引起（　　）
   A. 玻璃体曲度减小　　B. 瞳孔缩小
   C. 晶状体曲度增大　　D. 角膜曲度增大
2. 专门感受机体内外环境变化的结构和装置称为（　　）
   A. 受体　　B. 感觉器官　　C. 感受器　　D. 效应器
3. 视远物时，平行光线聚焦于视网膜之前的眼称为（　　）
   A. 散光眼　　B. 正视眼　　C. 远视眼　　D. 近视眼
4. 对于近点的叙述，下列哪一项是错误的（　　）
   A. 老视眼的近点较正常人远　　B. 近点越近，表示眼的调节力越差
   C. 近点越近，表示眼的调节力越好　　D. 远视眼的近点较正常人远
5. 当刺激感受器时，刺激虽然在持续，但传入冲动频率已开始下降的现象称为(　　)
   A. 疲劳　　B. 衰减传导　　C. 抑制　　D. 适应
6. 眼的感光细胞是在（　　）
   A. 晶状体内　　B. 玻璃体内　　C. 视网膜上　　D. 角膜上
7. 关于近视眼的叙述，下列哪项是错误的（　　）
   A. 多数是由于眼球前后径过长　　B. 成像于视网膜之前
   C. 近点较正常人远　　D. 眼的折光力过强也可产生

8. 远视眼的矫正是（　　）
A. 配戴适宜的凸透镜　　B. 配戴适宜的柱状镜
C. 配戴精品平透镜　　D. 配戴适当的凹透镜
9. 瞳孔对光反射的中枢位于（　　）
A. 小脑　　B. 下丘脑　　C. 延髓　　D. 中脑
10. 老视眼的主要机制是（　　）
A. 随年龄增长，睫状肌萎缩　　B. 类似于远视眼
C. 随年龄增长，晶状体弹性降低　　D. 随年龄增长，角膜曲率降低
11. 视紫红质的合成需要有（　　）
A. 维生素 B　　B. 维生素 A　　C. 维生素 D　　D. 维生素 C
12. 临床上较为常见的色盲是（　　）
A. 红绿色盲　　B. 红色盲　　C. 绿色盲　　D. 以上都是
13. 关于色觉的机制，目前多用“三原色学说”来解释，这三种基本色是指（　　）
A. 白绿蓝　　B. 红绿青　　C. 红绿蓝　　D. 红绿白
14. 视野最大的是（　　）
A. 绿色　　B. 白色　　C. 红色　　D. 蓝色
15. 下列关于视野的叙述，哪一项是正确的（　　）
A. 双眼固定注视前方时，双眼所能看到的范围
B. 单眼固定注视前方时，单眼所能看到的范围
C. 视野是指头部固定不动，双眼所能看到的范围
D. 颞侧视野较小，鼻侧视野较大
16. 在暗适应过程中起决定作用的是（　　）
A. 瞳孔　　B. 视锥细胞　　C. 视杆细胞　　D. 晶状体
17. 声音传入内耳的主要途径为（　　）
A. 外耳→鼓膜→听骨链→卵圆窗→内耳　　B. 外耳→鼓膜→鼓室空气→圆窗→内耳
C. 外耳→鼓膜→听骨链→圆窗→内耳　　D. 颅骨→耳蜗内淋巴
18. 听觉感受器位于（　　）
A. 卵圆窗　　B. 鼓膜　　C. 基底膜　　D. 蜗窗
19. 中耳鼓室和外界环境维持压力平衡的结构是（　　）
A. 圆窗　　B. 前庭阶　　C. 卵圆窗　　D. 咽鼓管
20. 耳蜗的功能是（　）
A. 传导声波　　B. 引起位置觉
C. 感音换能作用　　D. 维持身体平衡
21. 按照行波学说，基底膜产生最大振幅的部位主要决定于（　　）
A. 听小骨的振动　B. 内淋巴的振动　　C. 声波频率　　D. 声波振幅
22. 感受机体旋转变速运动的是（　　）
A. 腹器官　　B. 螺旋器　　C. 囊斑　　D. 壶腹嵴
23. 囊斑的适宜刺激是（　　）

A. 头部位置和直线变速运动　　B. 各方向的直线匀速运动
C. 旋转运动　　D. 匀速运动

24. 正常人的颜色视野顺序由大到小是（　　）
A. 白、蓝、红、绿　　B. 绿、红、白、蓝
C. 蓝、白、红、绿　　D. 红、白、蓝、绿

25. 维生素 A 缺乏会引起（　　）
A. 近视　　B. 夜盲症　　C. 明适应延长　　D. 色盲

26. 内耳听觉感受器的作用（　　）
A. 传导声波　　B. 产生听觉　　C. 扩音　　D. 换能

27. 听骨链受损或鼓膜穿孔可引起（　　）
A. 感音功能降低　B. 骨传导功能降低　C. 气传导功能降低　D. 听觉丧失

28. 下列与声波传导无关的是（　　）
A. 前庭窗　　B. 膜半规管　　C. 内耳淋巴　　D. 鼓膜

29. 感受暗光的视杆细胞位于（　　）
A. 视网膜中央凹　　B.. 黄斑　　C. 视网膜周边部　　D. 视神经乳头

30. 视近物时，眼球不会出现下面的调节（　　）
A. 眼轴变短　　B. 眼轴变长　　C. 瞳孔缩小　　D. 双眼汇聚

三、多选题

1. 感受器的生理特性有（　　）
A. 可将刺激能量转变为神经冲动　　B. 适应过程有快慢之分
C. 需要一定的刺激强度　　D. 需要适宜刺激
E. 所有感受器都能产生适应现象

2. 眼的折光异常包括（　　）
A. 散光　　B. 近视　　C. 远视　　D. 老视　　E. 以上都是

3. 看近物时眼的调节活动包括（　　）
A. 瞳孔缩小　　B. 瞳孔散大　　C. 下丘脑
D. 双眼球会聚　　E. 晶状体变凸

4. 可用凸透镜矫正的屈光不正确的是（　　）
A. 色盲　　B. 老视　　C. 远视
D. 散光　　E. 近视

5. 视杆细胞的特征是（　　）
A. 有辨别紫色与红色的能力　　B. 主要分布在视网膜的中央部分
C. 视物精确度低　　D. 暗光觉
E. 含感光色素视紫红质

6. 视锥细胞的功能特点是（　　）
A. 在中央凹部位总与双极细胞和神经节细胞呈 1：1：1 单线联系
B. 昼光觉

C. 不含感光色素

D. 色觉

E. 视物精确度高

7. 关于瞳孔对光反射，下列哪些叙述是正确的（　　）

A. 传出神经为动眼神经的副交感神经　B. 感受器为视网膜的感光细胞

C. 反射中枢为中脑　D. 为双侧性反应

E. 瞳孔括约肌为效应器

8. 前庭器官包括（　　）

A. 球囊　B. 三个半规管　C. 椭圆囊

D. 柯蒂器　E. 耳蜗

9. 耳蜗的行波为（　　）

A. 由基底膜的底部向蜗顶方向传播　B. 为声波所致的基底膜振动方式

C. 行波所达部位取决于声音频率　D. 高频率声波在基底膜顶部产生最大振幅

E. 低频率声波在基底膜顶部产生最大振幅

10. 关于声波传入内耳的途径正确的是（　　）

A. 鼓膜损伤时听力完全丧失　B. 包括气导和骨导

C. 鼓膜损伤时听力下降　D. 气导有两条途径

E. 正常时气导强于骨导

四、填空题

1. 感受器的生理特征包括________、________、________和________。

2. 视网膜上的两种感光细胞是________和________。

3. 视近物时，眼球的调节活动有________、________和________三种方式。

4. 瞳孔对光反射的特点有________、________和________。

5. 眼的折光系统由________、________、________和玻璃体组成。

6. 远物逐渐近移时，眼球的晶状体凸度逐渐________，瞳孔________，两眼球________。

7. 晶状体在没有调节状态下，平行光线聚焦于视网膜的前面为________眼，其近点________。

8. 正视眼视远物时，物像聚焦在视网膜________；近视眼视远物时，物像落在视网膜________；远视眼视近物时，物像落在视网膜________。

9. 远视眼的________点与正视眼相比明显变________。

10. 在强光下眼睛的瞳孔________；在暗光下瞳孔________。

11. 散光是由于________表面各个方向的曲光率半径不同所导致的，应配戴________矫正。

12. 视锥细胞分布在视网膜的________，主要在________环境下发挥作用。

13. 在相同的光照条件下，白色的视野＿＿＿＿＿＿，＿＿＿＿＿＿色的视野最小。

14. 视锥细胞主要感受＿＿＿＿＿＿视觉，对颜色分辨能力＿＿＿＿＿＿；视杆细胞主要感受＿＿＿＿＿＿视觉，对颜色分辨能力＿＿＿＿＿＿。

15. 视网膜上有三种不同的视锥细胞，分别感受＿＿＿＿＿＿、＿＿＿＿＿＿和＿＿＿＿＿＿三种颜色的视色素。

16. 视野的检查有助于确诊＿＿＿＿＿＿和＿＿＿＿＿＿部位的病变。

17. 耳既是＿＿＿＿＿＿器官，又是＿＿＿＿＿＿器官。

18. 听觉感受器是指螺旋器上的＿＿＿＿＿＿，位于耳蜗的＿＿＿＿＿＿上。

19. 听觉是由＿＿＿＿＿＿、＿＿＿＿＿＿和＿＿＿＿＿＿共同完成的。

20. 低频音引起耳蜗基底膜震动的最大振幅在耳蜗的＿＿＿＿＿＿部；高频音引起耳蜗基底膜震动的最大振幅在耳蜗＿＿＿＿＿＿部。

21. 鼓膜和听小骨的作用是使声音产生的振动幅度＿＿＿＿＿＿＿＿，振动力量＿＿＿＿＿＿＿＿。

五、问答题

1. 视杆细胞和视锥细胞在分布和功能上有什么区别。
2. 正常眼睛在看远物和看近物时，调节方面有何不同？
3. 试述屈光不正的种类、原因及矫正方法。
4. 试述内耳感受声波刺激的途径是什么？

参考答案

一、名词解释题

1. 感受器：是指分布在体表或组织内部的专门感受机体内、外环境变化的结构或装置。
2. 视力：又称视敏度，是指眼球分辨两点之间最小距离的能力。
3. 色盲：指眼睛缺少辨别正常颜色的能力。
4. 瞳孔对光反射：是指看强光时瞳孔缩小，看弱光时瞳孔扩大。
5. 视觉：是指由眼、视觉传导通路和视觉中枢共同完成的活动。
6. 近点：是指眼球作最大调节时，眼睛所能看清物体的最近距离。
7. 明适应：指当人从黑暗处进入明亮处时，开始感到耀眼光亮，不能正常视物，等待一会儿之后，就会逐渐恢复视觉的过程。
8. 暗适应：指当人从明亮处进入黑暗处时，开始看不清物体，一段时间之后，就会逐渐看清黑暗处物体的过程。
9. 眼震颤：是指机体作旋转运动时，引起眼球的不随意运动。
10. 视野：是指单眼注视前方一点不动，该眼所能看到的范围。

二、单选题

1. C 2. C 3. D 4. B 5. D 6. C 7. C 8. A 9. D 10. C 11. B 12. A 13. C 14. B 15. B 16. C 17. A 18. C 19. D 20. C 21. C 22. D 23. A 24. A 25. B 26. D 27. C 28. B 29. C 30. A

三、多选题

1. ABD 2. ABC 3. ADE 4. BC 5. CDE 6. ABDE 7. ABCDE 8. ABC 9. ABCDE 10. BCDE

四、填空题

1. 适宜刺激　环能作用　编码作用　适应现象
2. 视锥细胞　视杆细胞
3. 晶状体调节　瞳孔调节　眼球汇聚
4. 双侧性效应　潜伏期长　有适应现象
5. 角膜　房水　晶状体
6. 增加　缩小　会聚
7. 近视　较小
8. 上面　之前　之后
9. 近　远
10. 缩小　扩大
11. 角膜　柱面形透镜
12. 中央　强
13. 最大　绿
14. 明　强　暗　差
15. 红　绿　蓝
16. 视网膜　视觉传导通路
17. 听觉　位置觉平衡
18. 毛细胞　基底膜
19. 耳　听神经　听觉中枢
20. 顶　底
21. 减小　加强

五、问答题

1. 答：视杆细胞主要分布在视网膜的周边，对光的敏感度高，对物体的分辨能力差，弱光刺激下能产生视觉，但只能看清物体的轮廓，主要司暗视觉，没有色觉功能。

视锥细胞主要分布在视网膜中央，在中央凹处分布密度最高，对光的敏感度较低，对物体的细微结构和颜色具有高度分辨力，主要司光觉、色觉。

2. 答：眼的调节包括晶状体调节、瞳孔缩小和眼球会聚三个方面，其中以晶状体调节最为重要。

当视近物时，视网膜上模糊的物象信息传到皮层视区，反射性地引起动眼神经中的副交感神经纤维，使睫状肌中的环状肌收缩，从而睫状小带松弛，晶状体因自身的弹性回位而变凸，折光力增强，物象前移于视网膜上而看清物体；同时，瞳孔括约肌收缩，瞳孔缩小，以限制进入眼内的光线量；两眼内直肌收缩，两眼球同时向鼻侧聚合，以形成清晰的单一视觉。

当视远物时，睫状肌中的环状肌舒张，睫状小带紧张，晶状体被牵拉而厚度变小，折光力降低，物象后移于视网膜上而看清物体；同时，瞳孔括约肌舒张，瞳孔放大，进入眼内的光线量增加；两眼内直肌舒张，两眼球同时偏离鼻侧，使视物清晰。

3. 答：种类：近视、远视、散光。

近视：由于长时间近距离读书、写字、做作业、看电视，照明不良、字小不清，姿势不良，歪头、躺卧、乘车走路时看书等，可使睫状肌持续紧张收缩，造成眼球由于眼内压及眼外肌肉的压迫向后扩张，前后径变长，形成近视。矫正方法：配戴合适的凹透镜。

远视：由于眼球前后径过短，以致焦点在视网膜之后，导致平行光线到达视网膜时尚未聚焦，造成视物模糊。矫正方法：配戴合适的凸透镜。

散光：由于各种原因导致角膜形状不再是球面，而是卵形面，导致角膜经纬线的曲光率不一致，致使经折射后的光线不能聚焦成单一焦点，造成物像变形、视物不清。矫正方法：配戴适当的圆柱镜矫正。

4. 答：声波能够传入内耳的主要途径有两条：气导和骨导。

气导：①声波经外耳、鼓膜、听骨链和卵圆窗传入耳蜗，这是声波传导的主要途径。②鼓膜振动也可引起鼓室内空气振动，再经蜗窗传入耳蜗。

骨导：声波直接引起颅骨振动，经耳蜗骨质部传入耳蜗淋巴液，从而影响蜗管内淋巴而使基底膜振动。

（张庆丽）

第十一章　内分泌

一、名词解释题

1. 激素
2. 允许作用
3. 远距分泌
4. 神经分泌
5. 第二信使
6. 下丘脑调节肽
7. 应激反应
8. 应急反应

二、单选题

1. 调节机体各种功能的两大信息传递系统是（　　）
   A. 中枢神经系统和外周神经系统　B. 神经系统与内分泌系统
   C. 第一信使和第二信使　D. 第一信号系统和第二信号系统
2. 下列哪种激素属于非含氮类激素（　　）
   A. 糖皮质激素　B. 生长素　C. 胰岛素　D. 黄体生成素
3. “神经激素”就是（　　）
   A. 具有酶功能的神经递质　B. 具有神经功能的激素
   C. 神经细胞分泌的激素　D. 作用于神经细胞的激素
4. cAMP 作为第二信使，它的作用是先激活（　　）
   A. 磷酸化酶　B. 腺苷酸环化酶　C. 蛋白激酶　D. 磷酸二酯酶
5. 神经垂体激素是指（　　）
   A. 血管升压素与缩宫素　B. 催乳素和血管升压素
   C. 缩宫素与催乳素　D. 催乳素和生长素
6. 下列激素哪一种不是腺垂体分泌的（　　）
   A. 卵泡刺激素　B. 黄体生成素　C. 生长素　D. 催产素
7. 影响神经系统发育最重要的激素是（　　）
   A. 生长素　B. 糖皮质激素　C. 甲状腺激素　D. 肾上腺素
8. 促进女性青春期乳腺发育的主要激素是（　　）
   A. 雌激素　B. 生长素　C. 孕激素　D. 催乳素

9. 下列哪项不属于生长素的作用（　　）

A. 加速蛋白质合成　　B. 促进脑的发育

C. 促进软骨的生长　　D. 加速脂肪分解

10. 甲状腺分泌的主要激素是（　　）

A. 四碘甲腺原氨酸　　B. 一碘甲腺原氨酸

C. 二碘甲腺原氨酸　　D. 三碘甲腺原氨酸

11. “黏液性水肿”是因为哪种激素分泌不足引起（　　）

A. 胰岛素　　B. 生长素　　C. 糖皮质激素　　D. 甲状腺激素

12. 下列哪项不是甲状腺激素的作用（　　）

A. 提高神经系统兴奋性　　B. 促进 TSH 释放

C. 增加产热　　D. 促进神经系统发育

13. 甲状腺功能亢进的患者，基础代谢率会（　　）

A. 降低　　B. 增高　　C. 不变　　D. 以上都不是

14. 甲状腺激素贮存最大，可供机体利用（　　）

A. 10 ~ 30 天　　B. 25 ~ 50 天　　C. 50 ~ 120 天　　D. 100 ~ 200 天

15. “侏儒症”是由于下列哪种激素分泌不足引起（　　）

A. 甲状腺激素　　B. 生长素　　C. 肾上腺素　　D. 胰岛素

16. 硫氧嘧啶类药物可治疗甲状腺功能亢进症，是由于这类药物能抑制（　　）

A. 过氧化酶　　B. T_3、T_4 的释放　　C. T_3、T_4 进入细胞　　D. 碘的摄取

17. 纠正“水中毒”应补充（　　）

A. ADH　　B. 醛固酮　　C. 糖皮质激素　　D. 甲状旁腺激素

18. 调节胰岛素分泌的最重要因素是（　　）

A. 肾上腺素　　B. 胃肠激素

C. 血中游离脂肪酸浓度　　D. 血糖浓度

19. 关于胰岛素的下列描述，哪项是错误的（　　）

A. 是维持正常代谢和生长所不可缺少的重要激素之一

B. 促进糖的贮存和利用，使血糖降低

C. 促进脂肪和蛋白质的分解与利用

D. 促进葡萄糖转变为脂肪酸

20. 机体处于“应急”时，血中主要升高的激素是（　　）

A. 甲状腺激素　　B. 肾上腺素　　C. 去甲肾上腺素　　D. 糖皮质激素

21. 糖皮质激素对中性粒细胞（N）、淋巴细胞（L）和嗜酸性粒细胞（E）数量的影响是（　　）

A. N 增加，L 增加，E 增加　　B. N 减少，L 减少，E 减少

C. N 增加，L 减少，E 减少　　D. N 增加，L 增加，E 减少

22. 机体保钠的主要激素是（　　）

A. ADH　　B. 生长素　　C. 雌激素　　D. 醛固酮

23. 由肠道吸收的碘以何种形式存在于血液中（　　）

A. I_2　　B. I^-　　C. I^+　　D. 以上都不是

24. T_3 和 T_4 在出生后几个月内对脑和长骨的发育与生长影响最大（　　）

A. 10 个月内　　B. 6 个月内　　C. 4 个月内　　D. 1 个月内

25. 参与“应激反应”的主要激素是（　　）

A. ADH　　B. 肾上腺素　　C. 糖皮质激素　　D. 雄激素

26. 糖皮质激素对代谢的作用是（　　）

A. 促进葡萄糖的利用，促进肌肉组织蛋白质分解

B. 抑制葡萄糖的利用，促进肌肉组织蛋白质分解

C. 抑制葡萄的利用，抑制肌肉组织蛋白质分解

D. 促进葡萄糖的利用，抑制肌肉组织蛋白质分解

27. 人在缺碘时，下列哪一种激素的合成将受到严重影响（　　）

A. 甲状腺激素　　B. 生长素　　C. 胰岛素　　D. 糖皮质激素

28. 排卵时血液中哪种激素的水平出现高峰（　　）

A. 促卵泡激素　　B. 孕激素　　C. 催乳素　　D. 黄体生成素

29. 出现“向心性肥胖”的原因是（　　）

A. 盐皮质激素过多　　B. 糖皮质激素过多

C. 盐皮质激素过少　　D. 糖皮质激素过少

30. 类固醇激素作用机制是首先与靶细胞的（　　）

A. 胞质受体结合　　B. G-蛋白结合　　C. 核受体结合　　D. 细胞膜受体结合

三、多选题

1. 激素的传递方式有（　　）

A. 自分泌　　B. 外分泌　　C. 神经分泌

D. 远距分泌　　E. 旁分泌

2. 激素作用的一般特性（　　）

A. 高效能生物放大作用　　B. 相互间可有拮抗作用　　C. 传递信息作用

D. 相互间可有协同作用　　E. 作用的相对特异性

3. 能促进机体生长的激素（　　）

A. 糖皮质激素　　B. 雄激素和雌激素　　C. 胰岛素

D. 甲状腺激素　　E. 生长素

4. 影响代谢活动的激素有（　　）

A. 肾上腺素　　B. 甲状腺激素　　C. 胰岛素

D. 生长素　　E. 降钙素

5. 能引起血糖升高的激素有（　　）

A. 胰高血糖素　　B. 胰岛素　　C. 糖皮质激素

D. 肾上腺素　　E. 生长素

6. 下列各项中可能作为第二信使的物质有（　　）

A. Ca^{2+}　　B. cAMP　　C. 三磷肌醇

D. 二酰甘油　　E. cGMP

7. 大剂量糖皮质激素的作用是（　　）

A. 抗毒　　B. 抗免疫　　C. 抗过敏

D. 抗炎症　　E. 抗休克

8. ACTH 的作用（　　）

A. 促进肾上腺皮质激素的合成和分泌　　B. 促进 T_3、T_4 合成

C. 对下丘脑起负反馈作用　　D. 参与应激反应

E. 使肾上腺皮质增生

9. 肾上腺皮质分泌的激素有（　　）

A. 氢化可的松　　B. 脱氢异雄酮　　C. 肾上腺素

D. 醛固酮　　E. 雌二醇

10. 甲状旁腺激素的生物学作用（　　）

A. 促进肾小管重吸收钙　　B. 抑制肾小管重吸收 K^+

C. 促进 1、25-$(OH)_2D_3$ 的形成　　D. 抑制肾小管重吸收磷

E. 动员骨钙入血，升高血钙

11. 关于胰岛分泌的激素叙述，哪项是正确的（　　）

A. A 细胞占胰岛细胞的 60% ~70%

B. D 细胞分泌生长抑素

C. PP 细胞分泌胰多肽

D. A 细胞分泌胰高血糖素

E. B 细胞分泌胰岛素

12. 腺垂体分泌的激素有（　　）

A. 生长素和催乳素　　B. ACTH　　C. 促黑激素

D. 促甲状腺素　　E. 促性腺激素

13. 下列哪些器官或组织具有内分泌功能（　　）

A. 胃肠道　　B. 心脏　　C. 肾脏

D. 垂体　　E. 下丘脑

14. 调节或影响甲状腺激素释放的因素有（　　）

A. 血中 T_3、T_4 浓度　　B. 环境温度变化

C. 促甲状腺素　　D. 血碘浓度

E. 促甲状腺素释放激素

15. 下列激素作为药物应用时，一般可口服的激素有（　　）

A. 胰岛素　　B. 肾上腺素　　C. 醛固酮

D. 甲状腺激素　　E. 皮质醇

16. 生长素（　　）

A. 幼年过多将患巨人症　　B. 成人过少将患黏液性水肿

C. 成人过多将患肢端肥大症　　D. 幼年缺乏将患侏儒症

E. 幼年缺乏将患克汀症

四、填空题

1. 激素传递信息到靶细胞的方式有__________、__________、__________和__________。

2. 含氮类激素的作用机制是__________，类固醇激素作用的机制是__________。

3. 促激素是由__________合成并分泌的，主要作用于__________、__________和__________。

4. 激素按其化学性质主要分为__________和__________两大类。

5. 下丘脑视上核合成__________激素，视旁核合成__________激素，沿__________运送到神经垂体贮存。

6. 尿崩症的原因是__________激素分泌__________所致。

7. 血管升压素又叫抗利尿激素，在生理剂量下，主要表现为__________作用，大剂量使用时，有__________的作用。

8. 甲状腺激素主要有__________和__________，都是酪氨酸的衍生物。

9. 幼年时生长素分泌不足会引起__________，分泌过多会引起__________，成年后分泌过多会引起__________；幼年时甲状腺激素分泌不足会引起__________。

10. 甲状腺激素能促进能量代谢，有明显的__________效应；对神经系统的影响，可__________中枢神经系统的兴奋性。

11. 肾上腺皮质分泌的激素有三种，分别是__________、__________和__________。

12. 血液中糖皮质激素浓度升高会引起中性粒细胞数目__________，淋巴细胞数目__________，嗜酸性粒细胞数目__________。

13. 甲状腺素合成过多时，会使得耗氧量__________，基础代谢率__________。

14. 应急反应能引起__________系统的活动增强，应激反应能引起__________系统活动增强。

15. 肾上腺髓质分泌的激素包括__________和__________两种。

16. 胰岛素的生理功能是__________血糖，它是人体唯一的__________血糖激素。

17. 血钙升高时，甲状旁腺激素分泌__________，降钙素分泌__________。

18. 肾上腺皮质功能亢进时，会引起血糖__________，出现__________。

19. 激素间的相互作用主要包括__________、__________和__________。

20. 如果长期使用糖皮质激素会引起肾上腺皮质__________。

五、问答题

1. 激素作用的一般特征有哪些？

2. 比较应激反应和应急反应的区别与联系。

3. 试述甲状腺激素的生理作用。

4. 试述糖皮质激素的生理作用。

5. 长期大量使用糖皮质激素病人能否突然停药？为什么？

6. 糖尿病患者的临床症状有哪些？为什么会出现这些症状？

参考答案

一、名词解释题

1. 激素：由内分泌腺或散在的内分泌细胞分泌的传递信息的高效能生物学活性物质称为激素。

2. 允许作用：某些激素本身不能对某些器官、组织或细胞直接产生作用，但它却是能使另一种激素产生效应的必要条件，此作用方式称为允许作用。

3. 远距分泌：是指多数激素经血液循环运输到远距离的靶细胞发挥调节作用的分泌方式。

4. 神经分泌：下丘脑某些神经元分泌的神经激素沿神经纤维轴浆运输到神经垂体或经垂体门脉运至腺垂体的分泌方式。

5. 第二信使：将第一信使所携带的信息传递到细胞内，从而引起细胞产生生理效应的细胞内信使，称为第二信使。

6. 下丘脑调节肽：由下丘脑促垂体区肽能神经元所分泌的，能调节腺垂体活动的肽类激素，称为下丘脑调节肽。

7. 应激反应：当机体受到手术、疼痛、感染、休克等伤害性刺激时，引起血液中促肾上腺皮质激素和糖皮质激素浓度急剧升高，糖皮质激素也大量分泌，从而产生的一系列全身反应，这一现象称为应激反应。

8. 应急反应：机体处于紧急情况，例如焦虑、情绪激动、疼痛、失血、严寒、窒息等刺激时，机体交感神经兴奋，血液中肾上腺素与去甲肾上腺素急剧增加，从而出现的全身反应。

二、单选题

1. B　2. A　3. C　4. B　5. A　6. D　7. C　8. A　9. B　10. A　11. D　12. B　13. B　14. C　15. B　16. A　17. C　18. D　19. C　20. B　21. C　22. D　23. B　24. C　25. C　26. B　27. A　28. D　29. B　30. A

三、多选题

1. ACDE　2. ABCDE　3. BCDE　4. ABCDE　5. ACDE　6. ABCDE　7. ABCDE　8. ACDE　9. ABDE　10. ACDE　11. BCDE　12. ABCDE　13. ABCDE　14. ABCDE　15. CDE　16. ACD

四、填空题

1. 远距分泌　旁分泌　自分泌　神经分泌

2. 第二信使学说　基因调节学说

3. 腺垂体　甲状腺　肾上腺皮质　性腺

4. 含氮类激素　类固醇激素
5. 抗利尿激素　催产素　下丘脑-神经垂体束
6. 抗利尿　减少
7. 抗利尿　升高血压
8. 三碘甲腺原氨酸　四碘甲腺原氨酸
9. 侏儒症　巨人症　肢端肥大症　呆小症
10. 产热　提高
11. 盐皮质激素　糖皮质激素　性激素
12. 增加　减少　减少
13. 增加　升高
14. 交感-肾上腺髓质　下丘脑-腺垂体-肾上腺皮质
15. 肾上腺素　去甲肾上腺素
16. 降低　降
17. 减少　增加
18. 升高　糖尿
19. 相互协同　相互拮抗　允许作用
20. 萎缩

五、问答题

1. 答：激素作用的一般特征有：（1）特异性：激素选择性地作用于靶器官和细胞的特性；（2）高效性：较少量的激素就可以发挥明显的作用，是高效能的生物活性物质；（3）激素间相互作用：激素之间是可以相互影响的，有的表现为相互协同，有的表现为相互拮抗。

2. 答：区别：应激反应是当机体受到手术、疼痛、感染、休克等伤害性刺激时，引起血液中促肾上腺皮质激素和糖皮质激素浓度急剧升高，糖皮质激素也大量分泌，从而产生的一系列全身反应。应急反应是指当机体处于紧急情况，例如焦虑、情绪激动、疼痛、失血、严寒、窒息等刺激时，机体交感神经兴奋，血液中肾上腺素与去甲肾上腺素急剧增加，从而出现的全身反应。应激反应是以下丘脑-腺垂体-肾上腺皮质轴活动加强为主，主要是提高人体对伤害性刺激的耐受能力，提高生存能力。应急反应是以交感-肾上腺髓质系统活动加强为主，主要是调动机体的储备能力，克服环境变化对人体造成的困难。

联系：应激反应和应急反应既相互区别又相互联系。引起应急反应的各种刺激也能引起应激反应，两种反应同时进行，共同提高机体的防御能力。

3. 答：甲状腺激素的生理作用有：（1）促进新陈代谢作用：甲状腺激素可提高多数组织的耗氧量，具有产热效应；生理剂量的甲状腺激素能促进蛋白质的合成，大剂量时则反过来促进其分解；促进糖的吸收和肝糖原的分解，升高血糖浓度；促进脂肪分解。（2）促进机体生长和发育作用，特别是脑和长骨的发育，幼年时缺乏会导致呆小症。（3）兴奋交感神经，提高中枢神经系统的兴奋性。（4）对心血管系统的作用，使心率加快，心肌收缩能力增强，心输出量增加。（5）对消化系统的作用：促进消化，增进食欲等。

4. 答：糖皮质激素的生理作用有：（1）对物质代谢的影响：促进糖异生，抑制葡萄糖的利用，升高血糖；促进肝外组织分解蛋白，抑制蛋白质的合成；促进脂肪分解，引起体内脂肪重新分布，可呈现"向心性肥胖"；对水盐代谢的影响，糖皮质激素有轻度的保钠排钾作用，还有利于水的排出，缺乏时出现"水中毒"。（2）对各系统功能的作用：使血液中红细胞、血小板及中性粒细胞数量增加，使淋巴细胞和嗜酸性粒细胞数量减少；提高中枢神经系统的兴奋性；通过允许作用，增强血管平滑肌对儿茶酚胺的敏感性；促进胃酸和胃蛋白酶的分泌；降低毛细血管壁的通透性，维持循环血量。（3）在应激反应中的作用：当机体遭遇有害刺激时，糖皮质激素分泌增多，提高机体的耐受能力，渡过难关。

5. 答：不能突然停药，因为长期大量应用糖皮质激素时，血液中高浓度的糖皮质激素对下丘脑-腺垂体具有负反馈作用，使促肾上腺皮质激素的分泌长期受到抑制，结果肾上腺皮质长期得不到促肾上腺皮质激素的营养作用，导致肾上腺皮质萎缩。如果突然停药，萎缩的肾上腺皮质不能产生足量的糖皮质激素，从而会产生一系列全身症状，严重时引起病人死亡。因此不能突然停药，应使用逐步减少剂量的方法，使对下丘脑-腺垂体的负反馈作用减弱，间断给予促肾上腺皮质激素，促进皮质功能恢复后再停药。

6. 答：症状：多吃，多饮，多尿及体重减轻（即三多一少）。

原因：糖尿病患者血糖水平明显高于正常，超过肾糖阈时，终尿中出现葡萄糖，由于渗透性利尿，尿量增加。多尿导致口渴，所以大量饮水。由于大量葡萄糖丢失，并且组织利用葡萄糖的能力减弱，使得脂肪和蛋白质分解增多，导致患者多食且体重减轻。

（张庆丽）

第十二章 生 殖

一、名词解释题

1. 生殖
2. 受精
3. 精子获能
4. 副性征
5. 月经黄体
6. 月经周期
7. 排卵
8. 分娩

二、单选题

1. 正常月经周期雌激素分泌出现第二高峰的直接原因是（　　）
   A. LH 的作用　　B. 雌激素的正反馈
   C. 孕激素的正反馈　　D. FSH 的作用
2. 排卵后黄体分泌（　　）
   A. 孕激素　　B. 雌激素和孕激素
   C. 雌激素　　D. 黄体生成素
3. 下列哪种激素在血液中出现高峰时可以作为排卵的标志（　　）
   A. 黄体生成素　　B. 促卵泡激素
   C. 雌激素　　D. 孕激素
4. 月经的发生是由于血液中（　　）
   A. 前列腺素减少　　B. 雌激素急剧减少
   C. 孕激素急剧减少　　D. 雌、孕激素急剧减少
5. 排卵后子宫内膜呈分泌期变化是由于（　　）
   A. 孕激素和雌激素共同刺激　　B. 雌激素作用
   C. 孕激素作用　　D. LH 浓度升高
6. 妊娠期间不排卵是由于下列哪项的作用（　　）
   A. 孕激素　　B. 孕激素和雌激素　　C. 催乳素　　D. 雌激素
7. 雌激素与孕激素作用的相同点是（　　）
   A. 使子宫内膜增生变厚　　B. 子宫内膜腺体分泌

C. 使子宫颈黏液变稀薄
D. 促进阴道上皮角化

8. 结扎输卵管的妇女（　　）
A. 仍排卵、有月经
B. 仍排卵、无月经
C. 不排卵、有月经
D. 不排卵、无月经

9. 测定血或尿中哪种激素有助于早妊诊断（　　）
A. LH
B. 孕激素
C. hCG
D. 雌二醇

10. 关于孕激素的作用，下列哪项是错误的（　　）
A. 刺激乳腺腺泡发育
B. 使子宫内膜呈增生期变化
C. 促进能量代谢
D. 使子宫平滑肌活动减弱

11. 妊娠3个月后血中雌、孕激素仍维持在高水平，原因是（　　）
A. 黄体活动加强
B. 胎盘分泌活动所致
C. 下丘脑-腺垂体活动加强
D. 卵巢分泌活动加强

12. 雄激素主要是由哪种细胞分泌的（　　）
A. 精原细胞
B. 支持细胞
C. 精子细胞
D. 间质细胞

13. 关于雌激素的生理作用，下列哪项是错误的（　　）
A. 刺激乳腺导管增生
B. 使子宫内膜增生变厚，腺体分泌
C. 输卵管平滑肌活动增强
D. 阴道上皮细胞增生、角化、合成大量糖原

14. 早孕的诊断是根据母体血液或尿液中哪种激素水平来判断的（　　）
A. 孕激素
B. 孕酮（黄体酮）
C. 人绒毛膜促性腺激素
D. 雌激素

15. 下面哪项是睾酮的化学本质（　　）
A. 类固醇激素
B. 肽类激素
C. 胺类激素
D. 含氮类激素

三、多选题

1. 体内可以产生雌激素的部位（　　）
A. 睾丸
B. 胎盘
C. 腺垂体
D. 肾上腺皮质束状带
E. 卵巢

2. 睾酮的生理作用是（　　）
A. 刺激男性副性征的出现
B. 促进红细胞生成
C. 提高性欲
D. 促进精子生成
E. 促进蛋白质合成

3. 卵巢分泌雌激素部位（　　）
A. 颗粒细胞
B. 卵细胞
C. 内膜细胞
D. 黄体细胞
E. 间质细胞

4. 参与月经周期活动的激素有（　　）

A. 孕激素　　B. 雌激素　　C. FSH
D. 催乳素　　E. LH

5. 胎盘分泌的激素有（　　）
A. 雌激素　　B. 人绒毛膜促性腺激素　　C. 催产素
D. 孕激素　　E. 人绒毛膜生长素

6. 关于人绒毛膜促性腺激素（　　）
A. 主要作用是使月经黄体转为妊娠黄体
B. 妊娠 8 ~10 周分泌达到高峰，20 周左右降至低水平
C. 是胎盘绒毛膜滋养层细胞分泌的一种糖蛋白
D. 其生理作用与 LH 基本相似
E. 检测妇女尿中或血中雌激素的浓度，可作为诊断早孕指标

7. 雌激素对代谢的影响有（　　）
A. 雌激素分泌减少容易导致骨质疏松
B. 增加肾小管对钠和水的重吸收，导致水钠潴留
C. 降低血胆固醇水平
D. 刺激成骨细胞活动，抑制破骨细胞活动
E. 升高血胆固醇水平

四、填空题

1. 主性器官的作用是生成__________，另外还有__________功能。
2. 卵巢分泌的性激素有__________和__________。
3. 睾丸间质细胞分泌__________，主要成分为__________。
4. 睾丸的主要生理功能是__________和__________，卵巢的主要生理功能是__________和__________。
5. 月经周期包括__________、__________、__________。
6. 月经周期因人而异，一般为__________天左右，正常范围是__________。
7. 雌激素中活性最强的是__________，孕激素主要是指__________。
8. 使子宫内膜呈增生期变化的激素是__________，使子宫内膜呈分泌期变化的是__________。
9. 雌激素的生理作用是__________发育和促进__________的出现，孕激素的生理作用是保证__________和维持__________。
10. 胎盘分泌的激素包括__________、__________和__________。
11. 雌激素使阴道黏膜细胞内__________增加，使阴道呈酸性，使阴道抵抗细菌的能力__________。

五、问答题

1. 试述雌激素的生理作用有哪些？
2. 试述孕激素的生理作用有哪些？

3. 试述月经周期形成的机制。

4. 受孕后有哪些机制可继续维持妊娠?

5. 为什么长期大量使用糖皮质激素病人不能突然停药?

参考答案

一、名词解释题

1. 生殖：是生物体生长发育到一定阶段后，能够产生与自己相似的子代个体的过程。

2. 受精：是指精子和卵子结合的过程。

3. 精子获能：进入阴道的精子，依靠本身的运动和子宫的收缩作用，被运送到子宫，进入输卵管，获得能与卵子受精能力的过程。

4. 副性征：又称第二性征，指两性在青春期开始出现的一系列与性有关的生理特征。

5. 月经黄体：卵细胞排出后，残存的卵泡壁内陷，由于血管破裂，血液进入并发生凝固，形成血体，血液吸收后，长入大量新生血管，血体变成一个血管丰富的内分泌腺细胞团，外观呈黄色，称为月经黄体。

6. 月经周期：女性青春期后，性激素的分泌和生殖器官的形态功能每月都会发生周期性的变化，称为月经周期。

7. 排卵：成熟卵泡破裂后，卵细胞与其上附着的透明带、放射冠及卵泡液从卵泡排出的过程。

8. 分娩：成熟的胎儿从母体内娩出的过程。

二、单选题

1. A　2. B　3. A　4. D　5. A　6. B　7. A　8. A　9. C　10. B　11. B　12. D　13. B　14. C　15. A

三、多选题

1. ABDE　2. ABCDE　3. ACD　4. ABCE　5. ABDE　6. ABCD　7. ABCD

四、填空题

1. 生殖细胞　内分泌

2. 雌激素　孕激素

3. 雄激素　睾酮

4. 生成精子　分泌激素　生成卵子　分泌激素

5. 月经期　增生期　分泌期

6. 28　（20 ~ 40）天

7. 雌二醇　黄体酮

8. 雌激素　孕激素

9. 促进女性生殖器官　女性第二性征　胚泡着床　妊娠

10. 人绒毛膜促性腺激素　人绒毛膜生长素　雌孕激素

11. 糖原　增强

五、问答题

1. 答：雌激素主要有以下生理作用：（1）促进女性副器官的发育：促使子宫肌增厚，子宫内膜及其腺体增生；促进子宫颈分泌稀薄的黏液，有利于精子通过；增强输卵管平滑肌的蠕动，促进卵泡运行；刺激阴道上皮分化、角化并合成大量糖原，使阴道环境呈酸性，抑制致病菌的繁殖。(2) 促进并维持女性第二性征：促进乳房发育、脂肪和毛发的分布。(3) 对代谢的作用：促进肾小管对钠和水的重吸收，保钠排钾；促进骨的发育；降低胆固醇。

2. 答：孕激素主要有以下生理作用：

（1）保证胚泡着床和维持妊娠；

（2）促进乳腺腺泡的发育，为泌乳准备条件；

（3）使血管和消化道平滑肌松弛；

（4）促进产热，使排卵后基础体温升高。

3. 答：月经周期分为增生期、分泌期、月经期三个时期。

（1）增生期：进入青春期后，随着下丘脑的发育，其分泌的 GnRH 增多，引起腺垂体分泌的 FSH 和 LH 增多，卵巢的功能在 FSH 和 LH 的作用下呈现周期性变化。FSH 促进卵泡发育，与 LH 配合促进卵泡分泌雌激素。在雌激素的作用下，子宫内膜呈现增生期变化。增值期末，排卵期前一天左右，血液中雌激素水平达到高峰，通过正反馈作用使 GnRH 分泌增多，进而使得 FSH 和 LH 分泌增多，尤其是 LH 达到高峰。在高浓度 LH 作用下，已发育成熟的卵泡破裂排卵。

（2）分泌期和月经期：排卵后在 LH 的作用下，残存卵泡中的颗粒细胞和内膜细胞形成月经黄体，LH 促进黄体分泌大量的雌激素和孕激素，高水平的雌激素和孕激素促使子宫内膜发生分泌期变化，排卵后的第 8～10 天，高浓度的雌激素和孕激素水平通过负反馈作用使得 GnRH、FSH 和 LH 的分泌减少。LH 减少导致黄体退化萎缩，使得雌激素、孕激素分泌减少。血液突然失去雌激素和孕激素的支持作用，导致子宫内膜脱落出血，形成月经。

4. 答：受孕后胎盘产生的激素可继续维持妊娠，包括：

（1）人绒毛膜膜促性腺激素：其作用是刺激月经黄体转变为妊娠黄体，并使之继续分泌大量雌、孕激素，维持妊娠的顺利进行；并且可以防止母体对胎儿产生排斥反应，利于保胎。

（2）雌激素和孕激素：可促进子宫和乳腺组织的生长发育，松弛骨盆韧带，调节母体和胎儿代谢，为早期胚胎提供营养物质，减弱子宫收缩，促进乳腺腺泡发育。

（3）人绒毛膜生长素：作用是调节母体与胎儿的代谢，促进胎儿生长。

5. 答：（1）抑制精子和卵子的生成；（2）阻止精子与卵子相遇；（3）使女性生殖道内的环境不利于精子的存活和运动；（4）使子宫内环境不利于胚泡着床和生长发育。

（伍爱荣）

第十三章　衰　老

一、名词解释题

1. 平均寿命
2. 自然寿命
3. 寿命
4. 衰老

二、单选题

1. 组织器官功能衰老的表现错误的是（　　）
   A. 功能丧失　　B. 抵抗力减退
   C. 储备能力减退　　D. 细胞萎缩
2. 下面关于老年人运动的说法正确的是（　　）
   A. 脑力劳动者不可以参加体育运动
   B. 脑力劳动者和体力劳动者都应参加适宜的体育运动
   C. 体力劳动者不应参加体育运动
   D. 运动量越大越好
3. 老年人的饮食错误的是（　　）
   A. 应多食用富含不饱和脂肪酸的食物
   B. 多饮水，多吃蔬菜
   C. 为了防治低钠应多食食盐
   D. 为保证维生素的供应应多吃水果
4. 人类自然寿命的推算，错误的是（　　）
   A. 细胞分裂次数与分裂周期的乘积
   B. 细胞分裂次数与分裂周期的和
   C. 性成熟期的 6 ~ 8 倍
   D. 生长期的 3 ~ 5 倍

三、多选题

1. 衰老的特征有（　　）
   A. 渐进性　　B. 隐蔽性　　C. 内在性
   D. 普遍性　　E. 外在性

2. 下列可以延缓衰老的是（　　）

A. 科学饮食　　B. 适度运动　　C. 情绪乐观

D. 合理用脑　　E. 消极悲观

3. 衰老的原因有（　　）

A. 生物钟学说　　B. 遗传因素　　C. 内环境的作用

D. 外环境的作用　　E. 自由基作用

四、填空题

1. 平均寿命的大小取决于____________的相对水平。

2. 人衰老的过程具有____________、____________、____________等特点。

五、问答题

1. 推算人自然寿命的方法有哪些？

2. 延缓衰老的途径有哪些？

参考答案

一、名词解释题

1. 平均寿命：指人类在不同年龄时期可能生存的平均年限。

2. 自然寿命：指人类在进化过程中形成的相当稳定的平均寿命的最高尺度。

3. 寿命：是指人从出生到死亡所经历的时间。

4. 衰老：指机体随着年龄的增长而发生的组织结构、生理功能和心里行为上的退行性变化，即生理性老化。

二、单选题

1. A　2. B　3. C　4. A

三、多选题

1. ABCD　2. ABCD　3. ABCDE

四、填空题

1. 各年龄组死亡人数

2. 渐进性　连续性　不平衡性

五、问答题

1. 答：有性成熟期、生长期及细胞分裂次数和周期的乘积三种方法。

（1）哺乳动物的寿命相当于性成熟期的 8 ~ 10 倍，生长期的 5 ~ 7 倍，人的性成熟期为

14～15 年，生长期为 20～25 年，故人的自然寿命可达 110～150 岁，或 100～170 岁。

（2）动物的自然寿命是其细胞分裂次数和分裂周期的乘积，人体细胞分裂次数约为 50 次，分裂周期平均为 2.4 年，故人的自然寿命应为 120 岁左右。

2. 答：（1）积极合理用脑，情绪乐观稳定；

（2）适度的体力活动；

（3）科学的饮食调养；

（4）养成良好的生活习惯，积极防治疾病。

（陈　勇）

模拟试题（一）

一、名词解释题（每小题1分，本大题共5分）

1. 血细胞比容
2. 中心静脉压
3. 呼吸商
4. 黏液-碳酸氢盐屏障
5. 激素

二、单选题（在备选答案中只有一个正确的，将其选出并把它的标号写在题后的括号内。本大题共25个小题，每小题1分，共25分）

1. 维持机体稳态的主要调节过程属于（　　）
   A. 体液调节　B. 负反馈　C. 神经调节　D. 反馈调节
2. 肠上皮细胞对氨基酸的吸收属于（　　）
   A. 载体转运　B. 易化扩散　C. 胞吞　D. 继发性主要转运
3. 关于动作电位的叙述正确的是（　　）
   A. 动作电位的幅度与刺激强度成正比　B. 阈下刺激，引起低幅度的动作电位
   C. 动作电位的传导是不衰减传导　D. 各种细胞的动作电位幅度都相同
4. 内、外源性凝血的主要区别是（　　）
   A. 前者只需血浆因子，后者还需组织因子　B. 激活因子Ⅱ的途径不同
   C. 前者发生于血管内，后者发生于体外　D. 形成的凝血酶源激活物不同
5. 血沉加快的主要原因是（　　）
   A. 血浆白蛋白增加　B. 血浆纤维蛋白原增加
   C. 红细胞比容减小　D. 红细胞破裂
6. 当外界环境温度高于皮肤温度时，机体的散热方式是（　　）
   A. 辐射和蒸发　B. 发汗　C. 辐射　D. 传导
7. 房室延搁的生理意义是（　　）
   A. 使心房、心室不会同时收缩　B. 使心室肌不会产生强直收缩
   C. 增强心肌收缩力　D. 使心室肌有效不应期延长
8. 心排血量是指（　　）
   A. 每分钟一侧心房射出的血量　B. 一次心跳的两侧心室同时射出的血量
   C. 每分钟一侧心室射出的血量　D. 一次心跳一侧心室射出的血量
9. 关于正常心电图的描述，哪一项是错误的（　　）
   A. P－R间期反映兴奋由心房传到心室的时间　B. P波代表两心房去极化

C. QRS 波群代表两心室去极化　　D. S－T 段表示心室进入复极期

10. 肺通气的直接动力是（　　）
A. 呼吸肌的舒缩活动　　B. 肺内压的变化
C. 肺本身的舒缩运动　　D. 肺内压与大气压之差

11. CO_2 使呼吸加强加快的主要途径是通过（　　）
A. 外周化学感受器　　B. 中枢化学感受器
C. 作用于呼吸肌　　D. 通过肺牵张反射

12. 肺的有效通气量是指（　　）
A. 肺泡通气量　　B. 肺活量　　C. 潮气量　　D. 每分通气量

13. 胃的容受性舒张是通过下列哪种途径实现的（　　）
A. 迷走神经末梢释放的血管活性肠肽　　B. 壁内神经释放的生长抑素
C. 交感神经　　D. 迷走神经末梢释放乙酰胆碱

14. 胃酸的生理作用不包括哪一项（　　）
A. 促进钙和铁的吸收
B. 促进维生素 B_{12} 的吸收
C. 激活胃蛋白酶原，并为胃蛋白酶作用提供一个酸性环境
D. 杀死进入胃内的细菌

15. 对胰酶分泌促进作用最强的是（　　）
A. 促胰液素　　B. 生长抑素　　C. 促胃液素　　D. 缩胆囊素

16. 酸中毒时常伴有高血钾现象是由于（　　）
A. Na^+-H^+ 交换和 Na^+-K^+ 交换增加
B. Na^+-H^+ 交换和 Na^+-K^+ 交换减少
C. Na^+-H^+ 交换减少而 Na^+-K^+ 交换增加
D. Na^+-H^+ 交换增加而 Na^+-K^+ 交换减少

17. 使抗利尿激素分泌增加的主要因素是（　　）
A. 肾小管液晶体渗透压降低　　B. 肾小管液晶体渗透压升高
C. 血浆晶体渗透压升高　　D. 血浆晶体渗透压降低

18. 视近物使物像成在视网膜上的主要调节活动是（　　）
A. 瞳孔缩小　　B. 眼球前后径增大
C. 角膜曲度增大　　D. 晶状体曲度增大

19. 声波传入内耳的主要途径为（　　）
A. 颅骨→耳蜗内淋巴
B. 外耳→鼓膜→听骨链→圆窗→内耳
C. 外耳→鼓膜→听骨链→卵圆窗→内耳
D. 外耳→鼓膜→骨室空气→圆窗→内耳

20. 下丘脑的功能不包括（　　）
A. 躯体运动　　B. 生物节律　　C. 水平衡　　D. 内分泌

21. 锥体外系的作用（　　）

A. 调节内脏活动　B. 发动随意运动　C. 引起感觉　D. 协调随意运动

22. 脊休克时，断面以下的脊髓所支配的骨骼肌紧张性（　）

A. 永久性增强　B. 暂时减弱或消失　C. 不变　D. 永久消失

23. 甲状旁腺激素的作用是（　）

A. 血钙升高，血磷降低　B. 血钙降低，血磷升高

C. 血钙升高，血磷升高　D. 血钙降低，血磷降低

24. 糖皮质激素对糖代谢的作用是（　）

A. 促进糖异生，不影响葡萄糖利用，对血糖水平无影响

B. 不影响糖异生，抑制葡萄糖利用，升高血糖

C. 促进糖异生，抑制葡萄糖利用，升高血糖

D. 抑制糖异生，促进葡萄糖利用，降低血糖

25. 引起呆小症是由于（　）

A. 糖皮质激素分泌不足　B. 幼年时甲状腺激素分泌不足

C. 幼年生长素分泌不足　D. 胰岛素分泌不足

三、多选题（在备选答案中有 2～5 个正确的，将其全部选出并把它们的标号写在题后的括号内，错选或漏选均不给分。本大题共 10 个小题，每小题 1 分，共 10 分）

1. 体外采用的延缓和抗凝措施有（　）

A. 加入草酸盐　B. 降低温度　C. 加入肝素

D. 采用光滑表面　E. 放入 37℃ 的温水中

2. 关于神经-肌肉接头处递质的描述正确的是（　）

A. 通常是量子式释放　B. 通过胞吐方式释放　C. 不受任何因素影响

D. 递质释放不需消耗能量　E. 递质释放量受细胞外液 Ca^{2+}、Mg^{2+} 的影响

3. 体液调节的特点（　）

A. 作用迅速　B. 敏感性差　C. 持续时间长

D. 精确　E. 作用广泛

4. 房室瓣开放见于（　）

A. 心室充盈期　B. 等容收缩期　C. 心房收缩期

D. 射血期　E. 等容舒张期

5. 动脉血压下降时，压力感受性反射的结果是（　）

A. 心搏出量减少　B. 心迷走紧张加强　C. 交感舒血管紧张加强

D. 交感缩血管紧张加强　E. 心交感紧张加强

6. 安静状态下，肺通气/血流比值改变时，表明（　）

A. 肺通气效率降低　B. 形成了功能性动-静脉短路

C. 肺通气功能减弱　D. 肺通气效率增大

E. 肺泡无效腔增大

7. 与 Na^+ 吸收相耦联的营养物质有（　）

A. 脂肪酸　B. 甘油　C. 葡萄糖

D. 胆盐　E. 氨基酸

8. 下列哪些因素可使肾小球滤过率降低（　　）

A. 肾血浆流量减少　　B. 尿路梗阻

C. 肾小球的有效滤过面积减少　　D. 血浆胶体渗透压升高

E. 动脉血压升到140mmHg

9. 胆碱能受体阻断剂有（　　）

A. 箭毒　　B. 酚妥拉明　　C. 阿托品

D. 硝苯地平　　E. 毒蕈碱

10. 引起血糖升高的激素有（　　）

A. 胰岛素　　B. 醛固酮　　C. 甲状腺激素

D. 肾上腺素　　E. 糖皮质激素

四、填空题（将正确答案填入空白处，每空1分，本题共15分）

1. 人体的物质转运形式中最重要的是____________。
2. 体温调节的基本中枢位于____________。
3. 正常成人脑电图中频率最快、振幅最低的是____________。
4. 神经细胞动作电位的去极化过程是____________内流产生的。
5. 血小板减少会产生出血倾向，是因为血小板有____________的作用。
6. 心室肌细胞动作电位最明显的特征是具有____________期。
7. 大动脉弹性贮器作用减弱时，引起脉压____________。
8. 肺牵张反射的传入神经是____________神经。
9. 目前发现的胃肠激素的化学本质都属于____________。
10. 肺泡表面活性物质的主要生理作用是____________。
11. 胆盐的主要作用是促进____________的乳化和吸收。
12. 声音的感受器是基底膜上的____________。
13. 肾脏的近球细胞具有分泌____________的功能。
14. 神经元间相互接触并进行信息传递的部位称为____________。
15. 妊娠黄体会分泌大量____________激素，使卵巢不再排卵。

五、问答题（本大题共5个小题，共45分）

1. 简述白细胞的分类及其生理作用。
2. 简述动脉血压形成的条件？
3. 糖尿病患者出现糖尿和多尿的机制是什么？
4. 化学性突触是如何传递信息的？
5. 长期大量应用糖皮质激素的病人能否突然停药？为什么？

参考答案

一、名词解释题

1. 血细胞比容：红细胞在全血中所占容积百分比。
2. 中心静脉压：是指右心房或胸腔内大静脉的血压。

3. 呼吸商：营养物质在体内氧化时，在同一时间内二氧化碳产生量与耗氧量的比值。

4. 黏液-碳酸氢盐屏障：指胃黏膜和 HCO_3^- 共同形成的抵抗胃酸和胃蛋白酶侵蚀的屏障。

5. 激素：是由内分泌腺和内分泌细胞分泌的具有高效能生物活性的物质。

二、单选题

1. B　2. D　3. C　4. A　5. B　6. B　7. A　8. C　9. D　10. D　11. B　12. A　13. A　14. B　15. D　16. D　17. C　18. D　19. C　20. A　21. D　22. B　23. A　24. C　25. B

三、多选题

1. ABCD　2. ABDE　3. CE　4. AC　5. DE　6. BE　7. CE　8. ABCD　9. AC　10. CDE

四、填空题

1. 主动转运
2. 下丘脑
3. β 波
4. Na^+
5. 保持血管内皮完整
6. 2 期平台
7. 增大
8. 迷走
9. 肽类物质
10. 降低肺泡表面张力
11. 脂肪
12. 螺旋器
13. 肾素
14. 突触
15. 雌和孕

五、问答题

1. 答：根据细胞中有无特殊嗜色颗粒，将白细胞分为有粒白细胞和无粒白细胞。有粒白细胞包括：中性粒细胞、嗜碱性粒细胞、嗜酸性粒细胞。无粒白细胞包括单核细胞、淋巴细胞。中性粒细胞主要功能是吞噬细菌和异物。嗜碱性粒细胞主要产生组胺、过敏性慢反应物质和肝素，引起机体的过敏反应。嗜酸性粒细胞主要作用是限制嗜碱性粒细胞在过敏反应中的作用，及在某些寄生虫免疫中发挥免疫杀伤作用。单核细胞进入组织后，转变为巨噬细胞，吞噬细菌、异物、体内衰老和损伤的细胞。淋巴细胞包括 T 淋巴细胞和 B 淋巴细胞，主要参与特异性免疫功能。

2. 答：（1）动脉血压形成的前提条件是：封闭的心血管系统内有足量的血液充盈。

（2）动脉血压形成的两个基本因素是心室收缩射血和外周阻力的相互作用。左心室收缩射血时所释放的能量，一部分作为动能推动血液射入动脉，并向前流动，由于外周阻力的作用，尚有一部分储存于主动脉和大动脉内，另一部分形成对血管壁的侧压力，使血管壁扩张。心室舒张时，主动脉瓣关闭停止射血，被扩张的主动脉和大动脉管壁发生弹性回缩，把心缩期内储存的能量转化为动能，推动血液继续向外周流动，并维持一定水平的舒张压。大动脉管壁弹性则起缓冲收缩压、维持舒张压，并将心室间断射血变为血液在动脉内连续流动的作用。

3. 答：因为糖尿病患者血糖水平明显高于正常，超过肾糖阈时，终尿中出现葡萄糖，由于渗透性利尿，尿量增加。多尿导致口渴，所以大量饮水。由于大量葡萄糖丢失，并且组织利用葡萄糖的能力减弱，使得脂肪和蛋白质分解增多，导致患者多食且体重减轻。

4. 答：突触传递的过程为：兴奋以神经冲动的形式传导到神经末梢；突触前膜去极化，引起电压门控 Ca^{2+} 通道开放，Ca^{2+} 内流；进入突触小体内的 Ca^{2+} 浓度升高，触发了突触小泡的出胞机制，递质释放进入突触间隙；递质与突触后膜上的受体结合；突触后膜发生去极化或超极化，引起相应生物学改变。

5. 答：不能突然停药，因为长期大量应用糖皮质激素时，血液中高浓度的糖皮质激素对下丘脑-腺垂体具有负反馈作用，使促肾上腺皮质激素的分泌长期受到抑制，结果肾上腺皮质长期得不到促肾上腺皮质激素的营养作用，导致肾上腺皮质萎缩。如果突然停药，萎缩的肾上腺皮质不能产生足量的糖皮质激素，从而会产生一系列全身症状，严重时引起病人死亡。因此不能突然停药，应该用逐步减少剂量的方法，使对下丘脑-腺垂体的负反馈作用减弱，间断给予促肾上腺皮质激素，促进皮质功能恢复后再停药。

（伍爱荣）

模拟试题（二）

一、名词解释题（每小题1分，本大题共5分）

1. 兴奋性
2. 胃排空
3. 肾糖阈
4. 肺通气/血流比值
5. 基础代谢率

二、单选题（在备选答案中只有一个是正确的，将其选出并把它的标号写在题后的括号内。本大题共有25个小题，每小题1分，共25分）

1. 可兴奋细胞受刺激产生兴奋时的共同表现是（　　）
   A. 肌肉收缩　B. 产生动作电位　C. 功能活动改变　D. 分泌增强
2. 某人的血细胞与B型血清凝集，而其血清与B型血的红细胞不凝集，此人的血型是（　　）
   A. B型　B. O型　C. AB型　D. A型
3. 下列生理过程，发生正反馈调节的是（　　）
   A. 红细胞生成的调节过程　B. 降压反射
   C. 排便反射　D. 甲状腺激素分泌调节
4. 内环境是指（　　）
   A. 细胞外液　B. 血浆　C. 体液　D. 细胞内液
5. 局部电位的特点错误的是（　　）
   A. 电紧张性扩布　B. 可以总和　C. 无不应期　D. 不衰减性传导
6. 安静时，机体产热最多的器官是（　　）
   A. 肾脏　B. 肝脏　C. 内脏　D. 骨骼肌
7. 健康成年人安静状态下每搏输出量约为（　　）
   A. 50ml　B. 70ml　C. 90ml　D. 30ml
8. 最基本的心血管中枢是（　　）
   A. 延髓　B. 中脑　C. 大脑皮层　D. 脊髓
9. 第一心音产生是由于（　　）
   A. 房室瓣开放　B. 房室瓣关闭　C. 半月瓣开放　D. 半月瓣关闭
10. 平静呼吸与用力呼吸的共同点是（　　）
    A. 呼气是主动的　B. 呼气是被动的　C. 吸气是主动的　D. 吸气是被动的
11. 形成心室肌细胞复极平台期的离子基础是（　　）

A. Ca^{2+}内流与K^+外流
B. Na^+内流
C. Cl^-内流
D. K^+外流

12. 关于血液对O_2运输的叙述，错误的是（　　）
A. 少量溶解于血浆中
B. 主要方式是O_2与Hb结合
C. O_2与Hb的结合是可递性的
D. 物理溶解的量与O_2分压成正比

13. 消化力最强的消化液是（　　）
A. 小肠液　B. 胰液　C. 胃液　D. 胆汁

14. 葡萄糖的重吸收部位（　　）
A. 集合管　B. 远曲小管　C. 近球小管　D. 髓襻升支

15. 下列哪一种物质不促进胰腺分泌（　　）
A. 缩胆囊素
B. 肾上腺素和去甲肾上腺素
C. 促胰液素
D. 乙酰胆碱

16. 下列哪种情况可使醛固酮分泌增加（　　）
A. 肾素分泌增加
B. 血Na^+增加
C. 循环血量增加
D. 血K^+降低

17. 夜盲症发生的原因是（　　）
A. 视锥细胞功能障碍
B. 缺乏维生素E
C. 视紫红质缺乏
D. 视蛋白合成障碍

18. 动脉血压波动于80～180mmHg范围时，肾血流量仍保持相对恒定，这是由于（　　）
A. 神经和体液共同调节
B. 肾脏的自身调节
C. 体液调节
D. 神经调节

19. 关于行波理论，不正确的叙述是（　　）
A. 声波频率不同时，行波传播的远近有所不同
B. 声波频率不同时，最大行波的主观部位有所不同
C. 不同频率的声波引起的行波都从基底膜的底部开始
D. 高频声波的振动在基底膜顶部产生最大行波振幅

20. 肾上腺素能纤维分布于（　　）
A. 大部分交感神经节后纤维
B. 副交感神经节后纤维
C. 交感神经节前纤维
D. 副交感神经节前纤维

21. 特异性投射系统的主要功能是（　　）
A. 调节内脏活动
B. 调节肌紧张
C. 引起大脑皮质特定的感觉
D. 维持大脑皮质的兴奋状态

22. 突触传递疲劳的原因是（　　）
A. 递质的合成速度小于释放速度
B. 递质耗竭
C. 递质释放速度下降
D. 递质合成速度增加

23. 分泌生长抑制素的部位是（　　）
A. 下丘脑视上核　B. 腺垂体　C. 下丘脑促垂体区　D. 神经垂体

24. 下列激素中哪一种属于胺类激素（　　）

A. 醛固酮　　B. 促性腺激素　　C. 肾上腺素　　D. 胰岛素

25. 参与应激反应的最主要激素是（　　）

A. 醛固酮　　B. 皮质醇　　C. 雄激素　　D. 胰岛素

三、多选题（在备选答案中有2~5个是正确的，将其全部选出并把它们的标号写在题后的括号内，错选或漏选均不给分。本大题共10道小题，每小题1分，共10分）

1. 血浆蛋白的功能包括（　　）

A. 免疫功能　　B. 维持血浆胶体渗透性　　C. 缓冲功能

D. 维持血浆渗透压　　E. 运输 O_2 和 CO_2

2. 小血管损伤后，生理止血包括下列哪些活动（　　）

A. 出现抗凝血和纤溶　　B. 受损部位发生血液凝固　　C. 受损伤血管收缩

D. 血管壁修复　　E. 血小板聚集

3. 神经调节的特点（　　）

A. 调节缓慢　　B. 迅速　　C. 持久

D. 短暂　　E. 精确

4. 窦房结细胞生物电活动的特点（　　）

A. 起射明显　　B. 0期去极化是 Na^+ 内流形成

C. 没有稳定的静息电位　　D. 没有明显的复极1期和平台期

E. 4期膜电位不稳定，发生自动去极化

5. 影响正常人舒张压的主要因素有（　　）

A. 搏出量　　B. 心率　　C. 血管的长度

D. 阻力血管口径　　E. 大动脉弹性

6. 胸内负压的生理意义有（　　）

A. 保持肺的顺应性　　B. 减少气道阻力　　C. 降低肺泡表面张力

D. 使肺保持扩张状态　　E. 促进静脉血和淋巴回流

7. 消化道平滑肌的动作电位（　　）

A. 数目与收缩幅度有关　　B. 除极与 Na^+ 内流有关　　C. 是平滑肌的起步电位

D. 除极相与 Ca^{2+} 内流有关　　E. 是在漫波的基础上发生的

8. 引起尿量减少的因素有（　　）

A. 肾素分泌增加　　B. 血浆晶体渗透压降低

C. 抗利尿激素分泌增加　　D. 肾小管腔内晶体渗透压降低

E. 醛固酮分泌增加

9. 甲状腺激素的生理作用有（　　）

A. 促进脑和长骨的生长　　B. 可使血糖升高

C. 幼年缺乏时，可产生侏儒症　　D. 生理剂量促进蛋白质合成

E. 可提高成人中枢神经系统的兴奋性

10. 对牵张反射的叙述，不包括（　　）

A. 中枢是脊髓 α 运动神经元　　B. 腱反射是多突触反射

C. 感受器是肌梭　　D. 肌紧张是单突触反射

E. 效应器是梭外肌

四、填空题（将正确答案填入空白处。每空 1 分，本大题共 15 分）

1. 兴奋性高低的衡量指标是____________。
2. 血浆和血清的主要区别是____________。
3. 白细胞中发挥免疫作用的细胞是____________。
4. 影响能量代谢最主要的因素是____________。
5. 心迷走神经兴奋时，其末梢释放____________递质。
6. 心肌细胞不发生强直收缩的原因是____________。
7. 肺通气的直接动力是____________。
8. 组胺的主要作用是____________。
9. 气体进行交换的动力是____________。
10. 肾髓质组织间隙高渗状态的维持与____________关系密切。
11. 视网膜上的____________具有分辨颜色的能力。
12. 骶髓与大脑皮层失去联系后可引起____________。
13. 当突触后膜对 Cl^- 通透性增加时，后膜形成____________。
14. 女性在排卵后体温升高主要与____________有关。
15. "向心性肥胖"是由于肾上腺皮质分泌____________激素过多引起的。

五、问答题（本大题共 5 个题，共 45 分）

1. 试述局部电位的特点及其与动作电位的区别和关系。
2. 试述减压反射的过程?
3. 为什么说小肠是吸收的主要部位?
4. 根据散热原理，如何给高热病人降温?
5. 调节抗利尿激素释放的因素有哪些?

参考答案

一、名词解释题

1. 兴奋性：指活的组织或细胞对刺激发生反应的能力。
2. 胃排空：胃内容物被排入十二指肠的过程。
3. 肾糖阈：是指尿中不出现糖的最高血糖浓度。
4. 肺通气/血流比值：每分肺泡通气量与每分肺血流量的比值。
5. 基础代谢率：单位时间内的基础代谢。

二、单选题

1. D　2. B　3. D　4. B　5. C　6. A　7. C　8. A　9. B　10. A　11. C　12. C　13. C　14. D　15. A　16. B　17. A　18. B　19. A　20. A　21. C　22. C　23. A　24. A　25. A

三、多选题

1. ABC　2. ABCE　3. BDE　4. CDE　5. BD　6. DE　7. ADE　8. ACDE　9. ABDE

10. BD

四、填空题

1. 阈值
2. 是否含有纤维蛋白原
3. 淋巴细胞
4. 肌肉活动
5. 乙酰胆碱
6. 有效不应期长
7. 肺内压与大气压之差
8. 促进胃酸分泌
9. 气体分压差
10. 直小血管
11. 视锥细胞
12. 尿失禁
13. 抑制性突触后电位
14. 孕激素
15. 糖皮质

五、问答题

1. 答：局部电位的特点：（1）幅度与刺激强度呈正比；（2）不能远传；（3）可以总和。

局部电位与动作电位的区别：动作电位是细胞受到阈刺激或阈上刺激所引起的一次快速的、可逆的膜电位的倒转和复原；局部兴奋是细胞受到阈下刺激时出现的局部膜电位的较小去极化。

2. 答：动脉血压升高时，颈动脉窦、主动脉弓压力感受器兴奋，信号沿窦神经和迷走神经传入反射中枢延髓，使心迷走中枢兴奋性加强，心交感中枢和交感综血管中枢兴奋性减弱，心迷走中枢兴奋和心交感中枢抑制使心肌收缩力减弱，心输出量减少；同时交感缩血管中枢抑制，血管舒张，外周阻力降低，导致动脉血压下降。

3. 答：（1）小肠上皮有很多微绒毛，增大了小肠吸收面积，有利于吸收；（2）食物在小肠内停留的时间较长（3~8h），有足够的时间进行充分的消化吸收；（3）食物在小肠内已被消化成适于吸收的小分子物质；（4）小肠绒毛内含有丰富的毛细血管和毛细淋巴管，有利于吸收。

4. 答：（1）利用传导散热原理，可用冰帽、冰袋等降温。（2）利用对流散热原理，可注意通风、降低室内温度、减少衣着等。（3）利用蒸发散热原理，可用酒精或水擦浴降温。（4）利用某些药物，使体温调定点下降至正常水平，如阿司匹林等。

5. 答：（1）血浆晶体渗透压升高，可刺激下丘脑渗透压感受器，使得抗利尿激素释放增多，反之，抗利尿激素释放减少。（2）循环血量增加时，刺激左心房内的容量感受器，引起抗利尿激素分泌减少，反之，抗利尿激素释放增多。（3）精神、疼痛等其他因素会引起抗利尿激素释放增多。

（张庆丽）